偏方、秘方、验方

林建棋◎主编

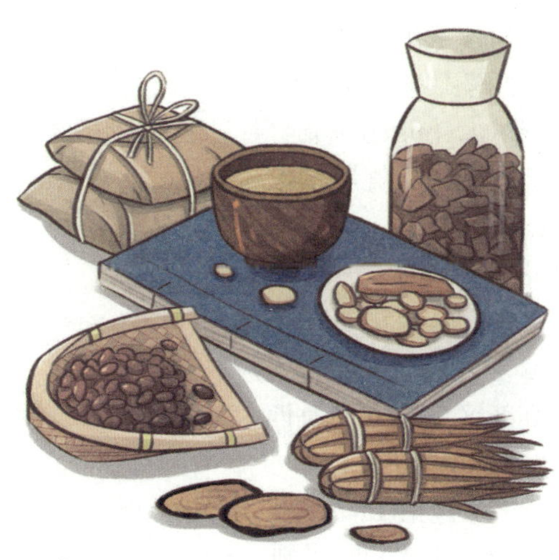

CHS K 湖南科学技术出版社 · 长沙

图书在版编目（CIP）数据

偏方、秘方、验方 / 林建棋主编. — 长沙 : 湖南科学技术出版社，2024.11

ISBN 978-7-5710-2592-2

Ⅰ. ①偏… Ⅱ. ①林… Ⅲ. ①土方—汇编②秘方—汇编③验方—汇编 Ⅳ. ① R289.2

中国国家版本馆 CIP 数据核字（2024）第 001575 号

PIANFANG、MIFANG、YANFANG

偏方、秘方、验方

主　　编：林建棋
出 版 人：潘晓山
责任编辑：杨　颖
出版发行：湖南科学技术出版社
社　　址：长沙市芙蓉中路一段 416 号泊富国际金融中心
网　　址：http://www.hnstp.com
湖南科学技术出版社天猫旗舰店网址：
　　　　　http://hnkjcbs.tmall.com
邮购联系：0731-84375808
印　　刷：济宁华兴印务有限责任公司
　　　　（印装质量问题请直接与本厂联系）
厂　　址：济宁高新区黄屯立交桥西 327 国道南华兴工业园 1 楼
邮　　编：272106
版　　次：2024 年 11 月第 1 版
印　　次：2024 年 11 月第 1 次印刷
开　　本：710mm×1000mm　1/16
印　　张：16
字　　数：283 千字
书　　号：ISBN 978-7-5710-2592-2
定　　价：68.00 元

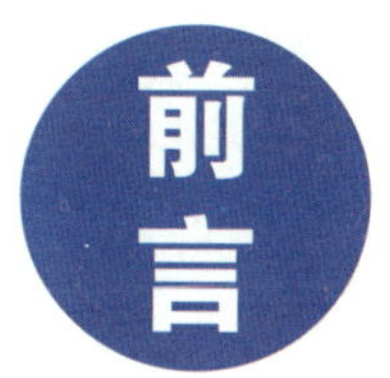

前言

在世界医学史上，中医是唯一历经2000余年仍能焕发生命力的医学。中医药方神奇的疗效，便是这一传统医学、中医药实践者中医辨证施治的智慧精华之集中体现。这些有效、实用的药方，饱含着历朝历代诸多名医名家的智慧和心血，他们为我国人民乃至世界人民做出了非凡贡献。“识得单方一味，可以气煞名医。”这句话的意思是说，一些名医和大医院治不好的病，用一味单方却能治愈，而这令某些名医也不禁汗颜。一些偏方、秘方、验方，确实有神奇疗效。这一点早已为实践所证明，亦早已为中医从业者及许多患者所信服，同时也乐于应用于临床实践。

中医是应用天然药物治病的，不仅为中华民族的繁荣和人民的健康做出过巨大贡献，也对世界医学影响深远。中医药是中国人民在长期与疾病斗争中形成和发展起来的。因此，搜集、挖掘、整理历代“偏方·秘方·验方”，对继承和发展中医药学意义深远，也对人民群众的医疗保健意义重大。

中医方书可谓汗牛充栋、浩如烟海，属于名方范畴的方剂不计其数，且各类方剂犹如零金碎玉，散落在各类学术著作和文献资料中。以目前常用的方剂统计，有1200首左右，而使用频率较高的名方，可能只有300首左右，且大多属于经典方剂和历代名医学术思想代表方剂，极少数属于某些名医极力推荐和运用的方剂，或临床研究运用时重新发掘认识的方剂。

本书遵循因病辨证、因证立法、依法选方、安全用药的现代中医诊疗理论，所录之方皆经名老中医多次验证，疗效显著。

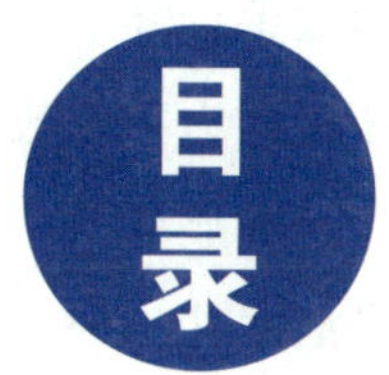

上篇　偏方

中篇　秘方

下篇 验方

偏方

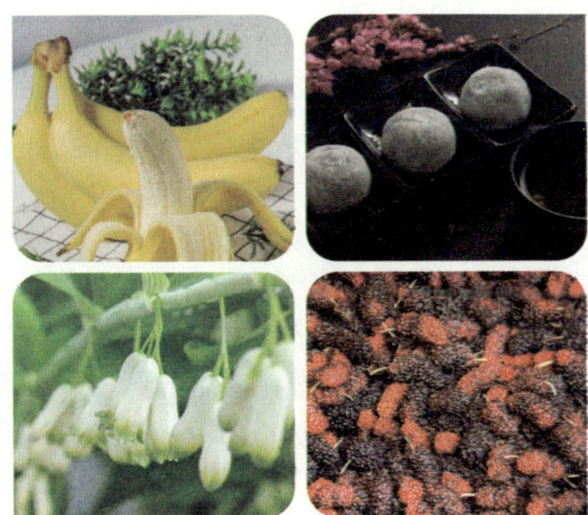

第一章　护发老偏方

改善斑秃，姜真是个好帮手

症状 成片脱发，没有明显伴随症状的单纯性斑秃；各证型斑秃。

偏方 ①鲜生姜片直接或烤热后搽患处。②生姜片搽后涂半夏油。③生姜、闹洋花泡酒搽患处。④高粱酒泡老姜，常搽患处。

头发可以作为自身形象的修饰，使用啫喱水、染发等可以让我们男性朋友更加帅气。虽然现在社会很开放，剃个光头都能成为时尚，但如果男性朋友的头发成片脱落或“被迫”变成秃顶，就实在是让人头痛了。

斑秃俗称“鬼剃头”，是一种骤然或渐渐发生的局限性斑片状的脱发性毛发病，病变处头皮正常，光滑、无炎症及自觉症状，可自行缓解和复发。若整个头皮毛发全部脱落，称为全秃；严重者全身所有毛发均脱落，称为普秃。

斑秃可以出现在任何年龄，但以中年人较多，少数发病初期患处有轻度异常感觉。初起时为一个或数个边界清楚的圆形或椭圆形脱发区，直径为1～2厘米，或者更大。脱发区的边缘常有一些松而易脱的头发，有的已经折断，近侧端的头发往往萎缩。如果继续恶化，可以使头发全秃。

现代医学认为，本病与神经系统功能紊乱和免疫反应有关。过度的脑力劳动，长期精神忧虑、焦急、悲伤、惊恐，都属于神经功能紊乱范畴，也是诱发斑秃最常见的病因。所以，斑秃患者常有失眠、易激动等神经兴奋症状，或嗜睡、精神萎靡不振等神经抑制症状。

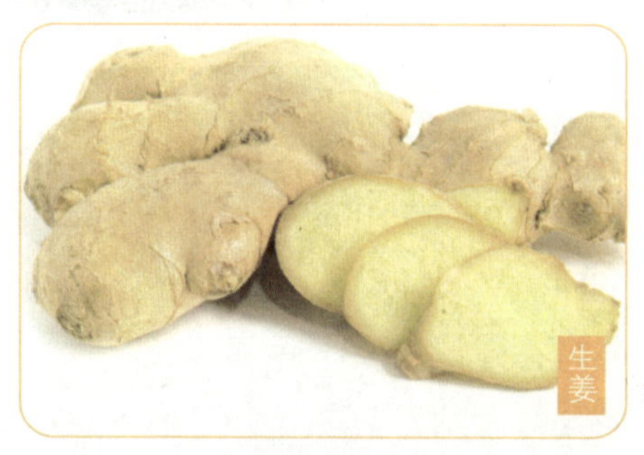
生姜

中医认为斑秃的发生原因有以下几点。一是气血双虚：发为血之余，气虚则血难生，毛根不得濡养，所以头发成片脱落；二是肝肾不足：肝藏血，肾藏精，精血不足，则头发没有生长之源；三是血瘀毛窍：阻塞血络，新血不能养发，所以头发脱落。

根据脱发特点及症状不同，斑秃大致可分为以下两种情况：

（1）突然发生的小片状脱发，脱落处呈圆形或不规则形状，脱发局部的头皮光亮，一般没有红肿，中医称之为“油风”。

（2）顶秃，多见于男性青壮年，多表现为前额及头顶部头发稀疏变细并逐渐脱落，中医称之为“蛀发癣”。

斑秃会对一个人的工作和生活造成很大的影响。28 岁的小陈，自身条件挺好，却因为脱发一直找不到合适的工作，也没有女朋友。因此，他特别自卑，整天愁眉苦脸，整个人跟丢了魂似的。他的朋友们看在眼里急在心里，绞尽脑汁地为他介绍各种各样的方法，效果却不怎么明显。

后来，小陈专门去医院做了检查，知道自己是单纯性斑秃脱发，就根据医师的建议用了对症的偏方。不久之后，他的头发慢慢长了出来，心情也好多了，还信心满满地跟朋友们说，自己很快就能找到工作，也能得到女孩的青睐。看着他恢复了自信，大家都为他感到高兴。

姜是治疗斑秃的“好帮手”。用姜来治疗斑秃，方法可不少，具体的用法主要有以下几种。

（1）直接用鲜生姜片，或将其烤热后使用。以中度力道搓搽脱发处，直到头皮有火热感为止。每天搽 1～2 次，坚持使用一段时间斑秃就会有所改善。等头发慢慢长出，还要继续搽头皮进行巩固，但可减少次数或延长间隔时间。

（2）生姜 6 片，生半夏（研末）15 克。先用生姜搽患处 1 分钟，稍停再搽 1～2 分钟，然后用生半夏末调香油涂搽，连续使用直至生出头发为止。

（3）将生姜 30 克，闹洋花 5 克，用 60 毫升白酒浸泡 5 天，然后用炮制好的药酒搽患处。可以根据斑秃头发的具体情况，每天搽 1～2 次。

（4）准备一块老姜，将其切片后浸泡在高粱酒中，两三天后，就可以取适量药酒来擦拭斑秃的地方，一般半个月后即可见效。

脱发的症状大家几乎都是一样的，但是每个人身体的体质不见得一样，或者说导致斑秃脱发的原因可能是不同的，别人用着最有效的生发药不一定就适合您，因此中医要把疾病分成许多证型来进行辨证施治，以求达到最好的治疗效果。

如果斑秃脱发没有明显的伴随症状，也就是说不能将其划分为具体的证型，就是单纯性斑秃。单纯性斑秃没有具体的发病原因可以让我们进行针对性治疗，那么我们就可以用姜来进行外治，同时保持心情愉快。

如果斑秃脱发伴有头晕、失眠、面色发黄无光、口唇指甲颜色淡白、头皮发痒等，多属于血虚风燥，应注意补血防风寒；如果伴有情绪低落、脾气急躁、胸胁胀闷等表现，并出现食欲差、疲乏无力，则是肝郁脾虚的表现，需要疏导心情并健脾；如果伴有头晕耳鸣、腰腿酸重、失眠多梦、手脚心发热、遗精等症状，多属于肝肾阴虚；如果脱发早期伴有发质油腻、头皮分泌物过多、汗多、口苦、大便干等表现，多属于湿热内盛。

患有斑秃的男性朋友们，在选取偏方进行治疗之前，一定要请专业中医师进行指导，以免误用不适合自己证型的偏方，不仅不利于治疗，甚至可能加重病情。

斑秃有时可不治自愈，但严重者也可能造成全秃，所以发现斑秃应及早进行治疗与调理，尤其是血虚风燥和肝肾不足引起的斑秃。对于湿热内盛型斑秃，除了调理治疗，平时饮食应以清淡为主，不吃高热量或刺激性食物，如煎炸食品、辣椒等；还可选用一些清湿热的中药，如黄柏、苦参、白鲜皮等煎汤洗头，用此药水浸泡头发十几分钟等。

内燥斑秃，鸡内金带来新希望

症状 津液耗伤、干燥少津导致的斑秃。

偏方 ①鸡内金炒后研成细末，饭前温开水送服，每天 3 次。②鸡内金研末，沸水冲泡当茶饮，每天 2 次，一般连用 15 天即可长出新发。

人们常说“聪明绝顶”，可有几个男人想做“绝顶”的人呢？毫无疑问，没有男人想因为“绝顶”而影响自己的形象。然而，一旦遭遇了斑秃，男性朋友们的这个愿望恐怕就难以实现了。

斑秃可以出现在任何年龄，但青壮年男性的发病率较高，相对来说病情也较为严重。少数患者发病初期有轻度异常感觉，大部分患者并无自觉症状，多先被别人发现。斑秃发生初期，多为一个或数个边界清楚的圆形或椭圆形脱发区，脱发区的边缘的头发容易拔出，有的已经折断甚至萎缩。

从中医的角度来看，脱发按其形成原因的不同可以分为三种：一是实脱；二是虚脱；三是燥脱。因为津液耗伤、干燥少津而导致的内燥斑秃，

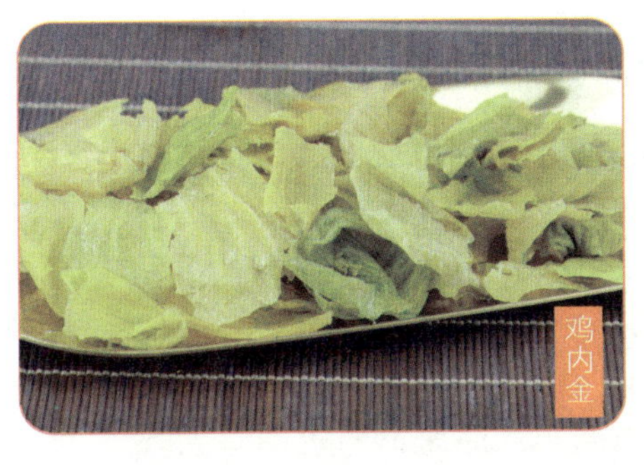
鸡内金

属于燥脱的范畴，是脱发现象中病情较为严重的一种情形。

燥脱是内外分泌同时失调，体表失去防御功能，感染外界风邪后导致毛囊吐纳分泌失调，风盛而燥血，导致头发局部成片脱落，头皮光亮发红或发白，皮肤质软，像被沸水烫过一样，或者灌脓一样，这就是斑秃。如果不及时调理，毛发长时间失去营养，毛囊及头皮会慢慢萎缩。斑秃严重者，连眉毛、胡须、腋毛、阴毛、全身汗毛都会脱光。

燥症分为外燥和内燥。内燥指身体津液不足，身体各组织器官和孔窍濡润减少，从而产生干燥枯涩的病理状态，表现为口渴咽燥，干咳，皮肤干燥、粗糙，毛发干枯不荣，大便秘结，舌苔薄而无津，脉细涩，治宜润燥。内燥可发生在各脏腑组织，多见于肺、胃及大肠。

一般来说，阴液亏损、实热伤津、阴虚阳亢都可产生内燥。“津血同源”，津液不足就会导致血少，于是机体失去濡润而形成燥热，肌肤得不到足够的濡润，就会出现皮肤干燥、肌肤甲错，或落皮屑的情况。另外，阴虚津亏就会内生虚热，甚至可能引发命火妄动，因此内燥斑秃一般会伴有手足心热、骨蒸潮热、心烦不寐、脉细数等症状。

因为头皮的营养状况直接影响头发的质量和生长情况，所以头皮干燥就会导致头发干枯、没有光泽，甚至会异常脱落。头皮长期得不到充足的滋养，脱落的头发得不到新生头发的补充，斑秃就可能产生。

想要治疗由内燥引起的斑秃，就必须从体内调理着手，一旦内燥的情况得到解决，头皮与头发的营养供应就能恢复正常，那么斑秃脱发的问题自然就可以解决了。

小杨虽然刚刚步入30岁，但是斑秃就找上了门。起初头皮斑秃的面积很小，但是斑秃总是反复发作，还大有日益严重的趋势。过了没多久，小杨满头乌黑的头发已经掉得差不多了，头皮上满是大块圆形的斑秃，非常明显，想尽办法也难以遮掩。正因为如此，他经常被新来的同事尊称为“叔叔”，所以小杨对各种活动都是能躲就躲。

春节小杨硬着头皮回老家，还特意戴上了温暖的绒线帽。因为长期忍受斑秃的困扰，小杨的精神状态也大不如前，几个从小玩到大的伙伴简直都认不出他了。弄清楚了他的情况，一位玩伴就向他推荐了一位附近非常有名的老中医。

第二天小杨就迫不及待地去拜访这位老中医。老中医果然是非常有经验，经过“望、闻、问、切”之后，就告诉他这是因长期疏于调养，阴虚血虚导致的内燥脱发。要想解决脱发问题，必须从调养身体着手，改善阴虚血虚的状况，解除内燥，病因得到解决，斑秃自然就会慢慢好了。

小杨又问老中医应该怎么调理。老中医微笑着告诉他，服用鸡内金可以帮助治疗内燥斑秃，大约连续使用 20 天就会有新的头发长出来。小杨心里泛起了嘀咕:“这治消化不良的药，真的能治愈反复发作的斑秃吗？”但小杨仍然怀着一丝希望，按照医师的嘱咐用鸡内金来治自己的斑秃。

服用了一周之后，小杨感觉自己口干上火少一些了，身体也清爽了不少。坚持服用了将近 20 天，脱发处果然长出了新头发。小杨真是万分感激，特意到老中医家去道谢。

案例中小杨经常反复的内燥斑秃，用鸡内金来治疗的偏方具体用法如下：取 100 克鸡内金，炒后将其研成极细的药末，每次取 1.5 克，在饭前用温开水送服，每日 3 次。一般将药末服用完，就会有明显的效果。如果对收到的效果不够满意，或者想对疗效进行巩固，还可以继续服用鸡内金，服用的量和频率可以稍加减少。

鸡内金治疗内燥斑秃还有另一种用法：取 10 克鸡内金（这只是 1 次的用量），将其研末后，用沸水冲泡，可以当茶频频饮用。每日 2 剂，一般连用 20 天左右，斑秃脱发的地方就会有新的头发长出来。

鸡内金就是家鸡的砂囊内壁，是家鸡用来研磨食物的消化器官，常用于治疗消化不良，效果极佳，此外还可以用于对肾虚和血虚的治疗。

鸡内金治疗内燥斑秃的效果确实不错，这不仅有实例佐证，在医书里也有相应的记载。《本草纲目》中就有记载：鸡内金味甘性平，具有消食健脾之效，可以帮助脾胃运化水谷、化生血液。因此，对于因津少血虚引起的内燥斑秃，可以通过服用鸡内金来进行治疗。

因为内燥斑秃本就是由于阴虚、血虚等津液不足的情形造成的，所以患有内燥斑秃的男性朋友们应该在平常多吃一些含水分较多的凉性水果和蔬菜，少吃一些会引起内热的肉类等热性食物。

不过，鞣酸能与鸡内金所含消化酶的酰胺键或肽键结构结合，形成牢固的氢键缔合物，改变酶类物质的性质，使其功效丧失。因此，在服用鸡内金时，不宜同时服用地榆、石榴皮、五倍子、虎杖、狗脊、扁蓄、大黄、茶叶、儿茶、四季青、仙鹤草、侧柏叶等含鞣酸的中药，富含鞣酸的柿子、苹果、茶叶、咖啡等食物也应该忌食。

现代医学普遍认为，精神因素也是斑秃出现的主要原因。因此，男性朋友在日常生活中还要保持良好的精神状态和愉悦的心情，摆脱悲观和紧张的情绪，以远离斑秃。

苦参水洗头，巧治斑秃脱发

症状 斑秃脱发，头皮上呈片状、圆形脱发。

偏方 ①苦参煮水洗头，一周一次，可长期使用。②熟地黄、黄精嚼碎后用温开水送服，每日1剂，连续服用1个月。

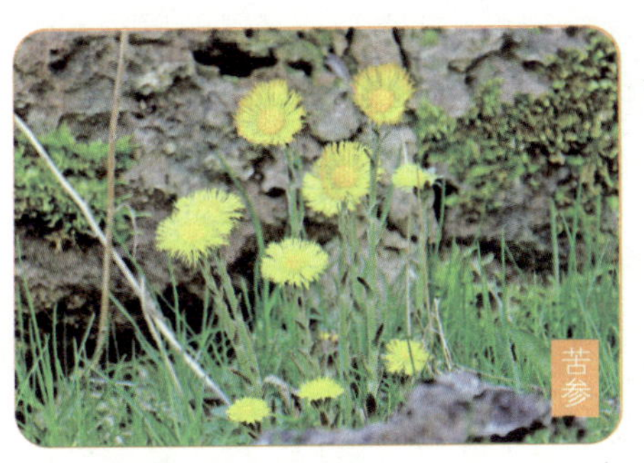
苦参

一些年轻男性发生斑秃之后，往往如临大敌、手足无措，导致精神长期处于过度紧张的状态，虽然东奔西走想要把病治好，却常常迁延不愈。这到底是什么原因呢?

斑秃多发生在年轻男性身上，这些人多数刚走上社会不久，面临生活、工作、学习、人际关系等多方面的压力。突如其来的斑秃，经常让他们束手无策，因而精神高度紧张，更不利于斑秃脱发的治疗。

现代医学普遍认为，精神因素是斑秃病发的主要因素。据统计，在发生斑秃前有确切的情绪紧张者约占半数以上，而伴有失眠、多梦者则更多。从病理原因上来分析，当人们受到各种精神因素刺激，在情绪性应激状态下，机体的内分泌功能发生紊乱，免疫系统功能降低，导致体表毛发生长出现暂时性抑制，局部缺血、缺氧，毛发生长所需的养料不足，毛乳头萎缩，于是便发生了脱发。

此外，医学专家还发现，内向个性者发生斑秃的概率比稳定个性者高1倍；近一年内曾受心理社会因素刺激者，患斑秃的机会比未受刺激者高3倍以上。据分析，性格内向的人，其基础脑血流长期保持在较恒定的水平，即使在外界经常刺激下，脑血流也无明显增加，这就可能造成大脑皮质相对缺血，头皮毛囊的营养相对缺乏，进而引发脱发。心理、家庭、社会因素可使人体处于紧张状态，从而产生一系列的心理和生理反应，这些反应反复或长期存在，就会损害机体的防御系统，再加上个性特征、遗传倾向和免疫系统异常的影响，就可能发生斑秃。

在中医看来，导致斑秃的原因是气血双虚，肝肾不足，以至于血瘀毛窍。人体的内外分泌同时失调，阴虚阳亢，人的体表失去了防御功能，偶然感染了外界的风邪，这就致使毛囊吐纳分泌失调。一旦津液分泌过少，就会风胜血燥，就造成了头发局部成片脱落。斑秃也就渐渐由小而大，脱发处的头皮就会光亮发红或者发白。

这种情况的斑秃，如果不及时调理，时间长了毛发失去营养，毛囊及头皮慢慢萎缩，就很难再长出新头发，严重者会变成全秃，这样治疗起来就更困难了。

针对斑秃，最好的治疗方法是要标本兼治。从内部调理，内分泌正常了，头发所需养分供给充足了，脱发的问题就自然得以解决。这里介绍两个治疗斑秃的偏方。苦参水洗头以及口服熟地黄、黄精，对治疗斑秃都有很好的效果。

苦参是一种常见的中药，《本草经百种录》中说："苦参专治心经之火，与黄连功用相近。但黄连似去心脏之火为多，苦参似去心腑小肠之火为多，则以黄连之气味清，而苦参之气味浊也。按补中二字，亦取其苦以燥脾之义也。"用苦参水洗头，正是利用了它的清热燥湿的功效。朱先生也是这个偏方的受益者之一。

朱先生刚 30 岁，在一次理发的时候，理发师发现他出现了斑秃的症状，头顶和后脑勺有两小块圆形斑秃。知道自己得了斑秃，朱先生非常紧张，赶紧四处求医问药。

一位老中医推荐他用中药外洗的方法来治疗斑秃，这样不但没有副作用，而且能从根本上调理头皮，治愈后还不易复发。朱先生也对中药外洗治疗非常有信心，就请老中医给他开方子。医师给他介绍了两个偏方，一个是中药外洗的方子，用苦参煮水洗头，一周洗 1 次；另外一个是内服的方子，将熟地和黄精嚼碎后温开水送服，每天 1 次，连服 1 个月。

朱先生按照医师的方子用药 1 个月后，发现自己斑秃脱发的部位开始出现纤细的浅色头发了。他非常高兴，仿佛看到了治愈斑秃的希望，更加用心地坚持使用医师推荐的两个小偏方。不久之后，朱先生斑秃部位的头发已经逐渐变黑变粗变密，并渐渐地恢复正常了。

朱先生使用的两种治疗斑秃脱发的偏方，具体使用方法如下。

（1）加水适量和苦参 60 克，一起煮水，水开后去渣取汁。待温度适宜的时候用其洗头，一般情况下每周洗 1 次即可，也可以长期使用。

（2）每次取熟地黄和黄精各 10 克，将两者共同放入口中，嚼碎后用温开水送服，每天 1 次，连续使用 1 个月。

根据《本草经百种录》的记载，苦参专治心经之火，与黄连的功用相近。但是二者之间也有差别，黄连多被用来去心火，而苦参则多用于去小肠之火，原因就在于黄连的气味清，而苦参的气味浊。苦参有清热燥湿的功效，将苦参煮水洗头，可使苦参的成分渗进头皮，进而促进头皮细胞的生长和修复。这是外治斑秃的方法。

嚼服熟地黄和黄精则是内服的一种方式。将两者嚼碎之后用温开水送服即可，每天1次，连续服用 1 个月，有养阴润肺、补脾益气、治愈斑秃的功效。熟地黄有促进红细胞恢复、抑制血栓形成、降低血压等作用；黄精有增加冠脉流量、降低血压、降低血脂、抗细菌、抗真菌、抗衰老、提高机体免疫力、提高耐缺氧能力的作用，两药共用则提高了患者的机体免疫力，改善了血液循环。除治疗斑秃外，还可以治疗一系列与血液循环、免疫力相关的皮肤病。黄精归肺、脾、肾经，具有补气养阴、健脾、润肺、益肾的功能，多用于治疗脾胃虚弱、体倦乏力、口干食少、肺虚燥咳、精血不足、内热消渴等症。此外，黄精既能用来治疗肾虚导致的斑秃，还能用于治疗肾虚引起的须发早白。

因为斑秃的发生和精神因素有很大的关系，所以精神调节很有必要。在此治疗过程中，患者的精神状态尤为重要，这从一定程度上影响着药效的发挥。所以，我们要调节自己的情绪和精神状态，保持乐观、积极的心态，这样也有助于病情的尽快恢复。

另外，我们在生活中还要注意一些细节，以辅助防治斑秃。

1. 避免暴晒

日光中的紫外线会对头发造成损害，使头发干枯变黄，因此夏季要避免日光暴晒，在室外游泳、日光浴时要注意防护。

2. 合理饮食

男性在饮食中应该少吃过于油腻、甜、辣的食物，增加膳食中谷物、蔬菜、水果的比重，多吃黑豆、黑芝麻、蛋等含铁、钙丰富的食物。另外，对头发有滋补作用的富含蛋白质的食物，如牛奶、瘦肉、家禽和鱼等，也应该多吃。

3. 放松心态

这点尤其重要，男性脱发年轻化与压力过大、睡眠不充分密不可分。压力大，长期紧张、焦虑、疲劳导致睡眠质量差，容易使内分泌功能出现紊乱，引起斑秃。所以放松心态，提高睡眠质量有助于改善脱发状况，也有助于治疗斑秃脱发。

有斑秃症状的朋友们不要过于悲观，不要有太重的心理负担，我们应该相信医学的神奇作用，有病及早治疗，不讳疾忌医。斑秃并不可怕，只要采取积极的、有针对性的治疗，就是可以治愈的。但是，在治疗用药时也要注意，对于想要尝试使用的方剂要有足够的药理了解，并向相关的医务人员咨询，得到肯定的答复后再使用，以免药不对症而延误或加重病情。

黑芝麻丸缓解脱发难题

症状 肝肾不足或气血亏虚引起的头发异常或过度脱落，可伴有头晕、耳鸣、贫血等。

偏方 黑芝麻九蒸九晒后，连同黑枣肉混合成药丸状服用，每次1～2小勺。

我们在日常生活中都有这种经验，梳头的时候梳子上或衣服上留下几根头发都是非常正常的事情，丝毫用不着大惊小怪。但是，如果头发大量脱落，恐怕就不得不把它当回事了，否则头发越来越稀疏，可就有损形象，过早步入“大叔”的行列了。

脱发分为正常生理性脱发和病理性脱发两种。若头发的生长速度与脱落速度匹配，头发的数量处于动态的平衡，此时的脱发为正常生理性脱发。若头发异常或过度脱落（一般认为头发每天脱落数量大于100根，即为异常或过度脱落），则为病理性脱发。正常生理性脱发不会对生活产生影响，因此一般脱发仅指病理性脱发。

中医学认为“肾藏精，主生殖，其华在发”“发为血之余”，肾为先天之本，头发为血液的产物；脱发的病因主要在肾，若肝肾两虚气血不足，全身的血液循环就会疲软，无法将营养物质输送至头皮，毛囊得不到滋养就会渐渐萎缩，就会引起脱发。中医认为，引起脱发的原因如下。

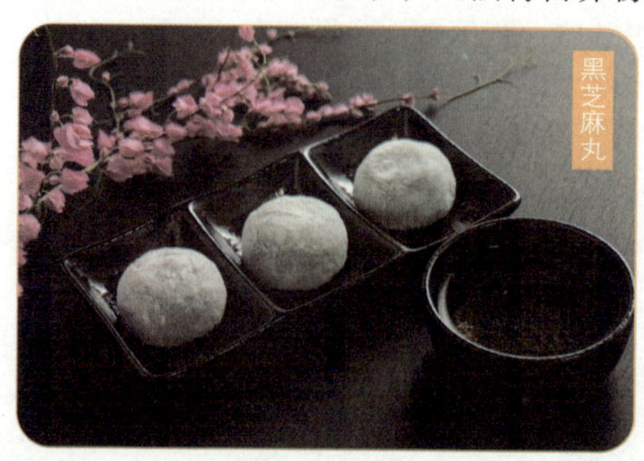
黑芝麻丸

（1）肾虚肺损：肾藏五脏六腑之精华，肾虚使精血不足；肺是人体最主要的氧气和废物交换器官，肺功能强弱，直接影响氧气吸入、废物排出以及体内的营养供应。体内营养供应不足及精血不足都会导致头发缺少营养供应，引起头发脱落。

（2）毒素积累：忧愁、环境污染、不良的饮食和作息习惯等会使人体吸收、产生和积蓄大量毒素。这些毒素不仅会破坏身体的各器官及系统，还会影响机体各器官和头发对养分的吸收，造成脱发。

（3）微量元素缺乏：经研究证明，头发的生长离不开铜、钙、镁、锌、硒等微量元素，体内这几种微量元素的缺乏会引起脱发。

导致脱发的原因很多，根据原因不同，可将脱发分为神经性脱发、内分泌脱发、营养性脱发、物理性脱发、化学性脱发、感染性脱发、先天性脱发、免疫性脱发以及季节性脱发等几种类型。

脱发的原因不同，其主要症状也不同，有的表现为头发油腻，如同抹了油一样，有的则有焦枯蓬松，缺乏光泽，有淡黄色鳞屑固着难脱，有的则灰白色鳞屑飞扬，自觉瘙痒。虽然症状不同，但大部分男性脱发的部位多集中在前额与头顶部，导致发际与鬓角往上移，前额与顶部的头发稀疏、变黄、变软，甚至彻底“寸草不生”。

老李刚刚步入中年就加入了脱发的大军，对此他十分困扰。为了防止脱发进一步加剧，老李尝试了不少市面上的口服、外用药，听人介绍就买来试。使用过程中，有的效果不错，而一旦停用，脱发还是卷土重来。所以，钱虽然花了不少，最终却收效甚微，他渐渐地也有放弃的念头。

后来，老李的朋友对他说《本草易读》一书中曾提到了治疗脱发和白发的偏方黑芝麻丸（黑芝麻，白发令黑，九蒸晒，枣肉丸服），就建议他每天吃点黑芝麻丸，价格便宜，又是食物，不会存在什么副作用。

老李坚持吃了几个月，脱发果然有止步的趋势。他大喜过望，决定继续坚持。他逢人便说“药补不如食补”，并把黑芝麻丸推荐给了几个同样脱发的朋友。但是，他们有的摆脱了脱发的困扰，有的则没什么改变。老李很是困惑，为什么大家用了有不同的效果呢？

目前还没有能完全治愈所有原因导致脱发的药物，在脱发初期若及时防治，能大大减轻脱发的严重程度。黑芝麻丸对肝肾不足、气血衰弱导致的脱发，具有很好的治疗效果。黑芝麻丸具有补肝肾、益气血的功效，长期适量吃黑芝麻丸还可增强体质，改善身体营养状况，促进头发的生长，就可达到治疗脱发的目的。对药物引起的脱发（如化疗脱发）、某些疾病引起的脱发（如伤寒、副伤寒、红斑狼疮脱发），也会有一定疗效。但引起脱发的原因很多，若属于脂溢性脱发，或者真菌感染引起的脱发，黑芝麻丸就不一定有效了。

黑芝麻丸的具体做法和用法如下：将经过九蒸九晒的黑芝麻，连同黑枣肉一起，制成药丸状，放入容器中保存，每次取1～2小瓷勺药丸服用即可。

黑芝麻经过九蒸，能使芝麻里的营养成分充分分解，油腻性大为减少，易于人体吸收，充分发挥药效；经过九晒，芝麻吸收了太阳的能量，得了天地间的阳气。虽然经过“九蒸九晒”，黑芝麻的这些改变看不见摸不着，但确实对人体大有裨益。

吃黑芝麻丸属于食补，应该长期坚持服用。但是，黑芝麻丸不能吃太多，一般一天食用黑芝麻的含量不多于一小瓷勺。食用过多会使内分泌紊乱，导致头皮油腻，甚至会进一步加重脱发。需要特别注意的是，食欲不良、大便溏薄和脾肾虚弱的人，不太适宜多吃黑芝麻丸，以免造成肠胃的负担。此外，平日还应养成良好的饮食和作息习惯，少吃或不吃冰冷饮料及油腻食物，每晚十一点前就寝，不熬夜，才能进一步改善脱发问题。

神经性脱发反复发作，双花药酒解您忧

症状 头部突然发生的一种局限性斑状脱发。

偏方 将60克芝麻花、鸡冠花撕碎泡入500毫升酒内，密封15日后过滤；加1.5克樟脑，待溶化后每日以药酒涂搽患处3～4次。

在生活当中，有些男性朋友们莫名其妙地出现了严重的掉头发情况，又找不到明确的原因，其实这可能是神经性脱发。神经性脱发的进展速度很快，让很多患者尤为担心。那么，到底什么是神经性脱发，如何判断自己是不是神经性脱发呢？

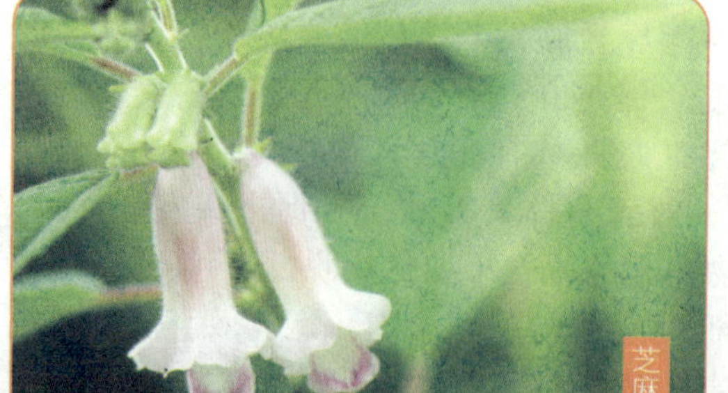
芝麻花

现代医学认为，神经性脱发是因精神压力过度导致的脱发。在精神压力的作用下，人体立毛肌收缩，头发直立，并使为毛囊输送养分的毛细血管收缩，造成局部血液循环障碍。若精神压力过大，局部血液循环障碍改变了头发的生态并导致头发营养不

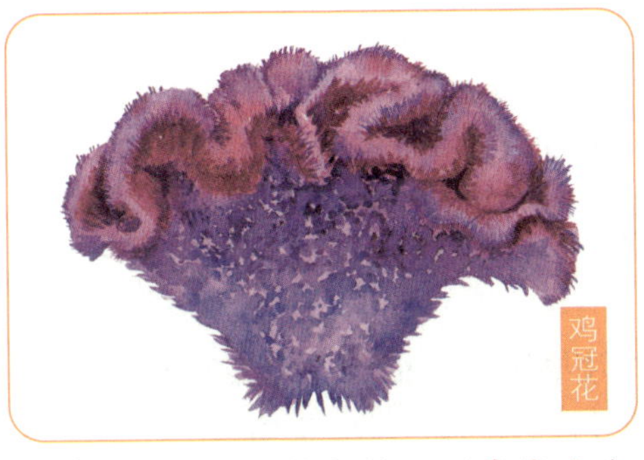

良，因此造成头发异常脱落。此外，精神压力还可导致出汗和皮脂腺分泌过多，产生头垢，使头发的生存环境质量变差，从而导致脱发。

神经性脱发的症状主要有以下几种具体的表现。

（1）神经性脱发多发于头皮、眉弓等皮脂腺分布较多的部位。

（2）脱发比较突然，通常发生在一夜之间；脱发处局部皮肤平滑光亮，无炎症，边缘的头发松动易拔出；脱发者通常无感觉，症状多被别人先发现。

（3）神经性脱发的患者可能会有口腔或鼻腔臭味，有时这种异味只是自觉症状，周围的人并没有察觉。这种情况下，如不及时找出致病原因，进行针对性的治疗，可能会反复发作。

（4）神经性脱发常伴发脂溢性皮炎，头屑多。皮炎多从头皮开始，由毛发周围的红色小丘疹，逐渐扩大，融合成斑片，表面有淡黄色油腻性鳞屑或少许黄色结痂，导致头发逐渐干枯而细软。

（5）多数患者可以自愈，仅有少部分患者会出现边长边脱、反复发作而多年不愈的情况。此外，在神经性脱发患者中有 5% ～10% 的病例，其脱发会逐渐进行或迅速发展，头发可在几天至几月内全部脱光，少数病情严重的患者甚至眉毛、胡须、腋毛、阴毛等体毛都可能脱光。

虽然大部分神经性脱发患者可以自愈，但对于少数神经性脱发患者来说，若不进行及时的治疗，也可能会反复发作，甚至导致全秃。

有一天，小张正在专注地工作，同事发现他脑袋后面少了一片头发。听到同事这么说，小张很是惊讶，昨天还好好的，而且没有受什么外伤，也没有任何痛感。但是，繁重的工作任务转而淹没了他的惊讶。再加上没过多久，新的头发又长出来了，他也就没在意。

可是，最近小张的头部又接连几次出现了这种情况，而且面积越来越大，这引起了他的重视。于是，小张抽出时间去医院做了检查，经过检查确认是长期的精神压力过大及疲劳过度导致的神经性脱发。医师建议他多休息，减轻精神压力，并推荐他使用双花药酒来进行治疗。

这种方法简单不费时，小张便每天坚持在脱发处涂抹。此外，他还按照医师的建议规律作息，注意减压。几个月之后，脱发的地方就逐渐长出了新发，而且脱发也没有再出现。

事实证明，双花药酒对于防治神经性脱发的反复发作有良好的效果。双花药酒由芝麻花、鸡冠花等泡制而成，用棉签涂在脱发处即可。双花药酒具体的做法如下：将 60 克芝麻花和 60 克鸡冠花撕碎后浸泡到 500 毫升白酒内，密封 15 日后过滤，将 1.5 克樟脑放入药酒中，等到樟脑完全溶化，双花药酒就制成了。这时候，我们就可以取出适量的药酒，用药棉蘸着涂搽脱发的区域，每日搽 3～4 次。

虽然神经性脱发可以自愈，但若不及早治疗，很有可能会发展成全秃。尤其对于已经反复出现多次的脱发，需要特别注意。

为防止神经性脱发的反复发作，饮食中可适量增加富含植物蛋白（如大豆、黑芝麻）、铁质（如黑豆、蛋类）、碘（如海带、紫菜）、维生素 E（如芹菜、菠菜）、碱性物质（如新鲜蔬菜、水果）及黏蛋白的骨胶质多（如牛骨汤、排骨汤）的食物；应忌烟、酒及辛辣刺激食物（如辣椒、蒜），忌油腻、燥热食物（如肥肉、油炸食品），富含糖和脂肪的食物（如动物肝脏）；可适量增加含碘高的食物，宜多食维生素 E 丰富的食物，宜多吃含黏蛋白的骨胶质多的食物。

此外，人的精神压力过大会给头发造成很大的刺激，影响头发的生长及营养的供应。消除精神压抑感很重要，每天忙碌的工作之余，还应经常深呼吸、散步，做松弛体操等消除精神疲劳；不论工作多忙，都应保证充足的睡眠时间，给头发保留足够的代谢时间。

常服生地黄与黄精，生发不远矣

症状 气血亏虚引起的脱发。

偏方 ①黄精、生地黄煮蛋，饮汤吃蛋。②何首乌、生地黄、黄精冲水泡茶喝，可加冰糖调味。

随着生活条件的不断改善，注重美容的男性朋友越来越多。头发的质量在外表形象中占据着非常重要的位置，乌黑亮泽的头发不仅是健康美丽的象征，还能让人容光焕发、风采倍增。因此，头发稀少、斑秃等脱发状况使得男性脱发患者很苦恼，不但影响个人形象和人际交往，还会影响生活和工作质量。为了生发养发，患有脱发的男性朋友们不惜重金选用各种高级的洗发、护发产品。但是，仅仅单纯地关注外用洗护产品的选择，而不注重身体内在的调养，是不可能使头发永远保持健康秀丽的，也达不到

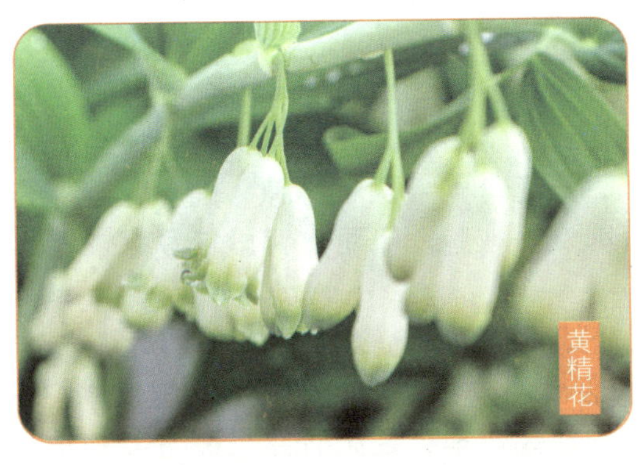
黄精花

很好的生发养发效果。

中医认为，“发为血之余”，头发生长的好坏与肝肾和气血都有着直接的关系。脱发患者大多伴有肝肾两虚、气血亏虚等症状。肝肾不足，精不化血，血不养发，发无生长之源，则毛根空虚而脱落，形成脱发。而气血虚损，不能荣养全身，衰老就随之而来，表现为头发干枯脱落。肝肾不亏、精血旺盛才能荣养毛发，使之不枯不落，光华润泽，可见健康的肝、肾及血液是生发养发的关键。

因为长期工作的压力，小李一直都面临着脱发较多的困扰。最近小李准备和女友结婚了，这本来是件令人高兴的事，但买房的压力使他的脱发更加严重，有些地方头发稀疏得头皮都清晰可见，看上去一下老了好几岁。

领导发现这个情况之后，出门应酬、谈业务也不带他了，相关的外联工作也不再交给他。工作和买房的压力，加上脱发造成的心理压力，又在领导那儿“失了宠”，小李的心情也就跌到了谷底。他试了很多药都不怎么奏效，脱发依然在继续。

于是，女友劝他尽快去治疗，去医院彻底检查一下。中医院的医师检查完发现，他这是因为长期的工作压力使得肝肾虚弱、气血有些不足造成的脱发，建议他多服用生地黄和黄精。小李按照医师的建议，服用了几个月的生地黄和黄精，头发便不再脱落得那么多了。

小李看到了治愈脱发的曙光，就继续服用。渐渐地，他感觉自己的身体状况越来越好，头发也恢复了往日的浓密，又重新得到了领导的赏识。

要想治疗肝肾虚弱、气血亏虚导致的脱发，甚至生发，就必须从根本上解决问题。长期服用生地黄与黄精，对于治疗肾虚血弱造成的脱发有很好的生发效果。这两种药都可益气补肾，对于缓解肾虚、血虚造成的脱发有很好的作用，长期服用还可以促使头发再生。生地黄和黄精的具体用法主要有以下几种。

（1）黄精和生地黄各 50 克，鸡蛋 3 个，冰糖 20 克。黄精、生地黄洗净切片，鸡蛋煮熟去壳。三者一起放入砂锅内，加清水适量，用武火煮沸后，放入冰糖，再用文火煲半小时，饮汤吃蛋。每天吃 1 次即可。

（2）取何首乌 3 克、生地黄 3 克、黄精 3 克，冰糖适量，冲水泡茶喝。

每天 1 剂，冲泡次数不限。

生地黄具有清热凉血、益阴生津之功效。以生地黄为原材料制成的“六味地黄丸”是补肾良药，还可用于治疗慢性肾炎、高血压、神经衰弱等。黄精又叫“老虎姜”“鸡头参”，具有补气养阴、润肺、健脾、益肾的功能，对于阴虚肺燥、脾胃虚弱、脾气虚或脾阴不足、肾虚精亏有较好的疗效。

生地黄、黄精均有很好的益气补肾的作用，肾是“先天之本”，肾气充足，则气血不亏，头部血液循环就会得到改善，营养物质就可达到头部，改善头皮、毛囊的营养供应。大量的现代药理、临床研究也证明生发养发的关键在于改善头皮局部血液循环，激活萎缩的毛囊，促使毛发生长。

脱发明显的朋友，应该到正规医疗机构去查清脱发原因，再选择有针对性的治疗与生发的方法。如果是肾虚血弱导致的脱发，长期服用生地黄与黄精就能得到很好的生发效果。

虽然生地黄与黄精能益气补肾，但不是所有的人都适合服用。生地黄性寒，脾虚泄泻胃寒食少、胸膈有痰者慎服；黄精中寒泄泻，痰湿痞满气滞者忌服。

此外，保持心情舒畅、少吃刺激性食物、多锻炼身体、勤梳头、多按摩头皮、改善头部的血液循环、补充足够的维生素等，都能促进头发生长状态的改变，促进头发生长。

洗发妙招破除脱发“魔咒”

症状 青壮年男性脂溢性脱发。

偏方 ①盐水洗头。②新鲜侧柏叶泡酒搽患处，一天 3 次，一般 2 个疗程就能改善脱发。

脱发对于男人是内心深处难以言说的痛。男人脱发一般先从两额角、前额和头顶中间开始，继而弥漫于整个头顶。头发越来越稀疏，最终前额和顶部呈现一片光秃，或者是仅剩少许发丝。严重的脱发患者脱发区变得油光发亮，难以再长出新的头发，而剩下的那些头发也变得枯黄细软。

造成脱发的原因有很多，在男性青壮年中常见的脱发症状是脂溢性脱发。造成脂溢性脱发的原因是头皮油脂分泌过于旺盛，造成头皮潮湿油腻，引起大量的细菌繁殖，造成感染，最终形成脂溢性皮炎，于是头发就难保了。

接下来我们要介绍的两种治疗脱发的偏方，盐水洗头和侧柏叶泡酒搽头皮，对预防和治疗脂溢性脱发都有很好的效果。

盐水洗头的方法很简单，即在洗头前，把一勺盐放入温水中，一般一盆水加 50 克的盐就可以满足需要，等盐溶化后用盐水洗头，尽量让头发在盐水里多浸泡一会；盐水洗完半小时之后，再用清水冲洗干净。

冲洗的时候一定要彻底，如果残留的盐水积累在头皮上，很可能过度刺激头皮，造成头皮干涩、发痒，严重的甚至会引起过敏。此外，还要特别注意的是，盐水洗头发要控制次数，基本上一周洗一次就可以了。

盐有杀菌的作用，还能抑制头皮油脂的分泌，并刺激毛囊排出油脂。盐水中的钠盐能调节头皮部位水电解质平衡，减少雄性激素对毛囊的刺激，抑制代谢障碍的发生。

其次，盐水洗头能帮助清理头皮。盐水的清理能力比清水要强，甚至比一些洗发水都要好。偶尔一次的盐水洗头，可以让头部得到很好的清理，残留的油脂、细菌、其他化学物质都可以得到有效的清除，使头发得到充分生长的空间，自然亮泽。

除了这两个作用之外，盐水洗头还能去除头皮屑，并能够抑制真菌感染导致的头皮屑的产生。很多头皮屑的产生，都是由于真菌感染引起。

在洗头时放适量的食盐，能够起到一定的杀菌作用，对于此类原因造成的头皮屑可以实现去屑的目的。

但是需要注意的是，并非所有的头皮屑都是由于真菌感染引起的，盐水洗头对于其他性质的头皮屑是没有效果的，比如有些头皮屑过多的情况是因为营养不良或者药物过敏造成的。

总之，盐水洗头对于头发有很多好处，对于去除头皮屑和防脱发方面更是有意想不到的作用。

另外一个治疗脱发的偏方，就是用新鲜的侧柏叶泡酒来搽头皮。具体方法是取 100 克左右的新鲜侧柏叶，用 60 度以上的白酒（或药用酒精）500 毫升来浸泡，15 天之后即可用药酒涂搽头部。每天可以涂抹 3 次，3 个月为 1 个疗程。一般使用 2 个疗程，脱发的症状就能得到明显的改善。

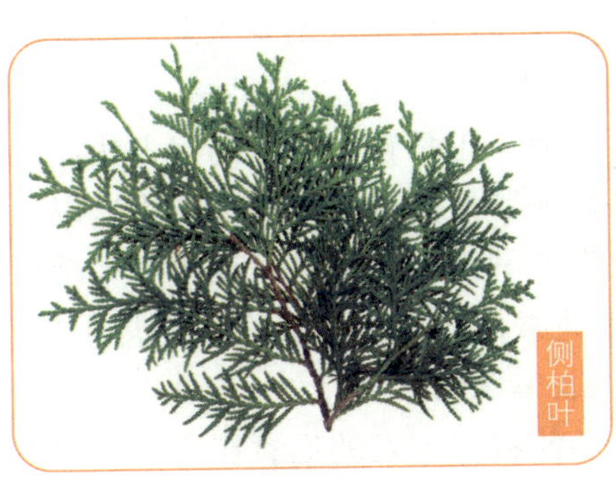
侧柏叶

中医药学认为侧柏性寒，味苦涩，入心、肝、大肠三经，有促使生发的作用。晋代葛洪所著的《肘后备急方》里就有记载："生发方，取侧柏叶，阴干作末，和油涂之。"唐代的《外台秘要》一书对此也有专门论述："生柏叶一升、猪膏三斤和为三十丸，用布裹一丸，纳煎沐头汁中，令发长不复落也。"《本草纲目》也高度肯定了侧柏叶治脱发的功效，认为它能主治"头发不生"。

现代医学研究表明侧柏叶含有的黄酮成分，能够激活头皮的细胞，促进头皮处的血液循环，从而发挥养发、生发的作用。此外，侧柏叶的成分还有一定的抗菌消炎之效，对于金黄色葡萄球菌、白色葡萄球菌等均具有抑制作用，所以侧柏叶还能去除头皮屑。另外，用酒来浸泡侧柏叶，是因为酒精可以令侧柏叶更充分地释放出有效治疗脱发的黄酮成分，效果比用水煮要好。

总之，已经出现脱发症状的男性朋友应积极治疗，上面介绍的偏方都是已经被验证的良方。当出现轻微脱发的征兆时，男性朋友们要引起警惕，平时应该在饮食上和生活习惯上多注意一些，这样才有助于从根本上预防脱发。

很多男性朋友一旦出现脱发、发质干枯等问题，就病急乱投医，尝试用各种市场上出售的防脱洗发水，但却不一定能收到很好的效果。

其实头发出现问题并不可怕，万物生长都需要有良好的土壤，头发也是如此，大部分洗发水只能起到缓解脱发的作用，真正从根本上解决脱发的问题还得从头皮内部进行调理，如合理饮食，同时采用正确的护发方法，这样才能预防脱发，并对已经出现的脱发进行有效的治疗。

首先，我们可以通过注意生活中的一些小细节来预防脱发。现在非常流行的染发、烫发以及卷发等，都会直接损害头发，爱美的男士也要考虑到这一点。平时要注意用温水洗发。用凉水洗头不仅难以达到清洁的目的，而且还会引起头痛现象；而用过热的水洗头则容易刺激头皮，使头皮分泌过多的油脂。所以，用温水洗头是最好的，水温以40℃左右为宜。已经出现脱发的男性朋友不要用脱脂力太强的洗发水，洗发也不要太勤。油性发质的男性朋友，可以适当选用一些去油的洗发水。

其次，合理的饮食以及良好的生活习惯，也是预防脱发的好方法。因为我们体内维生素、蛋白质的缺乏也是影响脱发的因素，缺乏维生素以及蛋白质会使头发出现营养障碍，妨碍头发的健康生长，甚至变得越来越稀少。因此，合理的饮食不仅有助于身体健康，还有助于头发的正常生长。油性头发的人，尤其要少吃油炸、甜腻以及辛辣的食物。

此外，压力过重也会引起脱发，并会使将要生发的毛囊在几个月内都处于休眠期。所以，男性朋友们要预防脱发，应避免过重的压力，平时多进行身体锻炼，养成良好的生活习惯。

女贞子桑椹汤乌须发，不再未老发先衰

症状 青少年或中年人的头发、胡须过早变白。

偏方 ①女贞子、制何首乌、桑椹、墨旱莲煎药，或捣碎焖泡饮用。②女贞子阴干、酒浸后蒸透晒干，再与阴干的其他药物碾末制丸。早晚淡盐水送服。

在人们的普遍印象中，头发和胡须变白是老年人或即将步入老年的中年人才会出现的情况。男性朋友们若是须发早白，精气神都会大受影响，给人造成衰老的印象。

须发早白，是青少年或中年人的头发、胡须过早变白的现象。中医学认为，造成须发早白主要有以下三种原因：肾阴亏损、营血虚热及肝郁气滞。

若先天禀赋不足，则后天精气易亏。用力过度或房事太甚，均可导致肾中精气亏损、阴液不足，须发营养不足而过早地变白。因肾阴亏损导致的须发早白，多见于中年人，亦可见于青少年。起初，白发的数量很少，偶尔能看到几根，而后逐渐增多；头发的颜色由黑色变为灰色，再由灰色变成灰白色，严重者头发可能全部变白。一般无自觉症状，部分出现头发稀疏脱落现象。中年患者可能伴有头晕眼花、耳鸣耳聋、腰膝酸软、夜尿频数、舌红或暗胖、脉虚弦或细数等症状。

青少年血气方刚，阳气偏盛，若邪热入血，煎耗阴液，须发营养不足

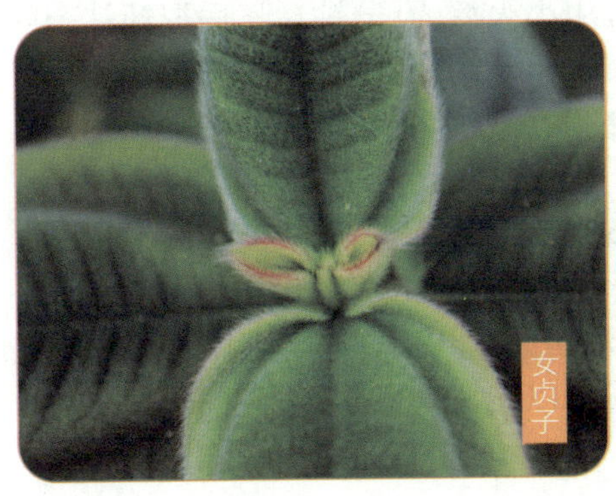
女贞子

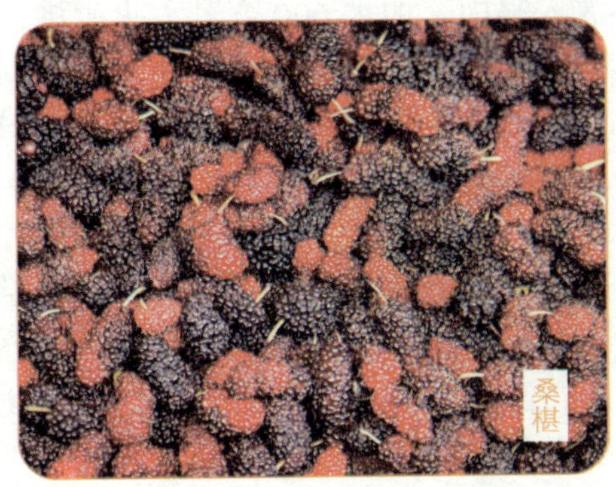
桑椹

而过早变白。营血虚热引起的须发早白多见于青少年，头发多呈花白，白发数量由少至多，黑白相杂，严重者白发可占全部头发的 70% ～80%。大部分患者无自觉症状，有的伴有头皮灼热、瘙痒，有白屑脱落或虚烦不安、失眠多梦、记忆力不佳，舌质红，脉数或细数等症状。

若忧思虑怒过度，肝失疏泄，气机郁结，血气运行不畅；或郁热化火，灼伤营血，均可导致须发早白。因肝郁气滞而须发早白患者多为中壮年，青少年较少见。白发出现比较迅速，短期内出现大量白发甚至全白。多数患者伴有情志抑郁，胸闷胁痛，心烦易怒，善太息，不思饮食，舌红，脉弦或弦数等症状。

老刘刚满 40 岁，两鬓的头发就开始白了起来，渐渐地头发开始变得花白。每次去学校接儿子，其他小朋友都会叫他“爷爷”，弄得老刘非常尴尬。晋升职位的时候，老刘也因两鬓的白发吃了不少亏。

虽说白发可以通过染发来解决，可是过不了多久，白发又冒出来，反反复复去染发弄得老刘疲惫不堪。于是，他决定去看医师，希望能够早日治好头发早白的毛病，让自己不再受白发困扰。检查过程中，医师询问他是否有晚上起夜多、经常腰膝酸软的症状。老刘惊讶地点点头。医师说他的白发是因为肾阴亏损引起的，让他注意不要过于劳累，尽量戒烟戒酒。若要根治，则必须调理身体，并建议他服用女贞子桑椹汤。

老刘每天坚持服用女贞子桑椹汤，白发的数量渐渐地减少了。几个月之后，老刘的白发就彻底不见了，整个人看上去也非常有精神，身体也比以前更好了。

女贞子桑椹汤对于治疗肾阴亏损引起的须发早白，具有极好的效果。具体来说，它有多种使用方法。

（1）女贞子和制何首乌各 12 克、桑椹 15 克、墨旱莲 10 克，诸药洗净放入锅中，加水 600 毫升大火煮沸，再用小火熬 30 分钟，然后取药汁 100 毫升。再加 400 毫升水到药渣中，用小火熬煮约 25 分钟后，滤出药液 100 毫升。合并两次煎煮得到的药液，分 2 份，早晚各饮 1 份。脾胃虚寒所致腹痛泄泻者，不宜服用。

（2）女贞子、制何首乌各 12 克，桑椹 15 克，墨旱莲 10 克。将它们捣碎或切段，放到开水瓶中，用适量沸水冲泡，焖 20 分钟即可。频频饮用，在 1 天之内喝完。湿邪蕴中或湿浊上蒙清窍而见眩晕者，不宜饮用。

除了煎汤和泡茶之外，这些药物还可以做成药丸服用。具体来讲，做药丸的方法如下。

（1）先将 300 克干女贞子用酒泡 1 天，然后将其捞出蒸透晒干，再与阴干的桑椹 300 克、枸杞子 300 克、墨旱莲 150 克、桑叶 150 克共同碾成细末，炼制成重 10 克的药丸。每日早、晚温水或淡盐水送服 1 丸。

（2）将 500 克女贞子阴干，放在白酒里浸一天，然后蒸透晒干，再跟阴干的墨旱莲、桑椹各 300 克一起碾成细末，炼制成丸，每丸重 10 克。每天早、晚各服 1 丸，用温水或淡盐水送服皆可。

女贞子有养阴益肾、补肝生血的功效，与强肾阴、乌鬓发的墨旱莲同用可治疗肾阴虚引起的头昏目眩、失眠多梦、腰膝酸软；桑椹性味甘寒，具有补肝、益肾、滋液的功效；何首乌性味苦涩微温，具有补肝、益肾、养血作用。以上几种药搭配使用，可以达到较好的滋补肝肾的效果。

因为须发早白多是由于肾阴亏虚、虚火上炎导致的，要想从根本上治疗须发早白，就必须滋补肾阴、潜降虚火。而对于营血虚热和肝郁气滞导致的须发早白，女贞子桑椹汤就不一定是治疗的良方了。

为了预防肾阴亏损，男性朋友们在日常生活中应该注意不要过度劳累，房事也需节制，最好能戒烟戒酒。此外，还应多吃黑色食物（如黑芝麻、黑豆、黑木耳等），保持良好的睡眠，并且保持良好的心态，避免大悲大喜。

做好足底按摩，不怕须发早白

症状 青少年或中年男性的头发、胡须过早变白。

偏方 足底按摩，尤其是涌泉穴的按摩。

现代人为了保护头发，都会细心挑选洗发水、润发精、摩丝、发胶等，大量使用发霜、润发精等，就连“不那么爱美”的男性朋友们也难以免俗。乌黑的头发不仅美观，还能显得有朝气，使人有“年轻感”，对工作也会有所助益。如果青壮年男性头发花白甚至满头白发，外表会显得没有精神，心情和精神状态也会变差，甚至会丧失工作欲望。所以，一旦出现头发过早变白的情况，男性朋友们就会选择染发来掩盖。殊不知目前流行的染发、烫发以及生活和工作中所能接触到的各种化学物质，都会对我们的发质造成不同程度的损害。

中医认为，头发是人体不可或缺的一部分，过早变白肯定是与身体的一些异常变化息息相关的。因而，要想保持头发乌黑亮丽，就应该从身体调理着手，身体的异常变化消失了，头发也就会慢慢恢复正常了。

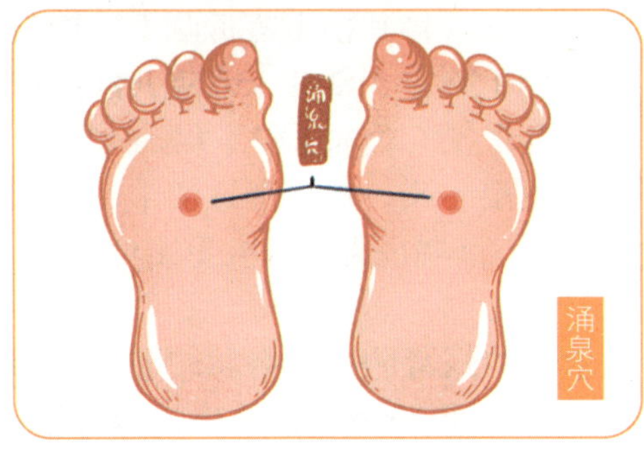

现代医学认为，毛发的颜色取决于毛皮质中色素颗粒的数目、大小和分布，以及色素性质和各种光学效应；白发主要是黑色素减少，由黑色素细胞形成黑色素的功能减弱，酪氨酸酶的活动减低所致。情绪过度紧张、用脑过度、忧虑、惊恐、神经外伤等，都可能造成头发过早变白。

中医认为“肾藏精，肝主血，其华在发”，因而头发的状况与肝肾的情况有着密切的关系。肾强健，精血上荣于头，则毛发浓密乌黑。肝肾虚则精血不足，毛囊得不到充足的营养，一种情况是合成黑色素能力减弱，出现白发；还有一种情况就是，毛囊萎缩或者坏死，造成了脱发。因此，正常的肾经是保持头发光泽亮丽的根本，保持或提高肾机能就可改变头发的状态。

防治头发早白，使毛发具有光泽，可进行足底按摩，尤其是针对涌泉穴的穴位按摩。脚底的“涌泉穴”是防治头发早白的有效穴位。涌泉穴，又名“地冲穴”，在第 2、第 3 趾的趾缝头端与足跟连线的前 1/3 处（将脚趾用力向内弯曲时足底凹陷处即是），是全身腧穴的最下部。涌泉穴属于肾经，是人体肾经第一穴及肾脏反射区，能够直接反映肾脏功能的变化。

小周刚刚 35 岁，头发和胡须却都已经花白了，看上去就像个 45 岁的人，和老婆走在一起，感觉岁数差距很大。开始他通过染发来掩盖，但是过不了多久，又有新的白头发长出来。他这个人怕麻烦，染发的次数也就渐渐地减少了。但是，头发早白让他变得特别自卑，整天唉声叹气，看上去也总是失魂落魄的。

为了彻底摆脱头发早白给自己造成的困扰，他专门去医院检查，知道自己是肾虚引起的须发早白。医师建议多按摩涌泉穴，他就每天晚上坚持按摩涌泉穴。

一个月后，小周头发和胡须花白的情况得到了不小的改善。尝到甜头的他，更是每天坚持按摩，最终头发恢复了先前的乌黑亮丽。从此，小周看上去神采奕奕的，朋友们都替他高兴。

须发早白患者应以内在调理为主，尤其应该注意对肝、脾、肾等脏器的调理。坚持按摩涌泉穴，可以补肾、防止须发早白。涌泉穴是人体肾脏的反射区，坚持按摩刺激，有助于治疗须发早白。

常见的按摩涌泉穴的方法主要有：推、揉、摩、敲、踩。其中最简单、最易操作的方法是踩。只要穿着保健鞋（特别是针对涌泉穴放了药片的保健鞋）行走即可达到按摩效果。另外，也可坐在椅子上，用脚底转动球状物，达到按摩涌泉穴的目的。若有专人按摩，被按摩者仰卧、按摩者双手握脚，用两大拇指从足跟向足尖搓涌泉穴约 1 分钟，然后按揉约 1 分钟。

坚持对足底部按摩刺激，也有助于防治须发早白和毛发过多脱落，常用方法如下。

1. 叩击法

手握空拳叩击足底或用健身锤叩击足底前跖部。双脚各叩击 50 下，每日 1 次。

2. 摩擦法

手掌来回摩擦足底，双脚各 50 次，使皮肤微热。

3. 踩踏法

赤脚在高低不平的路面或物体上踩踏以刺激足底，如卵石路、健身地毯、健身拖鞋，或踩踏圆球前后滚动。

4. 按压法

拇指指端用力按压足底敏感区域或穴位（如涌泉穴），力度以有酸痛感为宜，按压数次后停顿一下再压。或采用发夹的钝头或一捆成束的牙签戳压。按揉要均衡有力，每日可进行多次。

足底按摩操作简便易行，不需要特殊器械。须发早白的男性朋友们可根据自身情况，向医师咨询，遵循医嘱来选择上述可行方法进行按摩。长期坚持足底按摩，不仅有助于防治白发、脱发，还可强身健体、延年益寿。

此外，防治须发早白，在日常生活中还应该保持乐观的心态和愉悦的心情；并且保证头发维持正常色素所需营养的摄入，如多吃一些富含维生素的豆类、蔬菜、瓜果、杂粮、动物肝脏等；常按摩头皮，勤梳头，促进毛囊的血液循环，改善毛球部的色素细胞营养状况。

每日茶饮频梳头，不再未老发先白

症状 青少年头发过早变白。

偏方 熟何首乌、熟地黄、甘草开水泡茶饮。连服约半年，头发即可全部转黑。

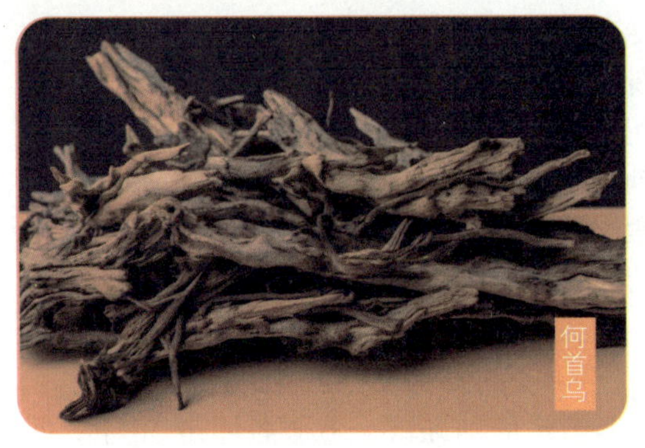
何首乌

亚洲人年轻时发色乌黑，年老时白发苍苍，故而头发颜色是判断中国人年龄的一大依据。但如今，不少男性，特别是都市白领，出现了早生华发的现象——有些人刚过而立之年就隐现丝丝白发，有些青少年也有早生白发的现象。

青壮年男性为什么会出现未老发先白的情况呢？正常人从 35 岁开始，毛发色素细胞开始衰退。衰退到一定的程度头发就由黑变白。而有的人 20 来岁甚至更早头发就白了，医学上称少年白发，俗称“少白头”。

“少白头”可分为先天性和后天性两种。先天性白发往往有家族史，白发多见于前头发际部，是局部变白。除白发增多外，不影响身体健康。而后天性白发的因素有很多。青春时期骤然发生的白发，有的与营养障碍有关。另外，现代人工作和生活节奏加快，精神压力增大，由此所引起的机体内分泌紊乱，以及营养素摄入均衡，某些疾病隐患等，是导致“少白头”增多的主要原因。

从事脑力劳动的青年知识分子，往往工作很忙，无暇顾及体育锻炼，经常“开夜车”，加之饮食过于精细，营养素的摄入不平衡，因而易于过早出现“少白头”。黑色头发的色素中含有铜、钴、铁等微量元素，青少年体内如果缺乏这些物质，头发就可能变白。一些生理病理原因，可干扰或破坏黑色素的产生，也会导致白发。

这里我们介绍一个中药偏方，可以治疗早生的白发，药材是何首乌、熟地黄和甘草，方法是每日用开水泡茶，连服半年左右，白发即可变黑发。

刚刚 20 岁的大学生小林就是采用了这个偏方，治好了自己的“少白头”。

小林“早生华发”，看上去比实际年龄大很多，同学们给他取了各种绰号，这让他烦恼不已。

后来，小林在跟一个高中同学聊天的时候提到了“少白头”的困扰，这个同学就很热心地向他推荐一个中医院的退休老中医。

于是，小林趁周末特地去老中医开的诊所治疗“少白头”。老中医给小林开了一个偏方，就是取何首乌 10 克、熟地黄 10 克、甘草 5 克，用开水浸泡当茶饮，1 次药可连用 2 天。接连服用半年，就能使白发变黑。

于是小林从中药店买了不少何首乌、熟地黄和甘草，按照医师的吩咐，每天拿它们泡茶喝。这么持续了两个月之后，小林的白发已经明显有了减少。连服半年之后，小林的白发全不见了，周围的同学都以为他去染发了呢。一头乌黑的头发，让他重新拾起了自己这个年龄应该有的活力，周围人的嘲笑也不见了。

为什么何首乌、熟地黄、甘草这几种药材泡茶，就能够治疗“少白头”呢？这是有依据的。中医理论认为，造成“少白头”的原因是血热、肾气虚弱、气血衰弱。而头发的营养来源于血，如果头发变白或脱落，多半是因为肝血不足、肾气虚弱。心理压力过大和长期的精神紧张，会导致头皮下供应给头发营养的血管痉挛收缩，从而使头发的黑色素产生减少，这样就比较容易产生白发了。因此，中医的治疗方法是补肝血，补肾气。

何首乌性味甘涩微温，归肝、肾二经，的确有乌发的作用。李时珍在《本草纲目》里对何首乌的注解是：“此物气温，补肝肾，收敛精气，能养血益肝，固精益肾，乌须发，健筋骨，为续嗣延年、滋补良药。”所以，何首乌自古以来就被广泛地用于治疗白发。除此之外，何首乌还有益脑的作用，因为它含有卵磷脂，能够提高记忆力，保护脑细胞。

熟地黄又名“伏地”，是玄参科植物地黄的块茎经过炮制得到的成品，是一种上好的中药材，具有补血滋阴的功效。同何首乌一样，熟地黄也是归肝、肾经的。并且，古人也早就发现了熟地黄的乌发功效。《本草纲目》记载：“填骨髓，长肌肉，生精血。补五脏内伤不足，通血脉，利耳目，黑须发，男子五劳七伤……”清代的中医方剂著作《医方集解》也认为熟地黄能够“益精血、乌须发”，常与何首乌、牛膝、菟丝子等配伍，治精血亏虚须发早白，“如七宝美髯丹”。

甘草是中药材中应用最广泛的药物之一，能够补脾益气，多用于治疗心气虚，症见心悸怔忡、脉结代，以及脾胃气虚、倦怠乏力等。

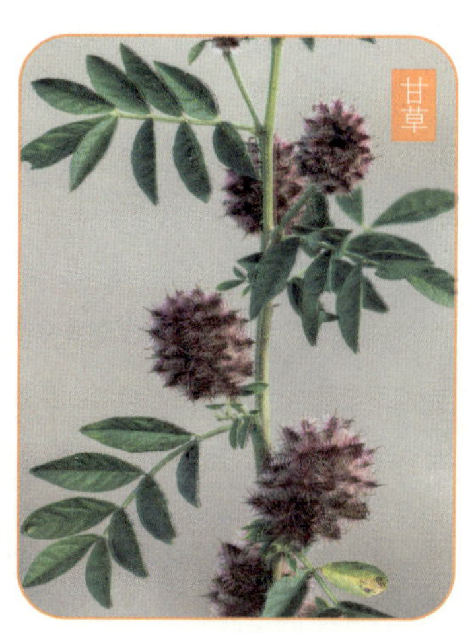
甘草

这三味中药搭配起来，对治疗“少白头”有很好的效果，每天泡茶饮用，方法也比较简便。而且，何首乌和熟地黄都有益气补肾的作用，是滋补的良药。

不过，需要注意的是，用这个偏方治疗“少白头”的过程比较长，其间千万不要过于心急，并且治疗过程中需要严格控制何首乌的用量，一次用 10 克即可。因为中医认为，生何首乌有小毒，这里的毒性是指容易造成腹泻等副作用，如果长期大量服用何首乌，可能会损害肝功能。偏方中加入调和药性的甘草，就是因为甘草可以减轻何首乌产生的副作用。

何首乌有生熟之分，两者的功效截然不同，若服用方法不当，可导致肝功能受损，甚至引发急性肝功能衰竭。

所以，男性朋友们一定要从中药店购买经过炮制的熟首乌。曾经有一位浙江萧山的男士在屋后的山上发现了何首乌，非常欣喜地将其用来泡酒，结果胃口越来越差，脸色开始发黄，人也很容易累，经过检查才知道自己得了急性黄疸性肝炎。

“少白头”虽然不是什么大病，但是也容易造成心病。对于青少年白发者来说，药疗、食疗和按摩都是不错的治疗方法。何首乌、当归、黑芝麻、核桃等，都是具有乌发功效的良药，可以长期服用。同时，白发少年应少吃动物类油脂和白糖。

除此之外，“少白头”还可以通过经常梳头来进行辅助防治，因为梳头就相当于对头皮进行按摩，对促进头部血液循环很有帮助，因而能够调节头皮和毛发的新陈代谢。并且，梳头还有助于保持头皮的清洁，对于强健发质也有着不小的帮助。

但是，梳头的次数也不宜过多，以免对头皮造成损伤。一般来讲，每天分三次进行梳头，每次以头皮感到微微发热为度。

有些年轻男性朋友白发的产生并不像我们想象的那样单纯，因而病情比较顽固。这类患者应该及早就医，在诊断出根本病因的情况下进行药物治疗，如此对症下药才能较快收到良好的治疗效果。否则单纯听信夸大其词的广告，尝试各种保健品和一些兼治“少白头”的化妆品，很难收到较为明显的效果。

头屑过多损形象，外治加食疗胜过洗发液

症状 头皮屑过多。

偏方 ①生姜切片煮水，加适量醋洗头。②洋葱头捣烂，用纱布包好揉擦头皮，一天后洗头。③常吃牛肉炒蛋。④空腹食用菠菜粥，每日一次。

很多朋友都有被头屑纠缠的烦恼，既不健康，又不美观。有些被头屑问题困扰的朋友们，用了多种去屑洗发水也没有多大效果，在精神上备受

折磨。头皮屑是肉眼可见的头皮皮肤细胞剥落碎片，这种剥落现象犹如皮肤晒伤后的脱皮。头皮屑主要有两种形式，一种是分泌过多的皮脂和污秽尘埃等混在一起，干后就成了头皮屑；另一种就是头皮表层脱落的角质细胞，因而在天气干燥的春季和冬季，头屑会明显增多。另外，在中医看来，头皮屑还多与人体内肝火过于旺盛有关。头皮屑较多的是中青年人，儿童和老年人较少，因为中青年人正处在生命最旺盛的时期，工作繁忙、精神压力大、作息时间错乱和饮食不规律，加上环境的污染等，都会使头皮屑增多。

面对头屑过多的困扰，我们可以使用一些天然的防治方法，比如用生姜水或醋洗头，用洋葱头擦头皮等。通过这些外治的方式，辅以食疗的方法，头皮屑过多的问题就会迎刃而解。

小李二十多岁，人也白白净净，爱好时尚，美中不足的是肩膀上常常散落头屑，甩两下头发也会纷纷扬扬地飘“雪花”。这让他尴尬不已。他刚交了个女朋友，但女朋友对他的头屑问题颇有微词。

于是，小李向一个老中医请教去头屑之法。老中医向他推荐了两个偏方，即用生姜水加醋洗头和用洋葱擦头。小李按照这两个方法，每天使用洋葱头擦头皮，然后两三天用生姜水加醋洗一次头。虽然它们都有刺激性的气味，但好在这个方法有效果。坚持了半个月后，小李的头屑明显减少了很多，头皮不那么痒了，头发干枯的现象也得到改善。

用洋葱头擦头皮和用生姜水加醋洗头，具体的使用方法如下。

（1）生姜水加醋洗头。将生姜切片，放入锅里加水煮沸，待生姜水温不烫的时候倒上适量的醋，再用来洗头发即可。

（2）将一个捣烂的洋葱头用干净的纱布包好，然后轻轻反复揉擦头皮，让洋葱汁充分渗入其间，24 小时后再用温水洗头，便可止头痒去头屑了。一般使用 1 次，可以维持一周左右的疗效。

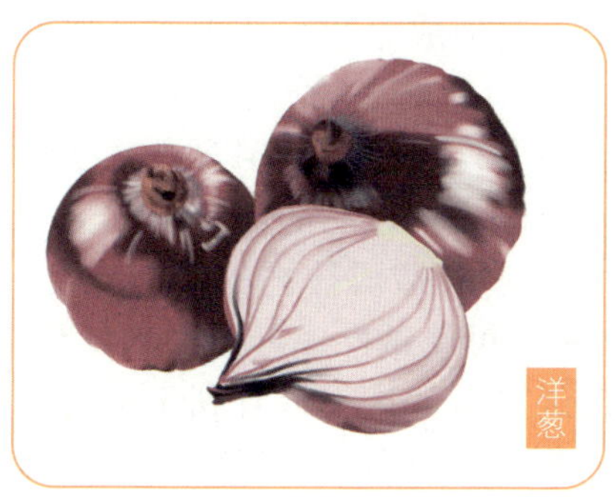
洋葱

生姜有杀菌的效果，中医认为生姜味辛性温，长于发散风寒、化痰止咳，又能温中止呕、解毒。另外，现代药理学研究表明，生姜具有显著抑制皮肤真菌和杀死阴道滴虫的功效。醋有杀菌消毒的作用，而姜对马拉色菌有较强的杀灭功效，还能扩张头皮下的血管，增加发根毛囊的血流供应。这个偏方可以说是既护发，又养发。

洋葱内含有的硫化物、黄酮等成分，有显著的杀菌效果；同时它含有的胡萝卜素、维生素 B_1、维生素 B_2、维生素 C、维生素 E 等营养成分，对于头皮细胞也具有滋养作用。所以说，用洋葱头来擦头皮，不仅可以杀菌，还可以养护头皮，因而对头屑的产生有抑制作用。

除了上面说的两个偏方外，啤酒也能去头屑，使用方法是在温水中加入适量的啤酒，混合均匀，然后用啤酒水洗头。坚持半个月左右就能看到明显的去屑功效，继续使用下去能有效消除头屑烦恼。但是啤酒洗头不能频繁使用，否则会伤害发质。上面介绍的都是外用的治疗方法，外用固然能治疗头屑，但配合食疗能起到更好的效果，而且食疗对身体有益，长期坚持的话，不但能从根本上去除头屑，还能补充身体所缺的营养，预防其他疾病。下面再为男性朋友们介绍两种既美味又能帮助减少头屑的膳食：牛肉炒蛋和菠菜粥。牛肉中含锌，而锌能中和体内的酸性物质，维持酸碱平衡，从而减少头屑。蔬菜也属于碱性，同时富含维生素，也能减少头皮屑的生成。

1. 牛肉炒蛋

主料：牛肉 30 克，鸡蛋两个。

做法：牛肉切片，用适量酱油、生粉、糖、盐、酒、油腌 15 分钟备用。鸡蛋搅打均匀。炒锅放油，爆香葱、蒜蓉，放入牛肉翻炒至八成熟后，倒入鸡蛋炒匀即可。

2. 菠菜粥

材料：菠菜 50 克，大米 50 克。

做法：将菠菜洗净，沸水焯去涩味，切段备用。再将白米淘净，放入锅内，加上适量的水熬至米熟汤稠，再将菠菜放入粥内，继续熬至成粥。在空腹时服用，每日一次。另外，男性朋友们要想从根源上去除头屑，在日常饮食上也要多注意。饮食不当、饮酒及刺激性食物，导致营养摄入不均衡，或者胃肠功能障碍，也会引起头皮屑，或使头皮刺痒加重。脂肪摄入多，会使皮脂腺分泌皮脂过多，从而使头皮屑形成更快，加重头皮屑的产生。所以，男性朋友们日常要少吃煎炸、油腻等脂肪含量过多的食物，辛辣的食物也要少吃，如辣椒、芥末、葱、蒜等，也要少饮用含酒精及咖啡因的饮品。此外，头屑过多的男性朋友还应该戒食过甜的食品，因为头发属碱性，而甜品属酸性，过多食用太甜的食物会造成体内的酸碱失衡，加速头皮屑的产生。平常可以多摄入碱性食物，可使碱性成分（如钙、镁、锌等）中和体内过多的酸性物质，使酸碱达到平衡。这不但有利于头部皮肤的营养，而且能减少头皮的脱落。常见的碱性食物有海带、紫菜、水果、蔬菜、蜂蜜等。含锌量较多的食物有糙米、生蚝、羊肉、牛肉、猪肉、红米、鸡肉、奶、蛋等，也应该多吃。

缺乏维生素 A、维生素 B_2、维生素 B_6 也是造成头皮屑过多的原因，所以男性朋友们应该多吃些富含维生素 A、维生素 B_2 和维生素 B_6 的食物，以减少头皮屑的产生。人体缺乏维生素 A 会导致代谢异常，皮肤容易干燥。因为维生素 A 参与糖蛋白的合成，对于上皮的正常形成、发育与维持十分重要。当维生素 A 不足或缺乏时，可导致糖蛋白合成中间体的异常，引起上皮基底层增生变厚，细胞分裂加快，张力原纤维合成增多，表面层发生细胞变扁、不规则、干燥等变化。而维生素 B_2 有治疗脂溢性皮炎的作用，维生素 B_6 对蛋白质和脂类的正常代谢具有重要作用。富含维生素 A 的食物有哺乳动物及咸水鱼的肝脏；富含维生素 B_2、维生素 B_6 的食物比较常见，如动物肝、肾、心、蛋黄、奶类、鳝鱼、黄豆、麦胚、酵母、谷类和新鲜蔬菜等。同时，规律饮食以及良好的心情，也能有效减少头屑。因为各种坏习惯会导致内分泌失调，影响头皮正常代谢，致使头屑产生。

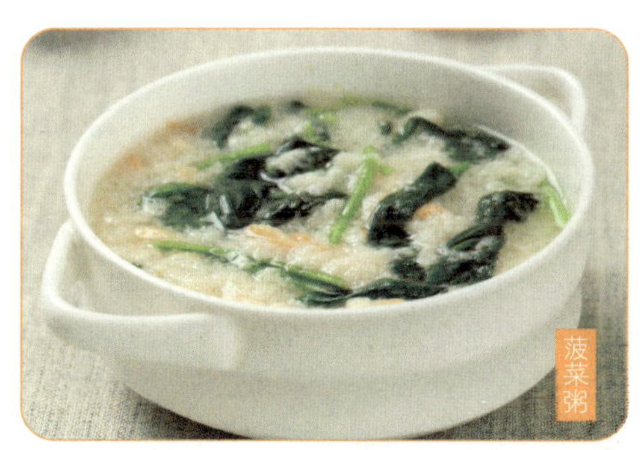
菠菜粥

第二章 祛痘平疹的老偏方

海带与白果，内服外治缓解青春痘

症状 青春痘、痤疮、脓包。

偏方 ①海带凉拌或炒熟吃，也可与绿豆煮汤。②干海带泡发后敷脸。③白果切开频擦患部。注意：白果有微毒，可在耳后皮肤先试用，如无异常再用于脸部和其他患部。

不可否认，现代社会中男士们越来越重视自己的“面子”问题，甚至有些男士对自己皮肤的关注度已经超过了一些女性。毫无疑问，男士们无论在能力还是在相貌上，都希望能够成为人群中的佼佼者。如果哪位男士的脸上出现了“青春痘”这个不速之客，肯定是一件令人懊恼的事情。

青春痘，对于我们来说并不陌生，很多处于发育阶段的年轻人往往由于体内激素、皮肤抗菌能力和防护能力等因素的影响，面部特别容易长痘痘。引起青春痘的激素主要是雄激素，所以男性长痘痘的几率多一些。现在社会生活节奏加快，男性的压力越来越大，日常生活中油炸油腻食品的增多，激素的滥用，生活饮食不规律都加重青春痘的发生。

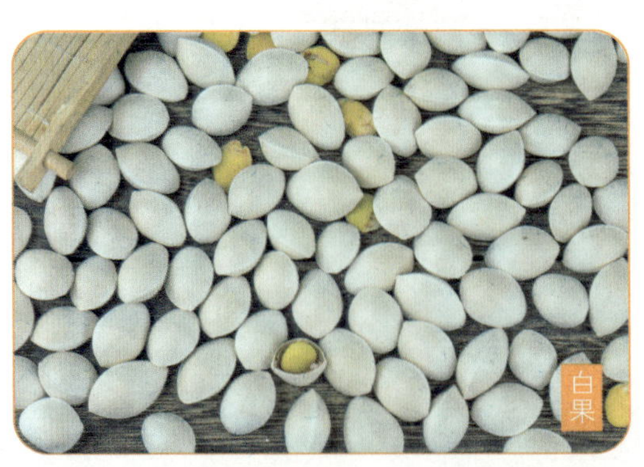
白果

青春痘影响着男士们生活的方方面面。面部青春痘往往伴有疼痛、瘙痒，甚至流血、流脓，给人们带来了极大的痛苦，还使人们不能够自信地面对他人及自己，容易产生自卑的心理，影响人们的心理健康。青春痘最终导致面部坑坑洼洼，使人们的外貌形象严重受损，许多人还因此与爱情擦肩而过，更有甚者还因此错失工作的机会。

青春痘的发病与皮脂腺的分泌、性腺与皮脂腺的发育、毛囊是否通畅、皮肤表面微生物的增多与聚集、遗传、药物有关，特别是含碘剂溴剂的药物使用、长期吃激素或使用含有激素成分的化妆品。

对青春痘的发病原因，中医与西医有不同的解释。中医认为青春痘的产生，是人体五脏六腑病变的外在表现。或因风热袭肺，肺失宣肃，风热阻于肌肤；或因个人过食肥甘、油腻、辛辣食物，湿热蕴于脾胃，熏蒸于面而成；或因青春之体，血气方刚，阳热上升，与风寒相搏，郁阻肌肤所致。从西医角度来说，“青春痘”的产生主要与内分泌失调、油脂分泌过多、细菌滋生导致毛囊炎有关，同时又与个人饮食、外在环境、化妆品及药物的使用有着密不可分的联系。

根据皮损性质及严重程度，临床上将痤疮（即青春痘，又被称为粉刺）分为三度级，即轻度（仅有粉刺）、中度（除粉刺外还有炎性丘疹，除有粉刺、炎性丘疹外还有脓疱）、重度（除有粉刺炎性丘疹及脓疱外还有结节囊肿或瘢痕）。痤疮分级是痤疮治疗及疗效评价的重要依据。

一些年轻的小伙儿本身皮脂分泌就很旺盛，比较容易出现青春痘，若是因为压力大等各方面的原因而情绪不稳定，会导致体内的激素水平也不稳定，再加上作息和饮食不规律，青春痘无法控制也就不奇怪了。

小徐上大学的时候脸上就出现了星星点点的小痘痘，刚开始他用手挤，结果痘痘挤掉了，斑还在，但他觉得这总比脸上有痘痘好一些。后来，小徐买了一些控油洗面奶，效果还过得去。

毕业后很多现实的问题扑面而来，小徐经常加班加点，饥一顿饱一顿，情绪也变得很不稳定，经常烦躁生气，结果痘痘很快爬满了脸，有的还流脓了。这弄得小徐更是心烦气躁，工作也做不好，对象也谈不成，信心也没了。

一次，小徐无意中听到女士们在谈论如何治痘痘，就留心听了一下。小徐心想，反正自己的痘痘都已经很严重了，死马当活马医吧，就按听到的方法来进行“战痘”。在不懈的坚持下，青春痘慢慢地从小徐脸上褪去了，人帅气了，工作也更带劲了。小徐感慨，幸亏无意中听到了方法，加上自己的坚持，这么简单轻松就摆脱了青春痘的烦恼。

海带的用法就是凉拌或者炒菜，平常可以多吃点。海带不仅可以内服，还可用来外治，把用水发好的海带剪出合适的大小来敷脸，像面膜一样十

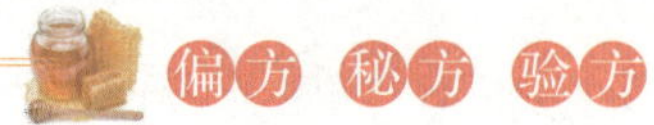

几分钟后取下将脸洗净即可。

白果去痘痘常见的用法，就是去掉外皮切开之后直接擦长青春痘的地方，每次用一到两颗就可以了。

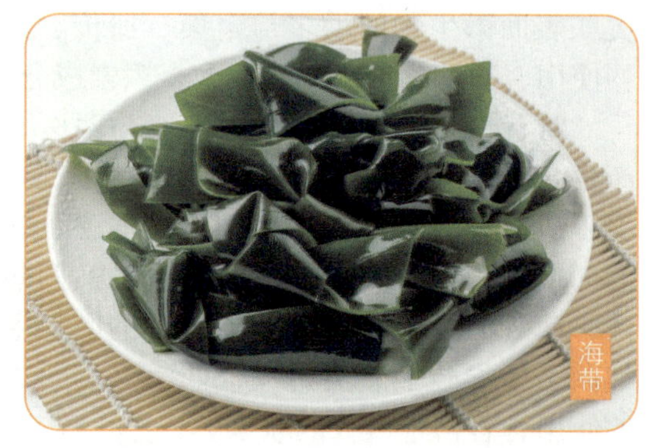
海带

海带中医又称“昆布”，有“碱性食物之冠”的美誉。常吃海带较多的人群中，患有痘痘的人很少，这与海带中含有较高的锌元素有关。锌是人体必不可少的微量元素，它不仅能增强机体的免疫功能，而且还可参与皮肤的正常代谢，使上皮细胞能够正常地分化，减轻毛囊皮脂腺导管口的角化，有利于皮脂腺分泌物排出。所以，经常适量地食用海带，有助于预防痘痘的发生。小徐正是在听到这个方法之后经常食用海带，青春痘得到缓解。

海带除了凉拌和炒食之外，还可以与绿豆共同煮汤喝，来降体内的火气。

白果是银杏树的果实，是人们喜爱的一种滋补保健品，在平喘、化痰、止咳等方面有疗效，不过，白果也有治疗痤疮的功用，知道的人却不多。《本草纲目》记载：火面皯疱，用生白果仁切断，频搽患部，直至病愈。说明古人早就发现白果外用杀菌消毒的功效。白果中的白果酸对于引起痤疮的痤疮丙酸杆菌和表皮葡萄球菌，均有较强的抑制和杀灭功能。其次，白果内酯有抑制炎症反应的作用。用白果治疗青春痘算是对症下药了。

中医上讲：白果味甘、苦、涩；性平；小毒。敛肺定喘；止带缩尿。在医学中白果主要治疗肺结核、哮喘、咳嗽、白带白浊、遗精、淋病、小便频数等病症。白果中含有丰富的白果酸、氢化白果亚酸等，可以抑制皮肤真菌的生长，因此对青春痘的治疗，有重要的作用，还可以去皱纹、防衰老、护肤美容、延年益寿。但白果有小毒，生食或炒食过量可致中毒，多表现为发热、呕吐、腹痛、泄泻、惊厥、呼吸困难，严重者可因呼吸衰竭而死亡，少数人则表现为感觉障碍、下肢瘫痪。有人外用白果，还会因皮肤刺激引起接触性皮炎。

同时要特别提醒一下大家，白果有微毒，对皮肤黏膜可能有刺激作用，所以使用前最好先在耳朵后面的皮肤上试用，若无异常，再用于脸部和其他痤疮患处。

患有青春痘的男士最好戒烟戒酒，饮食上也要注意避免吃辛辣油腻的高脂高糖高蛋白的食物，应该饮食清淡，并且控制食量。可以配合白果薏苡仁粥作为食疗，每日食用白果最好也不要超过 10 颗。保持良好的情绪，调节工作压力，注意面部的清洁，保持毛孔的通畅，从方方面面注意，把痘痘全扫光。

中药外洗治痘痘，还您一张帅气脸

症状 青春痘。

偏方 ①金银花、野菊花、蜡梅花、月季花、白芷、丹参、大黄煎水，趁热熏洗患处。②苍耳子、王不留行籽煎水，加白矾趁热熏洗。

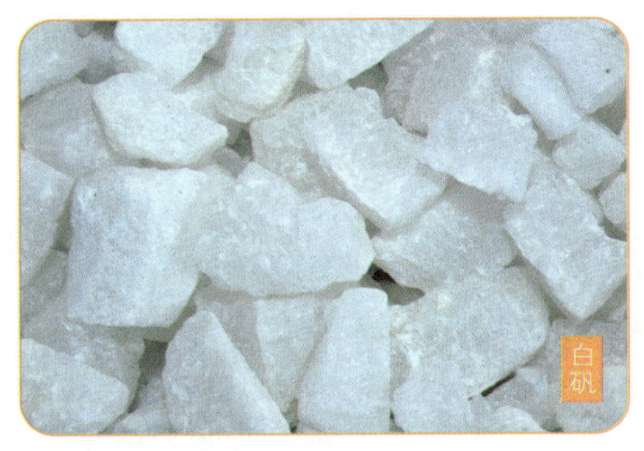
白矾

痤疮因多发于青春期的青少年男女，又被称为“青春痘”。因为雄性激素是痤疮发病必不可少的因素，虽然男女同样都会有雄性激素的产生，但男性体内的雄性激素必然比女性更多，所以男性的痤疮发病率远高于女性，情况也往往比女性更严重。

青春痘好发于面颊、额部和鼻唇沟，其次是胸部、背部和肩部。男性的肌肤油脂分泌量比女性大，所以更易因沾污物而诱发炎症；男性毛发多、毛孔大，细菌可以长驱直入，引发感染。其发生部位多是裸露在外的部位，尤其是发生在面部的青春痘，严重影响了男性的身心健康，给日常的生活增添了很多烦恼。

小刘 27 岁了，大学毕业也 3 年了，却一直无法展露才华和能力，原因就是他的脸上有着严重的青春痘，只能眼睁睁地看着工作的机会一次又一次溜走。

小刘高三的时候脸上就长出了很多痘痘，但是他那时并不在乎这些。后来上大学了，也还没觉得怎么要紧，痘痘还在疯长，一茬接着一茬。等到大学毕业要找工作了，小刘的问题就来了——去面试，经常被拒之门外，

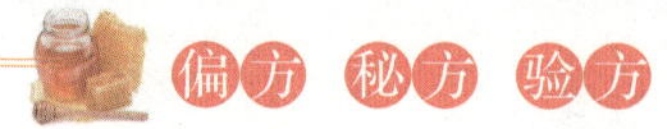

要不然就是“回家等通知”之类的托词。几经碰壁之后，小刘的心里难免产生了自卑和压力，不愿出门见人，整天除了吃就是睡。这样堕落的生活，一过就是一两年。

小刘的妈妈实在看不下去了，就四处给他找祛痘的偏方。功夫不负有心人，小刘妈妈终于找到了两个有效的中药熏洗治痘痘的方法，迫不及待地让儿子试试。

坚持了一段时间之后，小刘脸上的青春痘真的慢慢地变小了，也变少了。在母亲的一次次催促下，小刘终于拿起了镜子。看到脸上大片的青春痘消了不少，小刘就有信心治疗了。在母亲的帮助下，小刘一直坚持用到痘痘全部消失。

小刘信心百倍地去找工作，终于通过了一家公司的面试。

小刘妈妈打听到的是两个有效的熏洗偏方。一个是金银花、野菊花、蜡梅花、月季花、白芷、丹参、大黄各取 9 克，加水适量煎煮 20 分钟，去渣取汁。趁热熏洗患处，1 天 2～3 次，7 天为 1 个疗程。

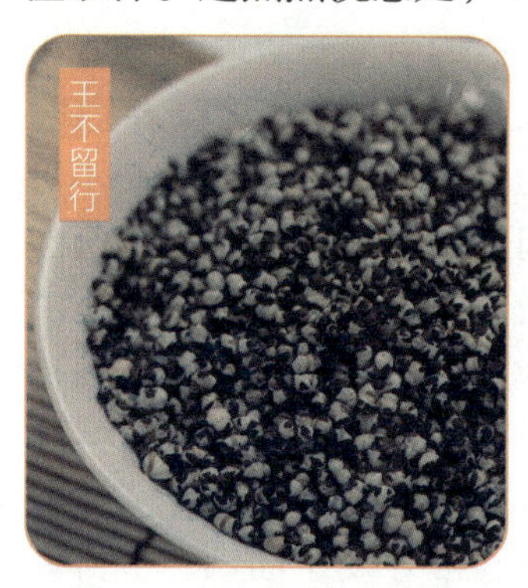

再一个是苍耳子 20 克，王不留行籽 15 克，白矾 5 克。先加水适量，将苍耳子和王不留行籽煎煮 20 分钟，去渣取汁，再加入白矾溶化，趁热熏洗患处，1 天 2～3 次，7 天为 1 个疗程。

既然是中药熏洗，自然包括熏和洗两个方面，熏就是用热药液的热气熏蒸患处，洗就是用温度适宜的药液擦洗患处。通过中药熏洗，毛孔在温热作用下最大限度地打开，平常不易排出的污物也比较容易清除，面部由此可以得到深度清洁；同时在药液的作用下，脓肿等炎性物质也能够逐渐得到较好的清理，从根本上治愈“青春痘”。

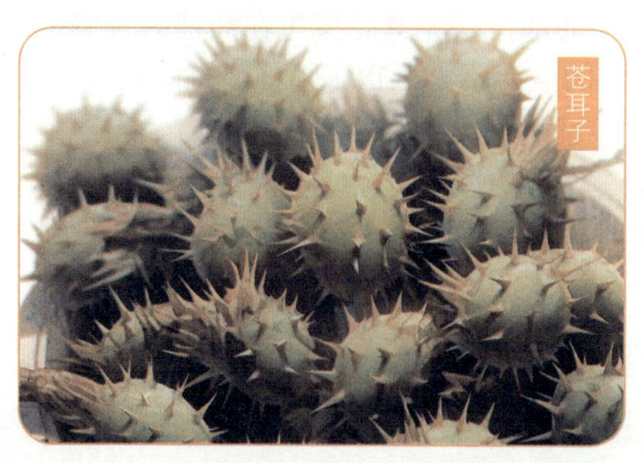

需要特别提醒被“青春痘”所困扰的男性朋友，第一个熏洗偏方用了多种花，对花粉过敏的需要谨慎使用，以免痘痘没下去，炎性过敏来了。同样的，若是对上述两个偏方中用到的药物过敏，男性朋友们就需要先咨询医师，再决定是否使用偏方了。

此外，我们介绍一些在预防

和治疗青春痘方面要注意的问题，痘痘多发的朋友可以参考一下。

首先，在预防方面尽量做到自己用的被子、床单、枕头、毛巾保持清洁；不要用手经常不由自主地摸脸，以免细菌滋生；别将洗脸看成是女性的专利，男性也要在早晚和出汗后进行洁面；不管多忙也要及时休息，远离辐射，多运动。

其次，在治疗青春痘的时候要注意以下几个方面。

（1）要有一个规律的作息时间，按时起居。

（2）在饮食方面要清淡饮食，不食用刺激辛辣的食物，这不只是对青春痘有辅助的治疗作用，对身体都有益。

（3）多喝水，喝水能加快新陈代谢，有助于治疗青春痘。

（4）最关键的就是心情，不要因为青春痘和生活琐事，整日愁眉不展，郁郁寡欢，保持乐观开朗的心情，加上合适的方法，小痘痘不是大问题。

荸荠擦一擦，酒糟鼻双手投降

症状 酒糟鼻，是鼻部发生弥漫性暗红斑，伴发丘疹、脓疱和毛细血管扩张等。

偏方 鲜荸荠切开，用切面擦鼻子。坚持每晚涂抹，一个月后红斑有望全部消退。

酒糟鼻多发于中年人，虽然男性的发病率并不见得高于女性，但是一般来讲，男性酒糟鼻患者的病情相比于女性患者要更为严重。同时，在酒糟鼻的诱发因素中，嗜酒、吸烟、高温、日晒、寒冷、风吹等因素，通常情况下与男性相关的比较多，也就容易引发这种疾病。

酒糟鼻又名玫瑰痤疮，也叫作赤鼻、酒渣鼻，俗称红鼻子或红鼻头，是发生在面部的一种慢性炎症性皮肤病，常见于鼻部、两颊、眉间、颏部，皮损多发于面部中央，呈对称分布。

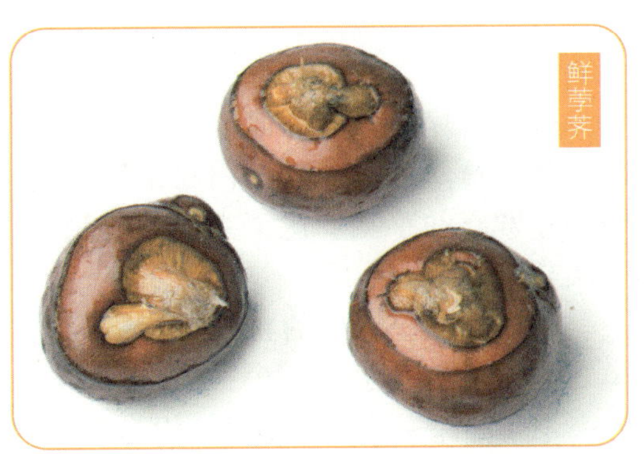
鲜荸荠

酒糟鼻的病因可能是在皮脂溢出的基础上，由于体内外各种有害因子的作用，患部血管舒缩神经功能失调，毛细血管长期扩张所致。嗜酒、吸烟、刺激性饮食、消化道功能紊乱、内分泌功能失调、精神因素、病灶感染、心血管疾患、肠寄生虫、长期作用于皮肤的冷热因素如高温工作、日晒、寒冷、风吹等，均可诱发和加重本病。酒糟鼻还有一部分发病原因是由毛囊虫感染引起，毛囊虫常存在于面部扩大的毛囊内，数条毛囊虫可以聚集在一起，尤其在红斑丘疹性或脓疱丘疹性损害皮肤内容易找到毛囊虫。

酒糟鼻一般分为三期：红斑期、丘疹脓包期和鼻赘期。只有少数患者才会发展到鼻赘期。发病时，患者鼻尖部的皮脂腺和结缔组织增殖，棘层细胞轻度增厚，真皮胶原纤维增生，皮脂腺大小及数目均增加，形成紫红色结节状或肿瘤状突起，鼻尖部肥大，鼻子表面凹凸不平，毛细血管扩张显著，毛囊口扩张并充满角蛋白物质。从红斑发展至鼻赘期差不多需要数十年。患有酒糟鼻除了会影响容貌外，还会给社交、生活等带来诸多不便。

主要症状有鼻子潮红，表面油腻发亮，持续存在伴有瘙痒、灼热和疼痛感。早期鼻部出现红色的小丘疹、丘疱疹和脓疱，鼻部毛细血管充血严重，肉眼可见明显树枝状的毛细血管分支，最终鼻子上出现大小不等的结节和凹凸不平的增生，鼻子肥大不适，严重影响患者的美观。

如果一个人的脸上长红鼻头，肯定好看不到哪里去。这不仅会使患者产生自卑心理，还可能在生活和工作中受挫。

刘先生是西北人，本身皮肤出油就比较多，尽管在南方生活多年，但他的饮食习惯也没有改过来。再加上从小喜欢吃辣椒、大蒜等刺激性食物，而且好吸烟喝酒，更加重了皮肤的油腻。

更年期过后，原本就属于油性皮肤的刘先生，鼻尖和鼻翼周围长出了很多小红疹，一直都没有消失。为治疗这个症状，刘先生用了不少药，就是不见效果，现在反而越来越严重了，最终长成了酒糟鼻。

后来刘先生听朋友说，可以用一个小偏方来试试，就坚持每晚涂抹。一个月之后，他鼻子上的红斑全部消退了，酒糟鼻终于不见了。

这个治疗酒糟鼻的偏方，只有一味药：荸荠。用法是：每天用切开的鲜荸荠擦鼻子，使荸荠的白粉浆涂满鼻子的表面。涂上之后，会有非常舒服的凉飕飕的感觉。这个方法的使用频率可以根据病情来调整，一天用一两次或更多。

专家说，荸荠中的粉浆含有荸荠英，对金黄色葡萄球菌，尤其是酒糟鼻之类的慢性病有显著的疗效。刘先生的酒糟鼻能够治好就得益于荸荠英。

用荸荠涂擦治疗酒糟鼻，没有副作用，只是涂擦皮肤表面局部发红并伴有凉爽舒适之感。在此还要提醒各位患者注意：生荸荠洗干净、用刀横切后，应以切面紧贴患处来回轻轻涂抹，把白粉浆堆积在患处，干了再擦，层层堆积，次数越多堆积越厚，效果越好。每次擦过后，切莫马上洗脸，以免洗去粉浆而影响疗效。只要患者坚持此法，定会收到良好的效果。

大家在用荸荠擦鼻进行治疗的同时，还应该配合以下方法。

（1）调整生活方式，避免各种加重皮损的诱因。例如避免烈酒和辛辣食物的刺激，少饮浓茶、浓咖啡，多食新鲜蔬菜、水果，保持大便通畅；还要注意劳逸结合，确保充分休息。

（2）长期便秘、潮红、持久治疗酒糟鼻的病人，可服用清热解毒的中药。

（3）常用温水香皂清洗面部，控制面部的油脂分泌，保持干燥清爽。

在彻底治愈后，还应定期进行复查，以免再次感染。在日常生活中应注意禁用油脂性化妆品，每天用温水洗脸，保持面部清洁，而不要用过热的水洗脸；不要吃过热、油腻食物，少饮酒及少吃辛辣食物，多吃新鲜蔬菜、水果；保持大便畅通，积极治疗慢性消化道疾病；洗脸用具应个人独用，以免交叉感染。

黄瓜与菊花，防治汗斑功力不一般

症状 夏季出汗多由花斑癣病菌引起的皮肤病。

偏方 ①艾叶、菊花泡水，捞出药材后洗浴。②新鲜黄瓜切片加硼砂拌匀，放置3～4小时滤汁，用纱布蘸黄瓜汁涂擦汗斑。

夏季一来，多数男性都非常能出汗，大家也都不以为意。然而汗液不仅会使皮肤不舒服、弄脏衣服、身上有异味，还可能会诱发汗斑，真是不得不多注意。

汗斑是一种由花斑癣病菌引起的普通皮肤病，又称“花斑癣”。当身体长时间受热，汗液大量分泌，皮肤表层中的毛孔就会张开，从而让花斑癣病菌趁机通过毛孔进入到皮肤里，导致出现花斑癣症状。

汗斑刚发生时是围绕毛孔的圆点状的斑疹，慢慢地增加到指甲盖大，边缘清楚，邻近的斑疹可以相互重合，周围又会出现新的斑疹，斑疹的表面有少量很容易剥离的糠秕样的鳞屑，灰色、褐色至黄棕色，形状像斑瓣一样。

汗斑的皮疹没有炎性反应，偶尔会有轻微的瘙痒，皮损的部位多在胸背

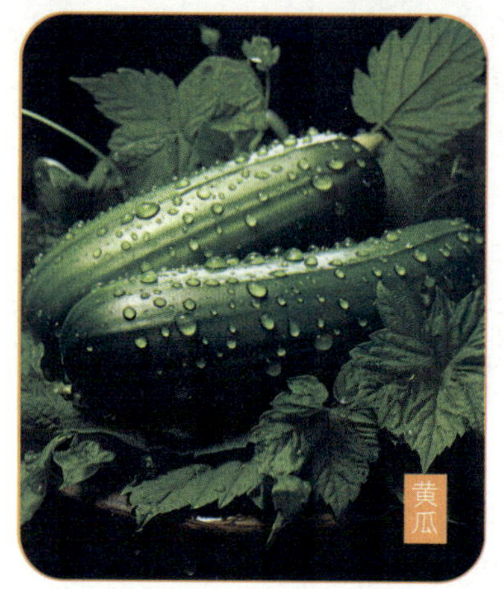
黄瓜

部，也可累及颈、面、腋、腹、肩及上臂等，一般多发生在青壮年男性身上，由于活动多出汗多，如果不及时换洗衣服和揩干皮肤，则很容易发生花斑癣。病程慢性，病程比较长，冬季汗腺不旺盛，皮疹会减少或者消失，到了夏季又会复发。如果汗斑出现在手、脚等裸露部位时，会给患者带来种种不便。

孙先生非常能出汗，每到夏季就经常大汗淋漓，不仅把衣服弄得汗渍斑斑，而且皮肤上也出现了大大小小的斑点，脖子、背部、胳膊上都有，出汗多的时候还稍微会有一点痒。这使孙先生备感烦恼，以为自己患了很严重的皮肤病，于是便专程到医院就诊。

经过仔细检查，医师告诉孙先生他患的是一种叫“汗斑”的皮肤病。并且，医师告诉了孙先生两个治疗汗斑的方法：一个是艾叶菊花水洗浴，另一个是黄瓜汁涂擦。

孙先生牢记着医师说的方法，回家之后马上按照医师说的第一个方法来做，一直坚持着。不久之后，孙先生身上的汗斑消失了。他说：“有了这样的好方法，即使出再多的汗也不怕了。”

不要以为“汗斑”就是出汗多了才会有这种病，其实并不是汗出多了导致了汗斑，而是由一种叫作“正圆形糠秕孢子菌”的真菌引起的。这种真菌喜欢温暖和潮湿的环境，而且嗜汗，所以像孙先生这样出汗多的人最容易发生。

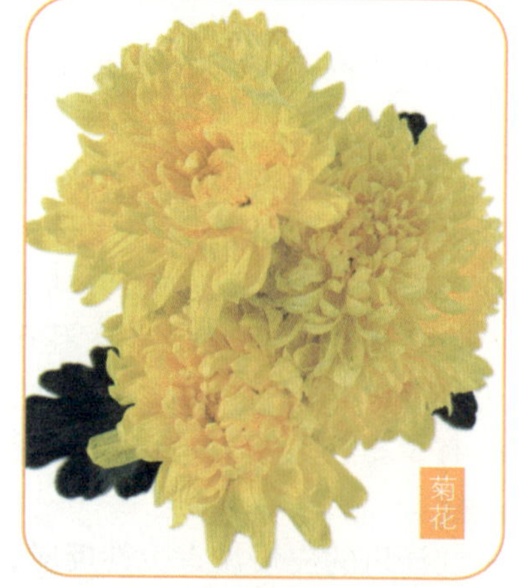
菊花

总的来说，汗斑多发生在青壮年的男性身上，一般病程比较长，而且多是慢性的。即使没有进行治疗，到了冬天皮疹会有所消失或减少，但是一到夏天又会复发，而且在不断复发中病情可能会更严重。因此，得了汗斑及时进行治疗是很必要的。

艾叶、菊花水洗浴，就是取艾叶、菊花各 1 两，在热水里泡 5 分钟左右，然后捞出来用水洗澡即可。

菊花散风清热，平肝明目，用于风热感

冒、头痛眩晕、目赤肿痛、眼目昏花，有镇静、解热作用。艾叶味辛、苦，性温；归脾、肝、肾经；芳香温散，可升可降；具有温经止血、散寒止痛、降湿杀虫的功效。艾叶和菊花都有抗细菌、抗真菌的效果，对金黄色葡萄球菌、乙型溶血性链球菌、痢疾杆菌、伤寒杆菌、大肠埃希菌、铜绿假单胞菌、人型结核菌及流感病毒均有抑制作用。因此，用这二者煎水洗浴，能够治疗孙先生的汗斑。

用黄瓜汁涂擦，也能收到相似的效果。具体使用方法是：取新鲜黄瓜约 200 克，硼砂 100 克。黄瓜切片置于容器中，加入硼砂，搅拌均匀，放置 3～4 小时，滤出汁液，再用消毒纱布蘸着涂擦汗斑。

男性朋友在日常生活中要注意保持个人卫生，及时清洁皮肤，要勤换内衣。特别是在运动或剧烈活动之后，身体皮肤分泌大量的汗液，要及时洗澡和更换衣物，不给花斑癣病菌生存提供场所，以免感染到汗斑。

汗斑是存在感染情况的，尽量避免与汗斑患者进行身体接触，也不要共用衣物；若是碰到不可避免的接触，应尽快对接触过的皮肤部位进行清洗，有条件可进行全身清洗。同时还要调节心情，保持良好的精神状态，心情舒畅，对疾病能够泰然处之。

“擦”去老年斑，让您不显老

症状 皮肤上脂褐质的色素斑块。

偏方 ①维生素 E 胶丸涂抹老年斑，每天 3 次；并每天服 100 毫克维生素 E。②鲜姜片泡水，加蜂蜜调匀当茶喝，每日 1 次。

大部分人是在 50 岁以后开始长老年斑，但老年斑更多见于高龄老人，所以人们又称其为“寿斑”。现代医学研究结果表明，“寿斑”这个雅号名实不符，它并非长寿的标志。而且专家们发现，随着人口平均年龄的增长，老年斑在老年人中并不普遍，仅占 27%，而且“老年斑”的出现也突破了年龄限制，呈现年轻化的趋势。一些年纪并不大的男性朋友，皮肤上就出现了“老年斑”。

老年斑，即“老年性色素斑”，在医学上又被称为脂溢性角化，是指在老年人皮肤上出现的一种脂褐质色素斑块，属于一种良性表皮增生性肿瘤，一般多出现在面部、额头、背部、颈部、胸前等，有时候也可能出现在上肢等部位。

老年斑究竟是怎么回事呢？现在一般认为，人到中年以后，体内的许多生理活动就开始走“下坡路”了，血液循环功能下降，新陈代谢减慢，细胞和组织逐渐退化和衰老。再加上饮食中的不饱和脂肪酸氧化后和蛋白质结合，就会形成棕黑色的“脂褐素”沉积在细胞内。逐渐衰老的组织和细胞已无法排出这些棕黑色颗粒，它们大量堆积在皮肤内，就形成了老年斑。

其实，老年斑不光出现在人体表面，心脏、血管、肝脏和内分泌腺等处也会出现。老年斑在人们看不到的脏器上留下痕迹并造成危害，比如出现在脑细胞上便会引起智力和记忆力减退；聚集在血管壁上，会发生血管纤维性病变，引起高血压、动脉硬化、心脏病。

因为这种脂褐质色素是细胞氧化后的产物，一旦聚集过多便影响脏器功能，使人渐渐衰老。因此，老年斑是传递内脏老化的信息，当然也是人体衰老的形态学标志。老年斑的出现不是孤立的，常伴随着其他可见的形态学老化指标，组成一个老态龙钟的形象。

近年来，老年斑越来越引起医学家们的关注，他们希望通过控制老年斑的产生，使人类的寿命延长。学者们采取添食各种抗氧化剂的办法进行试验，结果竟出乎意料的好。目前研究证明，维生素 E 是一种较为理想的抗氧化剂，它能阻止不饱和脂肪酸生成脂褐质色素。从 60 岁以上健康老人的血浆检查中发现，维生素 E 的含量随年龄的增长而降低，这说明维生素 E 与化学自由基的活跃有一定关系。动物实验证实，维生素 E 能阻止脂褐质生成，并有清除自由基与延长寿命的功效。因此，维生素 E 对于防治老年斑具有非常重要的作用。

陆先生在退休后短短一年内，发觉自己一下子老了很多。除了心理上的不适应，他还发现脸上、手臂上的斑越长越多，记忆力也开始下降，刚刚说的事转身就忘了。因此，陆先生比较紧张，就去中医院的门诊看医师。

医师先给陆先生把了脉，没发现什么异常，就问了他几个问题：脸上、手上的斑什么时候开始长的？平时是不是有便秘现象？觉察到自己经常忘事大概是什么时候？陆先生说，退休之前就经常便秘，两年前开始长斑，没什么其他症状，记性差是退休以后的事情了。

听陆先生讲完，医师便指着他手臂上的斑，告诉他记忆力不好和手上的这些寿斑有关。然后，医师给陆先生推荐了一个偏方，说对治疗老年斑很有效。这个偏方就是擦维生素 E，还可以配合喝点加蜂蜜的姜汤，这样不需要花很长时间就能取得很大效果，比在医院拿药吃还管用实惠。

陆先生回家后就照医师说的方法试着治疗，没过一个月身上的寿斑颜色就渐渐淡了，心情和记忆力都比以前强多了。

医师推荐的外治方法是，将维生素 E 胶丸刺破涂抹在老年斑处，每天 3 次。当然，维生素 E 除了外用，还可以内服。男性朋友们可以每天服用 100 毫克维生素 E，以保证维生素 E 的摄入量。

要想不长或少长老年斑，只有增加体内的抗氧化剂。诸多研究表明，最理想的抗氧化剂是维生素 E，它在体内能阻止不饱和脂肪酸生成脂褐质色素，自然也就有较强的抗衰老性能。因此，要想预防老年斑，除了服用一定的维生素 E 外，还应多吃含维生素 E 丰富的食物，而植物油是维生素 E 最好的食物来源。

此外，谷类、豆类、深绿色蔬菜等植物性食物，以及肝、蛋和乳制品等动物性食物，均含有丰富的维生素 E，如玉米、大豆、芝麻、花生、核桃、瓜子仁、动物肝、蛋黄、奶油、菠菜、卷心菜等。

西医认为，老年斑多是由于皮肤代谢减缓，排黑色素的能力下降，在肌肤底层沉淀过多的“脂褐素”，这些色素在人体表面聚集而形成的。但从中医的角度来看，五脏六腑气滞血瘀，人的脸色就会晦暗萎黄，容易长出老年斑，还会出现性情急躁、心情郁闷、失眠多梦等症状，只有内调外治、标本兼治，才能彻底治愈。

上面的案例中，医师还向陆先生推荐了加蜂蜜的姜汤，来治疗老年斑，这是有科学依据的。生姜具有发散作用，年老体弱、表虚自汗者不宜久服，否则易耗气伤阴；阴虚火旺、目赤内热者，或患肺炎、肺气肿、肺结核、胃溃疡等的病人，也不宜长期食用。而补中润燥、缓急解毒的蜂蜜则可以避免服用生姜后出汗过多，导致人体阴液过度耗伤的不良反应，二者可以“互补互利”。

现在许多中老年人的体表，尤其是脸部和手背布满了点点的褐斑，这是人体内自由基作用的结果。自由基是一种衰老因子，它作用于皮肤，就容易引起“锈斑”。而生姜正是除“锈”高手。生姜中含有淀粉、挥发油及人体所需的多种氨基酸等多种活性成分，其中的姜辣素有很强的对付自由基的作用。

中国中医科学院的杨力教授说，中医理论认为，生姜性味辛温，是食药兼用的上品。生姜中的姜辣素有很强的对付自由基的本领，它比我们所熟知的抗衰老能手维生素 E 的功效还强。因此，常食生姜可及时清除人体内致衰老因子的自由基，也就能去除因自由基作用而产生的老年斑。生姜中含有的水杨酸，还能降血脂，降血压，防止血液凝固，抑制血栓形成。

蜂蜜具有补益作用，可以促进人体气血的化生，维持气血的正常运行。

蜂蜜

现代医学研究也表明，蜂蜜中含有大量的抗氧化剂、维生素 C 和黄酮类化合物等，对自由基有很强的“杀伤力”。

在擦维生素 E、服用维生素 E 的同时，配合喝生姜蜂蜜水，一段时间之后脸部和手背等处的老年斑就会有明显改变，或程度不同地缩小，或颜色变浅，而且不会有继续生长的迹象。

生姜蜂蜜水的服用方法是：取适量鲜姜片（约 10 克）放入水杯中，用 200～300 毫升开水浸泡 5～10 分钟之后，加入少许洋槐花蜂蜜，搅匀即可当茶水饮用。

除此之外，生姜中的淀粉等也对祛除老年斑具有一定的帮助。其具体用法是：将生姜捣汁，置于容器中，除去上面的清黄的液体，取沉积在容器底部的白色部分阴干为“姜乳”。再用“姜乳”与蒸饼或米饭混合，制成绿豆大的小丸，每天用白酒或米汤送服几丸，或者直接将“姜乳”放入饭菜中食用。

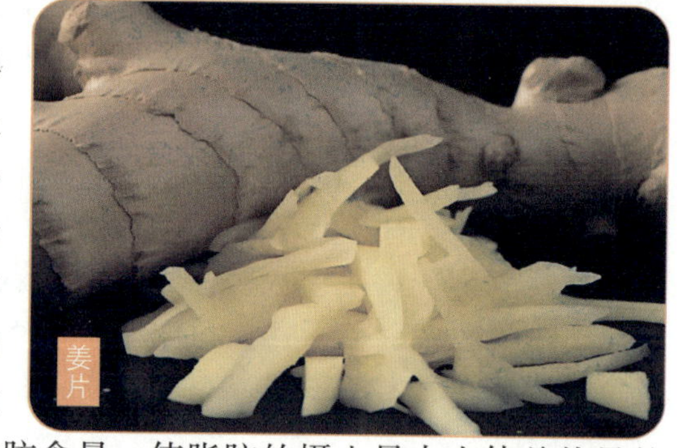
姜片

为了推迟或减少老年斑的形成，男性朋友们在夏天要避免长时间晒太阳，因为阳光中的紫外线会加速皮肤的衰老。同时，食物要尽量多样化，荤素合理搭配，多吃蔬菜和水果，最好把动物脂肪和植物脂肪的摄入量掌握在 1 ：2 左右；调整饮食中的脂肪含量，使脂肪的摄入量占人体总热量的 25%～50% 较为适宜。

此外，为了防治老年斑，男性朋友们在日常生活中应注意保持脸部皮肤干净，少吃辛辣食物及刺激性食物，多喝水，戒掉不良习惯，如抽烟、喝酒、熬夜等。平时可以多按摩面部、手背和上肢皮肤，以改善局部皮肤的血液循环，同时还可以适当服用一些抗衰老的食物，如银耳、山楂等，长期服用，对于预防和推迟老年斑的形成很有好处。

按摩曲池穴，还您光洁面孔

症状 皮肤粗糙，老年斑，荨麻疹。

偏方 每天按揉曲池穴 3～5 次，每次按揉 3～5 分钟，以穴位有温热酸胀感为度。

皮肤粗糙是人体衰老的表现之一，在男性女性中都可以见到。我们要特别为男性朋友们介绍改变皮肤粗糙的方法，这是为什么呢？因为女性会很在意皮肤的保养，各种各样的美容美体产品齐上阵，所以较少出现皮肤粗糙的问题，而一旦出现了这种问题，也会在第一时间将其扼杀在萌芽状态。而对男性朋友们来说情况则大不同了，因为人们普遍把爱美与护肤当作女人的特权，所以绝大多数男性并不会太过注意自己皮肤的状况，即使皮肤粗糙，出现老年斑，甚至荨麻疹、湿疹等各种皮疹，也不会到处寻求方法将其消灭。因此，男性常在皮肤问题演变得难以收拾的时候，才会想起来去改善它。

皮肤粗糙多是由于皮肤水油平衡失调、新陈代谢能力下降所导致的。在日常生活中，强烈的紫外线照射、干燥环境的影响、工作压力大、不良的生活习惯，如熬夜、吸烟等因素，都会导致男性皮肤越来越干燥。当然，如果日常水果吃得太少或饮水不够等，就易造成维生素和水分的摄入量不足，从而导致皮肤粗糙。

经常忙得只能吃快餐的男性朋友们，可得多注意补充营养了。若是皮肤干燥的情况长期得不到改善，就可能会出现干裂粗糙的现象。

别担心，其实，在我们自己的身上就有解决这一皮肤问题的天然法宝——曲池穴。

曲池穴是我们手臂上的一个穴位，当把手臂弯曲成直角时，在手臂内侧有大的横纹，横纹外侧的边缘上就是曲池穴。它可以用来治疗老人斑、皮肤粗糙、荨麻疹（又称“风疹”）、手肘疼痛、眼疾、牙疼，上肢瘫、麻、痛，高血压、贫血等。

既然曲池穴有这样多的用处，我们怎么能不好好加以利用呢？利用曲池穴来治疗皮肤过于粗糙或老年斑，简单可行，能够为时间宝贵的男性朋友省去很多不必要的麻烦。当皮肤粗糙或老年斑、荨麻疹来骚扰的时候，男性朋友就可以用这样经济简单的方法来令其“退兵”。

朱先生是一家公司的部门经理，每天工作繁忙，留给他吃饭的时间很少，中午只能匆匆吃完快餐继续做事，而晚上则要经常应酬到深夜，有时候凌晨才能回家休息。朱先生的皮肤原来就比较干燥，现在更差，经常还会有皮屑掉下来，这不仅使别人看着不美观，关键是自己也很不舒服。

朱太太劝他去美容院护理一下，他觉得一个大男人去美容院不是那么回事；帮他买护肤品，他又嫌麻烦，耽误时间。于是，就一直拖着，结果越来越严重，令朱先生非常苦恼。

一次，朱先生陪孩子去书店看书，随手拿了一本书翻看，不经意间看到：曲池穴可以治疗老年斑、皮肤粗糙、手肘疼痛、眼疾、牙疼……于是，朱先生就记下了曲池穴。

朱先生回家上网一查，发现曲池穴挺好找的，经常按摩曲池穴就可以改善皮肤的状况，于是就开始经常按揉这个穴位。睡觉前，上班累了，中午吃饭，只要一有时间，朱先生就会按一会。

朱先生就这样一直坚持着，一个月，两个月，三个月……时间久了，慢慢地朱先生觉得皮肤不那么干燥了，太太也说朱先生的皮肤好多了。朱先生继续坚持按摩曲池穴，就这样摆脱了皮肤干燥的问题。

朱先生通过经常按揉曲池穴这个简单的方法，就摆脱了困扰他很久的皮肤干燥粗糙的难题。小小的曲池穴，保养皮肤的作用还真不小。

中医针灸学理论认为，曲池穴中的物质是由手三里穴降地之雨气化而来，位处地之上部，性湿浊滞重，有如雾露，为隐秘之水，故名曲池。曲，隐秘也，不易察觉之意；池，水的围合之处、汇合之所。“曲池”意指本穴的气血物质为地部之上的湿浊之气。

曲池穴为手阳明经之合穴，大肠与肺相表里，因肺主皮毛，故本穴有疏散风热、解表散邪之功，善解全身之表邪，具有走而不守之性。本穴不但能疏散表热，还能清解里热，具有清热解毒、凉血祛风、消肿止痛之功，故而对治疗因胃肠积热、内不能泄、外不能宣、郁于肌肤而发病的荨麻疹有着较好的疗效。

经现代研究的实验结果表明，曲池穴对人体的消化系统、血液循环系统、内分泌系统等均有明显的调整作用。艾灸曲池穴可使胃蠕动弛缓，针刺曲池穴又可调节肠道蠕动，空肠、回肠蠕动弱者可以增强，强者可使之减弱。曲池穴对冠心病、房性早搏、心房颤动等有一定的治疗作用，可增强心肌收缩力，并可减缓心率；对血管舒缩功能有调节作用，轻刺激可引起血管收缩，重刺激多引起血管扩张。曲池穴的降低血压作用已被证实，且远期疗效较好。对血糖的调节，因手法不同，可产生相反的效果。此外，曲池穴还有显著的降低体温的作用。

下面向大家介绍一下案例中朱先生所使用的改善皮肤的偏方：经常按揉曲池穴，能够改善肤质，克服皮肤粗糙、老年斑及荨麻疹等问题。具体的操作方法是每天按揉臂弯处的曲池穴 3～5 次，每次按摩持续 3～5 分钟，以穴位有温热酸胀感为度。

男性朋友在通过按摩曲池穴来改善皮肤状况的时候，不要太过心急，因为并不是一刺激穴位，皮肤马上会变细腻光滑，尤其是出现老人斑的皮肤，色素一旦沉淀，就不容易消失。所以，男性朋友不要想在短时间内使皮肤变好，而是要耐心地长期做穴位治疗的功夫，贵在坚持。

虽然按摩曲池穴是改善皮肤状况的好方法，但是男性朋友在使用这个偏方之前，一定要向专业医师咨询，确认适合自己使用再运用。

在坚持按摩曲池穴的同时，男性朋友不妨再加上一些辅助性的方法来配合防治，如日常生活中注意饮水量的摄入，保证身体有充足的水分，控制皮肤的水油平衡；建立规律的作息时间，调节工作压力，减少熬夜，给皮肤充分的休息时间；注意饮食，尽量少吃快餐，不暴饮暴食，饮食搭配合理，注意补充一些胡萝卜素（通常来说多食用一些胡萝卜即可，因为胡萝卜中含有大量的 β－胡萝卜素），它可以在身体转化生成维生素 A，有利于维持眼睛和皮肤的健康；避免长期接受紫外线的照射；皮肤粗糙而且吸烟的男性朋友，建议戒烟。

总之，皮肤粗糙并不是很难解决的问题，只要男性朋友有信心，能长期坚持，加上合理有效的辅助方法，就一定能够拥有光洁的健康皮肤。

成片湿疹真恼人，小樟脑球显神通

症状 皮肤上出现密集的点状红斑及粟粒大小的丘疹和丘疱疹，并且很快变成小水疱，疱破后形成点状糜烂而结痂等；自觉剧烈瘙痒，有灼痛。

偏方 樟脑球与白酒加热至樟脑球溶化，用药液擦患处。止痒除疹，一般 2～3 次见效，尤适用于奇痒湿疹。

近年来湿疹的发病率呈上升趋势，这可能与气候环境变化、大量化学制品在生活中应用、生活节奏加快、人们精神紧张、饮食结构改变均有关系。一般来讲，男性朋友所接触的环境相对女性要更为复杂多样，更容易接触致敏原和放射源，工作生活压力也相对更大，而对饮食又不像女性那样注意均衡，所以相对来说，男性朋友遭遇湿疹的可能性稍大一些。

湿疹是一种常见的表皮炎症，也是一种过敏性炎症性皮肤病，可发生于身体的任何部位；男女老幼都可能发病，其中以先天敏感者、抵抗力弱者较为多见；也没有明显的季节性，但常在冬季复发或加剧。

湿疹，中医称为“湿毒疮”或“湿气疮”，这里的“毒”是中医学所讲的热毒，“湿”则是说人体水的运行停滞不顺。湿疹一病在中医文献中记载颇多，如浸溢遍体滋水很多的叫“浸淫疮”，发于面部的叫“旋耳疮”，在腘窝等处的叫“四弯风”，在阴囊的叫“肾囊风”。

湿疹的主要特点是剧烈的瘙痒，以小丘疹为主的多种形态的皮损，有对称性和渗出倾向，常反复发作，有急性和慢性之分，慢性湿疹多由急性湿疹转化而来。

目前导致湿疹的原因虽然不是很明确，但可以明确的是，湿疹主要与个人体质和家族性过敏体质有关。湿疹是由多种内外因素引起的皮肤炎症，引起湿疹的过敏因素很多，如鱼、虾、牛羊肉、烈酒等食物，花粉、尘螨、羊毛和羽毛等异物。

湿疹虽不能给男性的身体健康造成特别严重的影响，但也给他们的生活工作带来很大的烦恼，不容忽视。

武汉的王先生是过敏体质，从小就对花粉过敏，只要一接触到花粉，皮肤上立马就会出现许多密集的小红点儿，有时候还会有一些小水疱，不挠痒得难受，而一旦水疱被挠破，就会又痒又痛、疼痛难忍。

因此，王先生只好绕着花走路，一些花类的食物他根本不敢吃。但花粉并不是固定不动的，可能到处都飘浮着花粉，再怎么躲也总有碰到的时候，这给王先生的生活带来很多不便。春暖花开，大家都去踏青郊游，王先生却只能待在家里，老婆孩子也陪他在家待着。孩子整天埋怨，王先生也只能叹气。

为了能带孩子出去，王先生向做中医的朋友寻求帮助，朋友说他这是湿疹，是一种过敏性皮肤炎症，并告诉他用樟脑球治湿疹，效果还不错。但是王先生并不太相信，樟脑球就是用来除臭和防虫的，怎么能治湿疹？医院里那么多贵的药，效果还能比不上这么便宜的樟脑球？

疑惑归疑惑，王先生还是打算试试这个方法，就找来了樟脑球放在容器里，按朋友说的比例加入白酒，加热直到樟脑球全部溶化，用棉花蘸着擦洗患处。才擦了没几次，奇痒没有了，湿疹也渐渐减少了。又用了一段时间，王先生的湿疹竟然消失了，也没从前那么怕花粉了。

困扰了王先生那么多年的毛病，竟然被这么个不起眼的方法治好了。

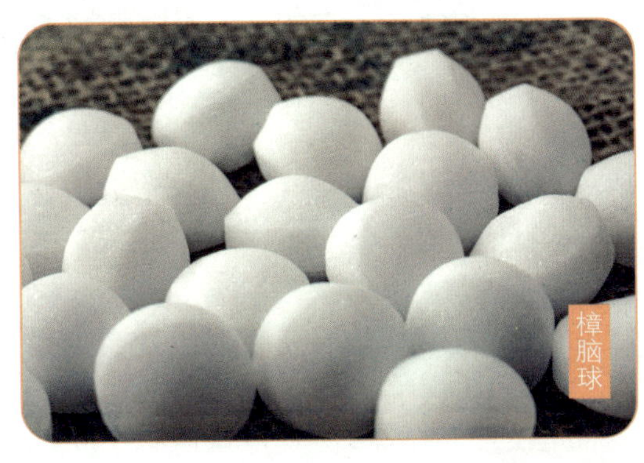
樟脑球

用樟脑球来治疗湿疹是如何治愈的，目前还没有统一的科学解释，但是樟脑球确实能治疗湿疹这个症状，是口口相传的有效偏方。

王先生使用的樟脑球治湿疹的偏方，具体的配方和用法如下：取樟脑球 12 粒放入耐高温的容器内，加入 25 毫升白酒，加热至樟脑球溶化即可。待药液变温或变凉后，用经过消毒的药用棉蘸着药液擦拭患处。药液被皮肤吸收后可以继续擦，一般擦拭 2～3 次，患处就不会像原来那么痒了。这一偏方对于奇痒难忍的湿疹来说，止痒除疹的效果更佳。

在治病的同时，一定要注意安全。因为在使用这个偏方的时候，我们需要自己用樟脑球和白酒烧制药液，所以一定要注意防止烫伤和火灾。在制药时宜用文火，容器一定要耐高温，如果容器内冒蓝火，应立即将容器拿离火源，迅速给容器加上盖子，火即会自行熄灭。

湿疹的发生不外乎外因和内因：外因主要是常见的鱼、虾、花粉、羊毛、尘螨、微生物、日光及干燥的环境等；内因如慢性感染病灶、慢性胆囊炎、扁桃体炎、肠寄生虫，内分泌及代谢方面的变化和血循环障碍（如小腿静脉曲张诱发小腿湿疹）等；此外，神经精神因素与湿疹的发生也有密切关系，如精神紧张、过度疲劳等。

中医讲“正气存内，邪不可干”，也就是说任何疾病的发生，起主导作用的还是内因，因此我们的身体素质很重要。在同样的环境等外界条件下，有些人易发湿疹，而另一些人则并不发病，这主要是人们的身体素质不尽相同的缘故。

男性朋友在防治湿疹的时候，还应该注意一些生活细节，以辅助对湿疹的防治：饮食宜清淡，忌酒，不进食辛辣等刺激性食物和调料；保持皮肤卫生，不用 40℃以上的热水洗澡，不用碱性过强的肥皂，切忌搔抓。

第三章　驱除异味的老偏方

艾灸腋下，改善狐臭

症状 狐臭是指分布在体表皮肤的大汗腺分泌物中产生而散发出的一种特殊难闻的气味。

偏方 隔蒜片灸病变部位 20～30 分钟，以无灼痛为度。可每日或隔日 1 次，10 次为 1 个疗程。

多数人眼中的青春期是美好的，让人不忍心破坏。现代医学认为狐臭多发于青春期，这个时候男子的汗腺虽都生长正常，但性激素会在原本正常的汗腺部分大大增强，尤其是在夏季，因而狐臭也常会来到男子的身上，尤其是有家族史的群体。

腋臭，俗称狐臭，是由患者腋窝、外阴、口角等部位的大汗腺（又叫顶浆腺）排泄的汗液，脂肪酸比普通人高，呈淡黄色，较浓稠；脂肪酸达到一定浓度，经皮肤表面的细菌（主要是葡萄球菌的分解）产生不饱和脂肪酸，因而会发出臭味。其和狐狸肛门排出的气味相似，所以常称为狐臭。天热汗多时最明显，其汗常为淡黄色。

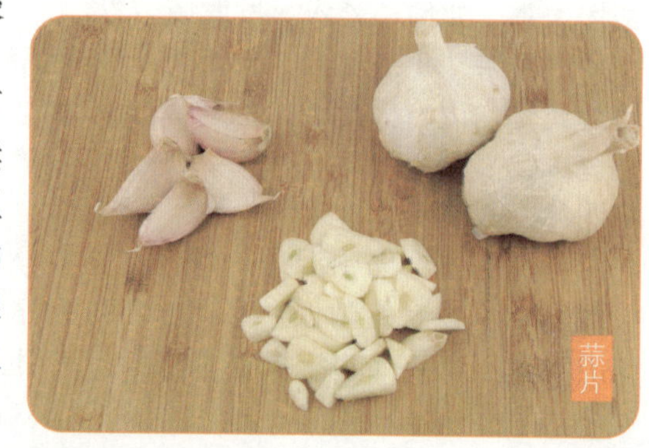
蒜片

狐臭能够持续很长时间，可以从十二三岁的青春期一直持续到五十多岁，所以一旦有了狐臭，男人应该尽早治疗。现在的手术治疗一般是通过破坏大汗腺的方式治疗，虽然短期内可以取得一定效果，但是复发率很高。

所以，中青年男性遭遇狐臭之后，应该寻求更有效的治疗方法。

从事野外工作的高工，身上总能闻到一股臭味，他以为这是上工地出的汗，也没放在心上，只要洗个澡就可以了。有一天高工从工地下来，回到公司总部，待在办公室。按说出汗不多，这臭味应该没有了。但是事与愿违，这臭味还是和以前一样。

高工很纳闷，便去了公司附近的一家医院问了问。医师说他这是中微度狐臭，需要住院治疗。经过多方了解，高工知道住院治疗只能治一时，并不能根除；而有些偏方经济又实惠，疗效还有保证。

于是，高工就查起了保健类的书籍，寻找治疗狐臭简单有效的偏方。在翻看《大国医（男人版）》时，看到了一个艾灸的偏方比较方便。

接下来，高工从药店买了雷夫奴尔溶液和药用艾条，又弄了点冰块，自己照偏方治疗了起来。20 天过后，高工身上的臭味轻多了，又过了半个月，脱下衣服也闻不到臭味了。

高工所用的艾灸的偏方，具体的操作方法如下：用剪刀或其他工具将病变部腋毛除净，并且进行常规消毒；寻找较粗的汗腺，并用棉签蘸雷夫溶液做好标记；然后将药用艾条点燃，隔蒜片灸（大蒜头干、鲜均可），使腋下局部有温热感，但以没有灼痛为度。每次灸 20～30 分钟，灸后再敷少许冰硼散。根据病情每日灸 1 次，或隔日 1 次，10 次为 1 个疗程。灸后皮肤表面微红，粗大汗腺较原来缩小，一般 2 个疗程，病变区排汗和臭味均会减少，3 个疗程后，基本可以痊愈。

雷夫奴尔溶液，也叫利凡诺，一般药店都可以买到。它是黄色的，有杀菌消炎的作用，对皮肤没有明显的刺激性，是临床主要外敷药之一，在这里主要是做标记用。

值得注意的是，用这个偏方的时候，男性朋友应该呈仰卧位，手臂在脑后伸直。大蒜要切成厚度在 0.1～0.3 厘米的蒜片，并用针在蒜片中间部位刺出数个孔，放在腋下较粗的汗腺处。之后就可以用艾条悬灸 20～30 分钟，艾灸完毕之后可敷上些许冰硼散来清热消肿。

此外，多吃蔬菜可以更好地辅助治疗狐臭。常吃蔬菜对人体有益，蔬菜中的纤维素虽不能被人体的肠胃所吸收，但本身会吸收大量的水分，增加粪便形成的软度，有益排便，从而排出体内的细菌和毒素，有效减少细菌经汗腺从皮肤排出体外，可以减轻狐臭。

同时，蔬菜中的纤维质能有效促进肠与胃的蠕动，降低食物在肠道停留的时间，减少废物的吸收，并及早协助排出对人体无益的废物。现代人的饮食，提取加工制品太多，因此更应该多吃蔬菜，除了可延缓食物消化吸收的速率，更能健胃整肠，调整血液品质及身体体质。

放手痛快辣一次，腋臭从此远离您

症状 腋臭严重。

偏方 干辣椒研粉或剪碎后泡在碘酒内，15 天后用药液搽患处。

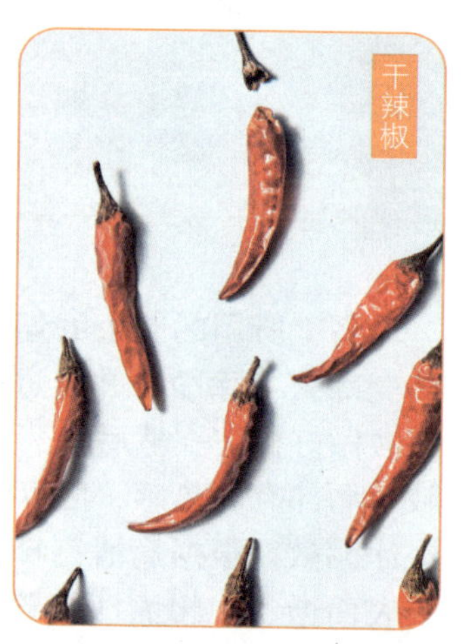
干辣椒

腋臭虽对人体健康没什么影响，但是其难闻的气味很难让人接受，常常会令周围的人掩鼻而逃，留下尴尬无比的患者独自一人承受异味的“熏陶”。尴尬之余，患者承受的心理负担令人难以想象。患有腋臭会严重影响男性朋友的正常生活、工作和社交，使其陷入深深的自卑之中。

男性朋友们想要治疗腋臭，首要问题是了解腋臭产生的根源。人体内有两种汗腺：大汗腺和小汗腺。前者分布范围较窄，仅分布于腋窝、外耳道和外阴等部位，后者在全身各处（除极少数部位外）均有分布。大汗腺的分泌物中含有大量不饱和脂肪酸，被皮肤表面存在的细菌分解后即可产生具有异味的小分子有机物，这种有机物是恶臭难闻的一种气味，夏重冬轻，特别是夏季出汗多，衣服薄，气味会更强烈。而小汗腺的分泌物主要为各类盐分及水。由此可见，腋臭气味的产生需要两个条件：体表细菌和大汗腺的分泌物，两者缺一不可。所以，腋臭的气味夏天出汗较多时明显，卫生习惯不佳的人明显。

除此之外，腋臭与遗传、性别、种族等都有关系。资料显示，腋臭在青春期发病率较高。白种人和黑种人患腋臭率明显高于黄种人，这与地域和饮食以及汗腺的结构作用不同有关。知道了腋臭产生的根本原因，预防和治疗腋臭就比较容易了。由于黄色人种的体味极轻，一旦谁的体味较重，周围的人就感觉特别刺鼻，而且把体味重认为是一种疾病。一旦患有狐臭，青年男性会因此形成较重的心理负担，影响婚姻、就业、升学、交友等。很多患者因此造成性格、思维不正常，狐臭就真的变成了一种疾病——心理疾病。

因此，男性朋友在发现自己有腋臭后，要积极地面对，不能任其发展，应尽早消除腋臭。

小杨的爸爸有腋臭病史，小杨刚进入高中，身上的臭味也非常明显，并因此被嘲笑和孤立。试过一些治疗腋臭的方法之后，效果并不理想。经过了一次又一次的治疗失败后，小杨真的不知道该怎么办了，还有点抑郁症的倾向——上课就盼望下课，上学就盼望放学，回家就盼望睡觉。因此，小杨的父母非常担心他，到处打听治疗腋臭的方法。

后来，小杨的妈妈听人说有个老中医治腋臭很有效，就让儿子尝试了一下。在父母的陪同下，小杨来到当地一家中医馆，老中医为他检查后，决定用辣椒来治疗他严重的腋臭。老中医说只要不怕辣，效果就会很好，这是可以根治腋臭的偏方。

于是，小杨的妈妈根据老中医的指导，用红辣椒的偏方来给儿子治疗腋臭。时间一天天过去了，闻着自己身上的味道越来越轻，小杨心情轻松多了。大约 50 天后，身上一点臭味也没有了，小杨非常激动，以后不用再为烦人的臭味担忧了。

红辣椒偏方的具体用法：取碘酒 300 毫升，尖红干辣椒 50 克，将干辣椒研成粉或剪碎后泡在碘酒内。15 天后，每天用该液体搽有腋臭的部位，大约 50 天可彻底根除。男性朋友要注意的是，在使用这一“药水”消除腋臭时，用量宜逐渐加大。腋臭不仅要尽早治疗，还可以进行预防。预防腋臭，男性朋友首先要从自身卫生做起，经常洗澡，勤洗衣服，保持皮肤干燥、清洁，尽量少剧烈运动，以减少汗液的分泌；其次，每天用肥皂水清洗腋窝几次，不让细菌有藏身之处；最后，要保持良好心情，选择宽松、透气性好的棉质衣物。

嚼嚼花生米，赶走气源性口臭

症状 由吸烟等引起的气源性口臭。

偏方 常嚼食花生米，但一天不宜超过 50 克。

气源性口臭，又称“呼吸性口臭”，多数是因为长期吸烟而引起的。许多男性朋友在出现了气源性口臭之后，没有足够的重视，更不愿为了清除口臭去戒烟，顶多只是选择偶尔嚼一嚼口香糖来暂时掩盖自己的口臭，结果导致情况越来越重，最终口中的烟臭冲人，令人生厌。

恋爱中的男女，眼睛里最是揉不得沙子。难闻的口臭让您没勇气走近心中的她，那就是最大的悲剧；如果您的热吻换来她异样眼光时，口臭可就让浪漫走远了。

周末几个朋友聚在一起交流感情，口臭让您产生心理隔阂，一向健谈的您总是三缄其口，朋友们越来越觉得您刻意疏远他们，哪知您的难言之隐。尽管朋友们都善意地让您多发言，可难闻的口气不由分说地把您和他们隔离开来，造成尴尬的场面。

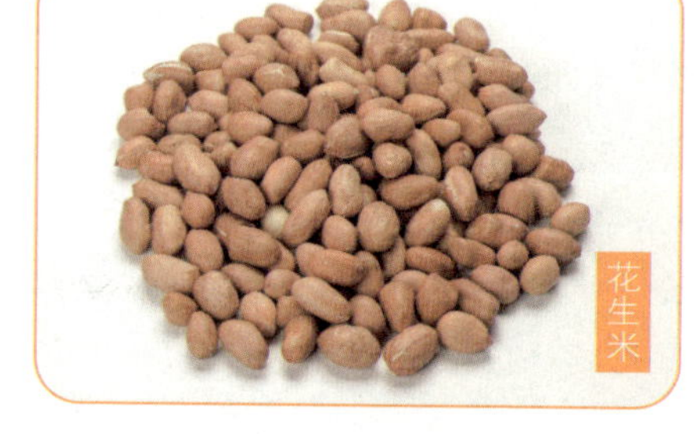
花生米

不少男性朋友常要汇报工作，尤其是跟领导接触，是展示能力的最关键时刻。若是口腔异味太严重，熏得领导直皱眉头，弄得领导一看见就走远了，本应该的升迁也迟迟不见动静，实在让人郁闷。

有了口臭不加以重视、不及时治疗，结果爱情熏没了、朋友熏走了、职位熏跑了……真到那时候，悔之晚矣。

人体就像一个相当复杂的化工厂，这个工厂通过胃肠道消化加工着来自外界的各种物质。如果这个消化系统出现问题，就会导致气源性口臭、胃痛、胃酸等一系列不良反应。患上气源性口臭应及时查找原因，积极清除原发病因，才是治疗口腔异味的有效途径。

一天当中，早上起床时为气源性口臭的巅峰时刻，每餐后 3 小时也需特别注意，这是生理气源性口臭最强烈的时期。如果口臭只在早上起床时和餐后 2～3 小时出现，是生理气源性口臭，绝非病态，无须担心。

早上起床时之所以是气源性口臭的巅峰时刻，原因是晚上睡觉时唾液分泌减少，口腔的自净作用较差，口腔黏膜干燥，黏膜表皮细胞剥落等都与口臭的发生有关。尤其是睡眠前口中若留有食物残屑，这些食物残屑分解发酵后味道更强烈。夜间没有进餐也没有说话，由食物和唾液所产生的自净作用功能减弱，自然会发生气源性口臭。空腹时口腔的自净作用也会衰退，当然就会发出气源性口臭了。

经实验研究确认，用餐 2～3 小时后的气源性口臭的确比刚用餐后强烈，所以在早上 10 点或下午 3 点左右吃点心或喝下午茶，都具有减轻与消除气源性口臭的效果。此外，在睡觉前做好口腔卫生的护理，可以避免细菌的滋生。早上起来发现自身口气比较重的话，刷牙漱口要做好，可以喝点开水，不仅有益去除气源性口臭，还对人体有莫大的好处。

吸烟是导致病理性气源性口臭的最主要原因，但戒烟相对困难，因此气源性口臭的治疗就变得复杂起来。

此外，引发气源性口臭的主要原因是胃热证、胃阴虚证，其中由胃热证导致者居多，常并发严重气源性口臭、便秘、胃痛、消化不良、烦躁等症状，急慢性胃炎、十二指肠溃疡、肝炎、肺结核、糖尿病、癌症、接受化疗者亦会产生强烈口臭。此外，消化系统功能紊乱所致的气源性口臭，或多或少都会伴有口干、口苦、舌苔泛白（厚腻）、便秘等症状。

因为食物在胃肠中不能被彻底地消化掉，时间长了就会产生异臭化合物气体，说话或者呼气的时候从口中排出。当人空腹的时候（比如早晨起床的时候，或者饥饿的时候）病源性口臭会特别明显；进食后摄入的食物掩盖住了臭气上扬。这也是气源性口臭患者在起床后或空腹时，口腔异味特别强烈的原因。

实际上，气源性口臭也并不是什么比较严重的疾病，最常见的病因就是来自于自身，往往都是由于生活中的小小恶习累积而成的。但是气源性口臭的病因比较复杂，想要治愈也相对较难。嚼口香糖是现在人们暂时性解决气源性口臭的办法，但这并不能从根本上改变口臭的毛病。

其实对于治疗气源性口臭，常嚼花生会起到很好的效果，坚持下来有望消除气源性口臭。从某种程度上来说，嚼花生去口臭是可以立竿见影的。因此在发现有气源性口臭的时候，男性朋友不妨用常嚼食花生米的方法来治疗。但是花生米含有较多的脂肪，不宜食用过多，以每天食用 50 克为宜。

花生米是一种在餐桌上普遍能看见的食品，尤其是在和朋友聊天、喝酒的时候都会准备。但是，可能很多人对花生米的了解比较少。花生营养丰富，蛋白质含量为 25%～30%，花生蛋白含有人体必需的八种氨基酸，精氨酸含量高于其他坚果，还含有脂肪及钙、磷及B族维生素等多种营养成分，热量也高过一般肉类，生物学效价高于大豆。

花生本身是高能、高蛋白和高脂类的植物性食物，不含胆固醇和反式脂肪酸，而且富含微量营养素、植物固醇、白藜芦醇、异黄酮、抗氧化剂等物质，有重要的保健作用，更是乳、肉食物的优秀替代品，对平衡膳食、改善居民营养与健康状况具有重要作用。

每天食用一定量的花生、花生油或花生制品，不仅能为人体提供大量的蛋白、脂肪和能量，而且还可以降低膳食饱和脂肪和增加不饱和脂肪酸的摄入，大大促进植物蛋白质、膳食纤维、维生素 E、叶酸、钾、镁、锌、钙等营养素的摄入，从而改善膳食的结构和品质。

从中医的角度来说，花生是一味不错的中药，性味甘平，具有悦脾和胃、润肺化痰、滋养调气、醒酒的作用，对于营养不良及咳嗽痰喘的症状素有疗效。花生米中含有 140 多种天然的芳香物质，并且花生中的 β－谷固醇可抑制口腔细菌的生长，并具有一定的抗癌作用。相比口香糖来说，用花生来治疗气源性口臭的效果会更自然一点，也相对更为有效。除此之外，花生对慢性胃炎、支气管炎等消化和呼吸道疾病，都会有明显的效果。

从佐餐的佳肴到下酒的小菜，小小花生无处不在，既可生食，也可油炸，还可炒、可煮。在花生的诸多吃法中，以煮吃为最佳。花生在地里生长时，外壳易被病菌或寄生虫卵污染，生食很容易受其感染而患病。另外，花生米里含有大量脂肪，如果过多生食还会引起消化不良、腹痛腹泻；煎、炸或爆炒，对花生中富含的维生素 E 及其他营养成分破坏很大，营养价值和药用价值也就很低了。并且，花生本身含有大量植物油，遇高热会变为燥热之性，多食、久食或体虚火旺者食之，极易生热上火。因此，从养生保健及口味上综合评价，煮花生具有不温不火、口感潮润、入口好烂、易于消化的特点。倘若再适当加些中药一并煮食，食药并用，则相得益彰。

虽说花生米有这么多益处，但因花生米含高油脂，不适宜脾胃较弱的人、切除胆囊的人及患有肠炎、痢疾及消化不良的患者食用，否则会引起缓泻作用，减慢康复进程。另外，跌打瘀肿或伤口含脓的病人也不宜多吃，因为花生米内含有一种促凝血的物质，若过量食用则会出现血液不散，加重瘀肿及发炎。花生米容易引起发炎，伤风感冒及喉咙发炎的人也应少吃。此外，花生米制品如花生糖、花生酱等食品，在制作过程中可能受到真菌感染而含有黄曲霉素，多吃会损害肝脏，引致厌食，甚至会致癌。所以，购买时应选择有包装及印有制造商及食用期限的产品。

吃花生米时还有一个问题，就是关于“花生红衣”。一般都认为“花生红衣”中的成分对人体是很有好处的，绝大部分人吃它确实是没问题的，但它含有丰富的甘油酯和甾醇酯，具有抑制纤维蛋白的溶解、促进骨髓制造血小板而缩短出血时间，并且有提高血小板的质量、加强毛细血管的吸收性、调节凝血因子缺陷等功能，所以它对于改善贫血和促进伤口愈合很有好处。

另一方面，对于血液黏稠度高的人来说，就没什么好处了，反而会增加心脑血管疾病的风险。因此，血液黏稠度高的人不宜食用“花生的红衣”，在吃煮花生时最好把皮剥掉；贫血患者如果血液黏稠度高的话，最好采取别的补血措施，比如吃血豆腐等。

众所周知，气源性口臭的病因跟病人的生活习惯和饮食习惯有密切的联系，并且气源性口臭给男性朋友带来的精神上的危害是非常大的。所以，一旦患上气源性口臭一定要做好饮食上和生活上的护理，养成良好的饮食习惯和生活习惯，平时应少吃辛辣、油腻和易上火的食物，少吃海鲜，多吃一些容易消化的食物，多吃蔬菜水果，多喝水，可经常摄入粗纤维的食物，保持大便通畅；戒烟戒酒，使用芳香漱口水，清除舌背覆盖物，减少口腔硫化气体产生，加强身体的锻炼。同时，还要保持良好的心态和愉快的心情。这样才能早日重新拥有清新口气，摆脱气源性口臭的困扰，恢复正常的生活和工作。

口疮导致的口腔恶臭，就用兑端穴

症状 口臭很严重，并由口疮引起。

偏方 时常按揉兑端穴，每次2～3分钟，以感到温热酸胀为度；也可针刺。

男性虽然不像女性那样在意自己各方面的细节，但是严重的口臭也会使男性十分苦恼，并因此不敢与他人近距离交往。

口腔异味俗称“口臭”，是指人口腔或鼻腔中散发出来的令别人厌烦、使自己尴尬难闻的臭气。口臭虽不是什么大病，却是一种危害严重的疾患。不会致人死亡，却严重影响人们的生活质量和社会交往。

据统计，人群当中大约有30%的人具有轻重不一的口臭病，由于口臭病对人的社交及心理具有不容忽视的负面影响，并因心理问题带来更多的并发症，世界卫生组织也正在逐渐重视与加强对口臭病的宣传与防治工作。口臭病患者中，有65%的患者可以感知口臭，能够闻到自己的口气臭秽；另外约35%的患者不能感知自己有口臭，主要是通过他人的反应，才觉察到自己的口臭。

引起口臭的原因是多方面的，但是口腔不卫生或口腔疾病是口臭最常见的病因，其中口疮（又称“口腔溃疡”）作为最常见的口腔疾病，自然是导致口臭的主要原因。口疮是较为常见的口腔黏膜溃疡病，溃疡易发的部位通常在嘴唇内侧、舌的边缘以及口底和颊部的黏膜，常为1～2个孤立的溃疡，但严重的时候也可能出现很多；发病者以成年人为多，多半是突然发作，先出现圆形或椭圆形的溃疡，并伴有火灼样的疼痛——每当唇部或舌头运动时就会痛，在吃饭、说话时会更痛，唾液分泌量增多时病人会很痛苦；轻度的口疮一般经过一个星期就会痊愈，但是不少人的口疮都会反复发作，目前尚缺少根治口疮的办法，并且在口疮发作期间，令人恶心的口臭经常与之相伴随。

既然口疮会引起口臭，那么对于治疗口疮引起的口臭就要针对口疮进行。治疗口疮，也需要明确造成口疮的原因。然而，引起口疮的原因，目前还没有定论，可能和以下一些情况有关：消化不良、口腔受到擦伤（如刷牙）或咬伤及有尖锐的牙尖和边缘的刺激，内分泌紊乱、食物或药物过敏、特殊的细菌因素等。除了以上几种情况之外，还可能和患者的精神因素及免疫状况有关。因此，口疮往往在经过长时间的治疗之后，仍然可能复发，但多数病人的症状可以得到改善，并减轻痛苦。

既然口疮并不容易治疗，还容易反复发作，那么由口疮引起的口臭就同样难以去除了。我们祖国的医学博大精深，在各种疾病的治疗上都有独到的见解，并积累了不少有效的偏方。那对于清除由口疮引起的口臭，中医究竟有没有什么好的方法呢？答案是肯定的。中医针灸在治疗不少顽固疾病方面具有特殊的疗效，对于治疗口疮也有比较有效的方法，那就是按摩或针刺兑端穴。

小陈高三时，学习成绩不够理想，长期处于焦虑状态，没过多久就得了口疮。他放任不理的口疮时常发作，还引发了闹心的口臭。刚开始，他一点都没有意识到自己的口臭，还是母亲闻到了他口腔中的异味。从此，小陈人变得孤僻了，不仅沉默寡言，还见人就躲，不敢主动与人打招呼，不敢坐得离人很近，不敢与人面对面说话，更不敢往人多的地方挤……因为口臭，小陈也变得敏感了，感觉凡是坐在他旁边的人有轻微举动，像是扇扇子、捂鼻子、鼻子发出声音，都认为是针对他的。

幸运的是，小陈大学读的是中医学专业，并在大学二年级的时候认识了出身世家的老中医张教授。小陈认为中医的方法能够把自己口臭的毛病治好，就把自己的情况向张教授详细说了。张教授指点他尝试一下用针刺或按揉兑端穴的方法。小陈觉得很有用，对于治好口臭也有了信心。

小陈认为自己才接触针灸学方面的皮毛内容，运用针刺法是有一定风险的，就决定用按揉兑端穴的方法来进行治疗。于是，在随后的一个星期里，小陈有空就会按摩一下兑端穴，渐渐地感觉口臭的程度有所减轻。小陈满怀欣喜地继续在业余时间对兑端穴进行按揉，又过了一段时间，他明显感觉自己的口臭轻多了。

虽然现在小陈已经毕业两年多了，他的口臭早就已经消失得无影无踪，周围的人根本就想象不出他曾因口疮有过严重的口臭，不过他还是一如既往地保持着按揉兑端穴的习惯。

正如案例中提到的，经常按揉兑端穴，确实可以有效地治疗由口疮引起的口腔恶臭。男性朋友在每次按揉兑端穴的时候，应该以酸胀为度，大约持续 2～3 分钟。如果有需要，还可以配合其他穴位来进行治疗。

除了按揉之外，针刺兑端穴的方法也可以治疗口臭，斜刺 0.2～0.3 寸即可，一般不在此穴使用灸法。但是，相对于穴位按摩，针刺法有一定的风险，需要较为专业的技术，最好请专业的医师来进行针刺。

兑端穴隶属督脉，位于人体的面部，在上唇的尖端，是人中沟下端的皮肤与唇的移行部的穴位。人体解剖学认为，兑端穴在口轮匝肌中，有上唇动、静脉经过，布有面神经颊支及眶下神经分支。中医认为：兑，是八卦之一，属金；端，就是指终点。兑端穴之名，就是指此穴气血性凉，运行到了小肠经的最高点；穴内物质为天容穴传来的水湿云气，至本穴后散热而化为凉性之气，且位处小肠经气血上行的最高点。医书上记载，兑端穴对治疗口疮臭秽、口噤、齿痛、鼻塞、消渴嗜饮、昏迷、晕厥、癫狂、癔症等都有帮助，配本神穴可以治癫痫呕沫；配目窗、正营、耳门等穴，可以治唇强，止齿龋痛。

需要明确的是，引起口臭的原因有很多种，而通过按揉或针刺兑端穴只能治疗由口疮引起的口腔恶臭。男性朋友们在心急如焚地想要根治自己严重口臭的同时，一定要弄清楚导致自己口臭的根本原因。如果是口疮（即口腔溃疡）之外的原因引起的，就不要盲目地运用这个方法了。

还要向男性朋友们特别指出的是：对兑端穴无论是进行按摩还是针刺来防治口疮导致的口臭，都需要由专业针灸医师操作，或者在其指导下进行使用，以免受到不必要的伤害。

常饮甘枣水，喝出悠悠体香

症状 没有明显出汗，却有较重的汗臭味。

偏方 将等量甜瓜子、带皮松树根、大枣、炙甘草研成细末，温水冲服，每日 3 次，约 20 天后身体即可散发清香。

夏天一不小心，异常的体味就可能让您随处尴尬不堪。很多男性朋友误以为自己的体味重是出汗比较多导致的。于是，有很多男性都非常疑惑，自己终日待在空调房里，根本不大出汗，怎么身上还是有令人不快的体味？

皮肤科的专家却告诉我们，汗液本身是没有味道的。只有在出汗之后清洁工作不及时、不到位，身体才会散发出令人不快的异味。异常的体味则不同，它是在代谢过程中产生的，和人体新陈代谢的物质有关，而不是像人们普遍认为的与汗液直接相关。

对于一些体味比较严重的情况，需要及时进行诊治，以便早日清除异常体味，解除由此带来的困扰。

小李非常爱吃肉，他若知道长期大量吃肉才导致了严重的体味异常，肯定一点都高兴不起来。这体味冬天穿着厚衣服还好些，不容易被人闻到，但是到了夏天可就“无处遁形”了，这让小李很是苦恼。

再加上小李是销售人员，经常要出差跑业务，出汗一多，身上的臭味就更严重了。这臭味不仅会让对方感到非常不舒服，还使得小李在与客户接洽时，时时关注体味而心不在焉。所以，小李谈判成功的时候比较少，夏季的业绩也比较差。领导批评不说，公司激烈的竞争和淘汰制度，也让小李连饭都吃不香。

为了掩盖身上的臭味，小李每次进别人办公室前都先去洗手间洗洗，然后再往身上喷点香水。这个方法刚开始的时候效果还行，可是一旦交谈时间长了，那种混着香水和汗臭的味道，比单纯的汗臭味更难让人接受，业务接洽就被客户以各种托词草草结束了，这样自然也不可能收获什么好的业绩。

后来，小李向一个在医院工作的熟人咨询。这个熟人告诉小李，要想保持身上体香，可以试一个香体小偏方，效果确实不错，很多人用过了都说好。话是这么说，小李心想还是要看具体的治疗效果。

小李怀着期望又忐忑的心情，按照这个偏方开始了治疗，20 天过去了，身上果然有种淡淡的清香味。这味道让人神清气爽，也让小李自己增强了自信心。现在小李与人谈业务时，再也不用担心自己的体味，能够专心与人谈判，业绩也随之上去了。

这个香体小偏方的具体用法是：将等量的甜瓜子、带皮松树根、大枣、炙甘草共同研成细末，每次取 6～9 克用温水冲服，每日服 3 次。一般服用 20 天后就会有明显的效果，身体就会散发淡淡的清香；如果连着服用 50 天，身体就会有明显的香气；若是接连服用 100 天，则衣物都会变香。

保持体香味的方法有很多，不管用哪种方法，都要保持快乐的情绪，并且经常运动，这对于保持体香具有辅助作用。

研究表明，当一个人生活愉快、心情舒畅时，身体分泌的臭味物质就会减少，而丁酸酯、赖氨酸等“香素”的分泌则会增加，从而使汗腺分泌

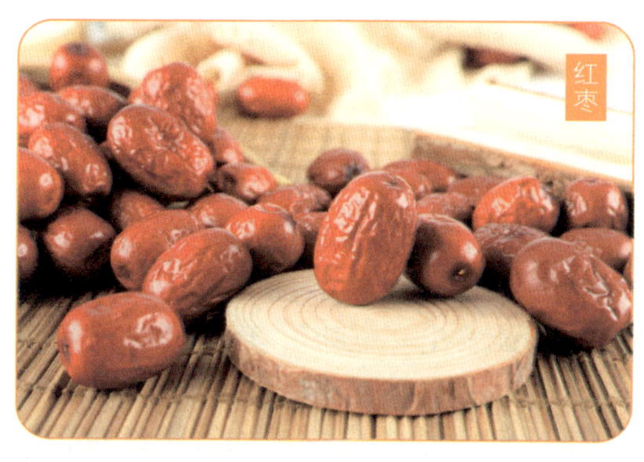

出来的汗富有“香味”。即使平时有汗臭的人，此时臭味也会大大减轻。所以，工作和生活压力较大的男性朋友，一定要注意控制自己的情绪，保持放松的状态。

不少男性朋友误认为出汗会使自己面临汗臭味的尴尬，就尽量减少运动，以避免出汗。但出人意料的是，研究表明动得越多体味越容易保持清新，当然运动之后要及时冲澡。皮肤科专家认为，由于空调的普及，即使在盛夏人们也不大出汗，汗腺开始退化、减少。而汗腺退化、减少的人一旦遇到高温环境，为了降低体温，为数不多的汗腺就需要开足马力紧急排汗，结果使得没有经过充分过滤的汗液大量冒出，容易夹杂一些具有臭味的物质。为了消除这种汗臭，专家建议采用锻炼汗腺的方法。

汗腺锻炼法是比较简单的，只要坐在43～44℃的水里，手肘、腰以下浸没在热水中，仅让胸、腹、背露出水面，10～15分钟之后汗液就会从胸、腹、背部流出。此时再洗个澡，然后喝一些有暖身发汗作用的姜汤来补充水分就可以了。

需要注意的是，锻炼汗腺不宜在使用空调的房间进行，因为室温过低会降低出汗效果；并且，最好在闷热的6月初连续进行两周，一般两周后就能收到正常出汗、消除汗臭的效果。

此外，由于新陈代谢所产生的物质与人们的饮食息息相关，所以，我们不得不说体味是场饮食导演的戏，人们的饮食结构对体味有着决定性的影响。因此，您的体味异常很可能就是被自己的饮食习惯设计了。西方人喜肉食，代谢过程中产生的酸性物质过多，体液就会逐渐酸化，身体就容易散发出所谓的“膻味”，特别是腋下。而印度人和巴基斯坦人喜欢吃咖喱和奶酪，身上就常会有种辛辣的味道。

有些令您垂涎三尺的食物，可能吃下不久就会使您浑身散发出一股恼人的气味，想要保持良好的体味就要毫不犹豫地把它们从您的食谱中删去——海鲜、洋葱、大蒜、胡椒、茴香和咖喱等，人体消化这些食物产生的油脂分解物，将会通过毛孔渗出体外，这种挥发性的气味甚至可以由汗腺分泌传到足部。

所以，男性朋友要想让自己保持清新的体味，不再做个“臭男人”，就应该有针对性地规划自己的饮食，远离那些会令体味异常的食物，多亲近那些能够使人保持体味清新的食物。

研究显示，平时特别注意亲近下列几类食物，可以让我们的身体在炎炎夏日随时都散发出清新的味道：

1. 绿叶蔬菜

绿叶蔬菜所含有的丰富碱性成分，在消化吸收过程中，可以及时抵消掉动物性食品产生的酸性成分，从而减少人体倾向于酸性的可能性，如此就不大可能发出“膻味”，而使体味保持清淡的幽香。

2. 富含铁元素的食物

富含铁元素的食物进入胃里经过消化之后，铁离子就会与盐酸结合，形成氯化亚铁，而人体就会散发出类似于春菊、酸枣芳香的气味。菠菜、豆类、动物肝、畜禽血等，都是富含铁元素的食物，平常可以多吃一些。

3. 富含镁元素的食物

镁元素是入肺经的，根据中医的“肺主皮毛”理论，常食富含镁元素的食物不仅能令皮肤好起来，更能使体味变香。多食用一些富含镁元素的食物，如冬瓜、冬瓜子、无花果、玉米、红薯、杏仁等坚果类、麦类、海藻类、豆类等，能让体表散发出杏的香味。

还有一些古时医书上称，用冬瓜子 150 克、无花果 60 克、白杨皮 60 克共同研末，入瓷瓶贮存，每餐饭后用白开水冲服 10 克，可使体蕴杏香。但尝试这类偏方时需要谨慎，最好咨询过医师再使用。

4. 能够加快新陈代谢速度的食物

一些食物可以促进血液循环，促使体温升高，体温升高后汗腺的功能就会相应地提高，有助于加快新陈代谢的速度，例如生姜和淀粉类食物。

通过规划饮食来调节体味，是具有理论和实证支持的。清朝乾隆时期的香妃是个十分令人神往的传奇人物，但据现代人分析，她那一身迷人的香气是因为非常喜欢吃杏仁而产生的。无独有偶，从唐朝开始，很多后宫的嫔妃就用食疗的方法让自己的身体散发出花香。其实，通过常喝花茶能够改善口臭或体味异常，也同样是花中所含有的一些元素在起作用。

泡脚有秘诀，脚丫也能香喷喷

症状 汗脚散发出难闻的气味。

偏方 明矾、干姜煎水泡脚，每天 2 次，3～5 天可见效。

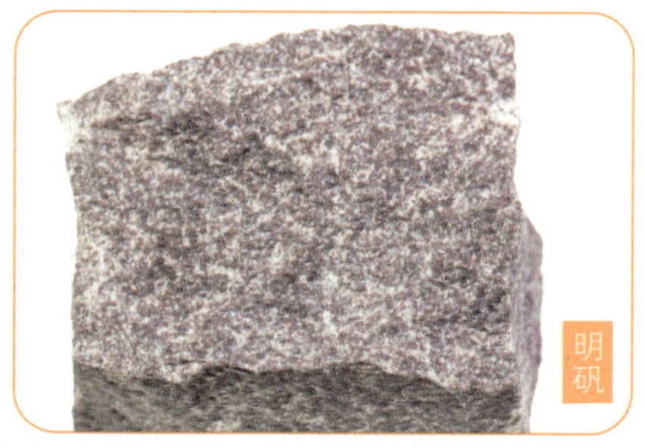
明矾

脚臭是由于脚心汗腺多，容易出汗，汗液里除含水分、盐分外，还含有乳酸及尿素。在多汗条件下，脚上的细菌大量繁殖并分解角质蛋白，再加上汗液中的尿素、乳酸，这样就会发出一种臭味。若鞋子不透气，空气不流通，臭味就会越积越浓，臭气异常强烈。

通常人们把脚气和脚臭混为一谈，其实它们是有区别的。脚气的人一般都会有出汗、脚臭、脚痒等症状，严重的患者趾缝间会出现掉皮、红肿、水疱、裂口、溃烂等症状。而脚臭的根源是脚部皮肤排汗较多，有臭气，长期下去会发展成严重的脚气。

引起脚臭的罪魁祸首是一种叫白癣菌的真菌，它分解皮肤代谢物后产生难闻的恶臭。脚心比其他部位的汗腺多，脚心每平方厘米有 620 个左右汗腺，而身体其他部位同样面积仅有 143～339 个。当人们活动增多、天气闷热、精神紧张、吃辛辣热烫食物的时候，汗液就会大量分泌出来。出汗后鞋内的湿度和酸碱值给细菌提供了一个适宜的生长环境，加上皮肤坏死的角质层给细菌带来足够的营养，使细菌能够大量繁殖分解角质蛋白，并混合汗液中的尿素、乳酸产生难闻的臭味。

“脚臭”因为“臭气冲天”，不仅会对别人产生不良影响，还会严重影响个人的自信，有些患者甚至悲观失望、对生活失去信心。

每到夏天，患有脚臭的梁先生就很郁闷，奇痒难受暂且不说，脚上那难闻的味道时不时就会让自己在别人面前出丑。这令梁先生十分痛苦，夏天连凉鞋都不敢穿，要不然周围的人肯定受不了；走亲访友都是在非去不可的时候才被迫出席，一般是露个面就离开了。如何对付脚臭这个难缠的“小毛病”，成了梁先生的一块心病。

梁先生经常跑药店、医院，但各种药丸、药膏和喷剂只能把这气味遮一时，天一热或者活动之后汗一多，恶臭味就慢慢地挥发出来了。对此，梁先生只能隔段时间就上个厕所，冲脚涂药膏，然后再回办公室。这给梁先生造成了很大的负面影响。

在一天天的痛苦折磨中，梁先生非常希望能有好的方法来治疗自己脚臭的毛病。有一天梁先生在一份报纸上看到一个治脚臭的偏方，看别人用的效果不错，情况也跟自己差不多，就抱着一丝希望开始尝试。

报上说这个泡脚的偏方每天用两次，连用五天就能收到效果。梁先生严格按这个偏方来泡脚，每天早晚各一次，过了 5 天后，脚臭确实减轻了许多。

梁先生为了巩固疗效，还是坚持每天晚上用这个偏方来泡脚。泡脚的偏方有效，梁先生也就不涂以前那些药膏了。

这个偏方的材料和使用方法都比较简单，取明矾30克、干姜6片，共同煎水，去渣取汁，稍微放凉就用它泡脚。每天泡2次，每次浸泡30分钟。一般3～5天就可以见效。

脚臭在短时间治好相对来说是有可能的，但是做好长期预防也非常必要。预防脚臭复发，首先要从“脚”做起——保持足部清洁干燥很关键，这样可以形成不利于真菌生长的环境，从根本上抑制真菌的生长繁殖。

脚部容易出汗的男性朋友尤其应该注意鞋袜的透气性，让足部的皮肤得以呼吸。

最好穿透气性好的运动鞋、帆布鞋或者质量好的真皮皮鞋，不要穿塑料鞋。此外，要确保鞋子大小适中，因为足部过分受压会加剧出汗。

棉、羊毛或其他吸湿材料制成的袜子对保持脚的干爽比较有帮助，所以出汗较多的男性朋友最好穿纯棉的袜子，不要穿尼龙质地的袜子。春夏季人们通常更容易出汗，鞋和袜子最好一天换一次，换下来的鞋袜要及时清洗与晾晒。

同时，要多让双脚得到应有的休息，剧烈运动之后应及时用温水洗脚，并养成每晚洗脚或泡脚的习惯，以保持足部的干爽。

除此之外，男性朋友还要少吃辛辣食品，放松心情，避免过度兴奋，以减少出汗。

脚气真是折磨人，止痒除臭有妙招

症状 脚气、脚臭。

偏方 ①阿司匹林或土霉素研末，涂脚趾缝或撒鞋里。②白醋或眼药水涂患部。③芦荟或白糖搓患部。④泡脚时搓脚趾缝。

脚臭并不算是个大毛病，一般轻微的脚臭只要平时注意个人卫生，经常换洗袜子和勤洗脚就可以去除，但是严重一点的脚臭治疗起来就会比较麻烦。脚气导致的脚臭就属于这种比较麻烦的情况，因为脚气是由真菌感染引起的，男性朋友只有治好了脚气才能彻底清除由此衍生的脚臭，否则只能是治标不治本。

脚气又称“脚癣”，是一种极常见的真菌感染性皮肤病。我国成年人中有不少患有脚气，只是轻重程度不同而已。脚气经常在夏季加重、冬季减轻，也有人终年不愈。脚癣是一种条件性传染病，常因共用脸盆、脚盆、脚巾、手巾、拖鞋及澡盆而迅速传播。

脚癣的皮肤损害往往先从单侧（即单脚）开始，数天、数周或数月之后才感染另一只脚。水疱主要出现在趾腹和趾侧，最常见于三四趾间，足底亦可出现，为深在性小水疱，可逐渐融合成大疱。脚癣的皮肤损害有一特点，即边界清楚，可逐渐向外扩展，但绝不会是弥漫性、边界不清楚的。

脚气的临床症状为脚趾间起水疱、脱皮或皮肤发白湿软，也可出现糜烂或皮肤增厚、粗糙、开裂，并可蔓延至脚底及脚首边缘，剧痒，必须抓破为止。故常伴局部化脓、红肿、疼痛，腹股沟淋巴结肿大，甚至形成小腿丹毒及蜂窝组织炎等继发感染。由于用手抓痒处，常传染至手而发生手癣（鹅掌风）。真菌若在指甲上生长，则造成甲癣（灰指甲）。因为真菌喜爱潮湿温暖的环境，而夏季天热人们容易多汗，穿胶鞋、尼龙袜者更是为真菌提供了温床；冬季病情多好转，表现为皮肤开裂。

脚气是一种传染性皮肤病，应该避免搔抓，防止自身传染及激发感染。因病情发展或搔抓，可出现糜烂、渗液，甚或细菌感染，出现脓疱等。脚气的病因是真菌感染，治疗起来主要依靠外治法，通常都是用涂擦药液、药膏或药液泡脚的方法。

我国民间流传下来不少治脚臭的偏方，通常都简便有效。在此，我们为大家介绍一些比较方便省事的治脚气、除脚臭的方法，基本上平时在洗脚的时候就可以完成。以下都是经过实践验证的一些简单有效的小偏方：

（1）将阿司匹林或土霉素研成末，涂在脚趾缝里或撒在鞋里，每次用量为 1～2 片，1～2 天使用 1 次即可，能有效改善脚气和脚臭。

（2）棉球浸白醋或眼药水涂患部，止痒又杀菌，有轻微脱皮的脚气，涂一次可一周到半个月不犯，再犯再涂。

（3）脚用温水浸泡后洗净，取适量芦荟（一般一只脚 1 次用 1 片小叶子）或白糖在患脚气部位用手反复揉搓，搓后洗净，不洗也可以。每隔两三天 1 次，3 次后一般轻微脚气患者可痊愈，此法尤其对趾间脚气疗效显著。

（4）用半盆温水放入两粒小米粒大小的高锰酸钾，水呈粉红色，双脚浸泡三五分钟即可。每月泡一次，有望不再复发。

（5）把瓶装啤酒倒入盆中，不加水，双脚清洗后放入啤酒中浸泡 20 分钟再冲净。每周泡 1～2 次。

（6）夏天脚出汗多，容易患脚气。晚上临睡觉前，用碱面一汤匙（即

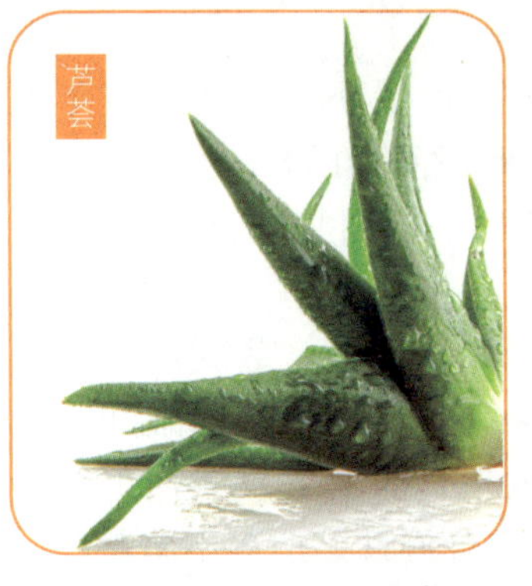

蒸馒头用的碱面），温水溶化后，将脚浸入碱水中泡洗10分钟左右，轻者两三次就能痊愈，重者四五次即可收到明显的疗效。

（7）黄豆、三七（全草）、无花果叶、嫩柳叶或韭菜煮水，待水温合适后泡脚10～30分钟。视情况决定药液泡脚的频率，可每天数次，也可一天1次，或两三天1次。

此外，洗脚时还可以对脚底进行按摩，来辅助治疗脚气和脚臭。将双脚放在盆内温水中泡两三分钟，待双脚都热了，用一只脚的足跟压在另一只脚趾缝稍后处，然后将脚跟向前推至趾尖处再回搓，回拉轻，前推重，以不搓伤皮肤为宜。每个趾缝搓50～80次，双脚交替进行，速度为每分钟100～120次。如水温下降，中间可再加一次热水。每晚1次，脚气较重导致上部皮肤溃破者，不宜使用此方法。

除了在洗脚时进行按摩的方法之外，患有脚气的男性朋友还可以选择在洗脚之后使用卫生香熏烤的方法，来减轻痒痛的症状，以辅助对脚气的治疗。具体的使用方法是：卫生香点燃后，用香头火点熏烤脚气痒痛难忍的位置，待全部痒痛的部位都温热，痒痛会越来越轻。香头火点与皮肤痒点接触时，要掌握好距离，以免烫起水疱。

在用药治疗的同时，患有脚气的男性朋友，在家庭中洗脚盆及擦脚毛巾应分开使用，以免交叉感染。

患有脚气的男性朋友，在治疗与巩固过程中，一定要坚持用药，因为足癣是一种慢性感染，真菌寄生角质层中生长繁殖，须长期用药才能杀死它。治疗勿自动停药，通常应在自觉好了后，继续用药数周，最好是能做真菌检查及培养，连续三星期都是阴性才算治愈。

积极消除诱发因素，如脚汗、脚癣等。要注意保持皮肤干燥，保持脚部清洁，每天可以洗脚数次，勤换袜子。平时不宜穿运动鞋、旅游鞋等不透气的鞋子，以免造成脚汗过多，脚臭加剧。趾缝紧密的男性朋友，可选择分趾袜，或在趾间夹吸水的柔软物品，以吸水通气。同时，患有脚气的男性朋友还要对自己穿过的鞋袜进行消毒处理，可以用日光暴晒或开水烫洗的方法，最好用布块蘸10%甲醛液塞入鞋中，装入塑料袋封存48小时，以达到灭菌的目的。

此外，男性朋友还要注意不要吃容易引发出汗的食品，如辣椒、生葱、生蒜等；保持情绪稳定，因为情绪激昂容易诱发多汗，加重脚气。

第四章　戒烟的老偏方

萝卜不起眼，戒烟很有效

症状 吸烟成瘾，难以戒除。

偏方 ①白萝卜切丝挤出汁液，加白糖调食。②白萝卜洗净切条，加白糖、白醋和陈皮拌匀食用，每天 2～3 次。

男人与烟的关系，就好像女人与口红。女人为了美丽而使用口红，男人则可能为了展现自己的成熟而吞云吐雾。不少男性在忧郁苦恼时用烟来放松自己，在得志开心时就用烟来犒劳自己。由于常年吸烟已形成烟瘾，待体会到“吸烟有害健康”，已是戒断困难。

吸烟危害健康是众所周知的事实。不同的香烟点燃时所释放的化学物质有所不同，但主要是焦油和一氧化碳等化学物质，会对呼吸道、血管内膜等组织造成损害。

流行病学调查表明，吸烟是肺癌的重要致病因素之一，特别是鳞状上皮细胞癌和小细胞未分化癌。吸烟者患肺癌的危险性是不吸烟者的 13 倍，如果每日吸烟在 35 支以上，则其危险性比不吸烟者高 45 倍。吸烟者肺癌死亡率比不吸烟者高 10～13 倍。肺癌死亡人数中约 85% 由吸烟造成。吸烟者如同时接触化学性致癌物质（如石棉、镍、铀和砷等），则发生肺癌的危险性将更高。

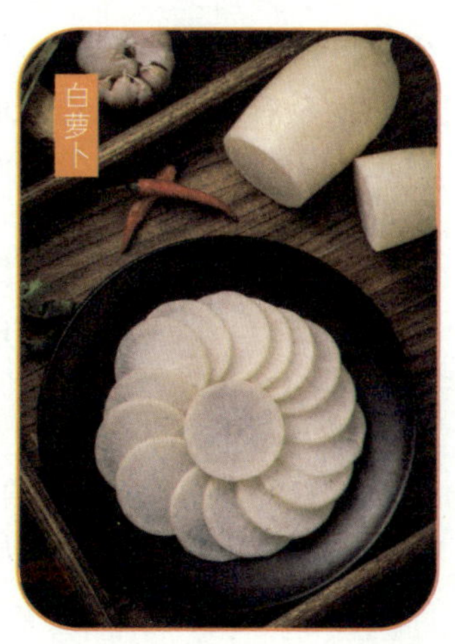
白萝卜

吸烟是许多心、脑血管疾病的主要危险因素，烟雾中的一氧化碳与血红蛋白结合形成碳氧血红蛋白，影响红细胞的携氧能力，造成组织缺氧，从而诱发冠状动脉痉挛，轻者心律不齐，重者心肌梗死。吸烟可引起胃酸分泌增加，使原有溃疡难以愈合，加重胃病。

香烟中的尼古丁具有精神活性的强化性，会刺激中枢神经系统，让吸烟者产生兴奋、欣快感，不断地重复使用导致吸烟者为了追求快感不能自拔。尼古丁有降低性激素分泌和杀伤精子的作用，使精子数量减少，形态异常和活力下降，影响未来宝宝的健康。戒烟后，由于身体缺乏了尼古丁的刺激，要自身调整到新的平衡，恢复正常健康代谢功能，开始会很不适应，因此便会产生一系列戒断症状，比如易疲劳、烦躁、难以集中精力、流鼻涕等，这些会使戒烟者产生了生病的错觉。他会自嘲地跟朋友说："您看，我吸烟时很健康，不吸反而生病了。"实际上，这些症状只是身体的一种短暂生理反应，是身体进行健康的调整、恢复正常心理功能的结果。它的出现恰恰表明，戒烟者的身体正在清除源于烟草中的尼古丁，而且大部分尼古丁会在完全戒烟后的 1～2 周内排出体外，那时戒断症状就会逐渐消失。

李强，28 岁，有 5 年的吸烟史，慢性支气管炎，每天要抽一包，近月咳嗽加重。三月前结婚，双方打算要小孩，但是妻子要求他戒烟。他尝试了一周，出现感冒症状，也没精神，工作效率降低。他的岳母告诉他萝卜戒烟法，每天清晨、睡前吃一小碟凉拌萝卜丝，吃了一天后，第二天抽烟感觉无味，连吃三天后感冒症状亦缓解，呼吸也更顺畅了，一个月后吸烟量减少了一半。

萝卜为何能抑制烟瘾呢？一是萝卜酸与香烟的化学物质结合会让人产生乏味甚至苦涩的味觉，第二就是萝卜富含胆碱类物质。尼古丁与体内的蛋白质结合促进形成乙酰胆碱，乙酰胆碱能兴奋中枢神经，戒烟后由于没有尼古丁的催化，乙酰胆碱生产减少，人就容易疲劳、情绪低落。吃萝卜正好可以补充这种物质。

中医学中，萝卜性平微寒，具有润肺、调畅气机、补气、消食、增进食欲的功效。既是蔬菜中的王者，又可当作水果来生吃。在旧社会，它又是穷人的水果；荔枝、苹果、梨等水果偏甜，而萝卜口感清脆爽朗。民间有"十月萝卜小人参"，"冬食萝卜夏吃姜，不劳医师开药方"之说。萝卜中维生素的含量比一般水果还多。

萝卜戒除烟瘾的具体方法：

（1）白萝卜适量洗净切成丝，用纱布把萝卜丝包裹起来，挤出苦涩的汁液，加入适量白糖调味即可。每天清晨吃一小碟这种糖萝卜丝汁液，吃后吸烟就会觉得淡而无味从而不想吸烟，慢慢克服烟瘾，达到戒烟的目的。

（2）白萝卜洗净，切成条，再加入少许白糖和白醋，最后加少许陈皮拌匀。陈皮可以去萝卜腥味，适合对萝卜腥味敏感的男士。服用酸性物质后吸烟味觉会变差，长期坚持这样吃可以逐渐地克制烟瘾。

戒除生理上的依赖容易，戒除“心瘾”难。长期用香烟陪伴思考、解忧容易对香烟形成心理依赖，因此在食疗的同时还应选择健康的放松方式，比如听音乐、唱歌、爬山、打球，防止烟瘾死灰复燃。

四步戒烟法＋针灸辅助＝成功戒烟

症状 烟瘾反复不能戒除。

偏方 ①四步戒烟法。②针灸来辅助戒烟。

据英国医疗机构分析，吸烟是目前英国人生病及早亡的最大单项诱因。一半的烟民会死于因吸烟引发的疾病，目前英国每年有 10 万余人死于此类疾病。英国全民医疗机构研究显示，员工吸烟让企业每年损失超过 20 亿英镑，其中因吸烟生病的损失是 11 亿英镑，利用工作时间吸烟带来的劳动生产率损失是 9.14 亿英镑，因吸烟引发火灾的损失是 1.33 亿英镑。

吸烟影响男性寿命。医学研究显示，吸烟、高血压、高胆固醇是中年男人的三大杀手，会折寿至少 10 岁。该研究始于 20 世纪 60 年代末期，英国政府对 1.9 万名公务员进行长达 40 余年的跟踪核查发现，男人在 50 岁时，假如吸烟、高血压、高胆固醇三个危险因素都同时存在，平均寿命只有 73 岁，而三个危险因素都不存在者，平均寿命为 83 岁，两组相差 10 年。

吸烟还影响男性智力。研究发现，相比不吸烟男性，吸烟男性智力下降速度明显加快。研究表明，长期吸烟可能对男性智力产生多种影响，例如记忆力损伤，认知技能全面下降，无法将过去经历与现实行为相联系等。而戒烟可以减缓智力下降的速度，戒烟越久，效果越明显。

戒烟是件难事，戒了抽，抽了戒，如此反复，让人非常痛苦。如果您“戒怕了”，不妨看一下四步综合戒烟法，它能增强您和香烟对抗的力量。

小王刚承包下来一家五金店，平时店里也不忙，闲着无聊就吸烟，越吸越上瘾，每天至少要抽 2 盒，花钱不说，还影响了身体健康。他认识到自己大量吸烟是因为太闲了，于是从网上下载了电子书，店里没人光顾的时候就看电子书来打发时间。这样，小王抽烟就相对较少了。

最近小王谈了个女朋友，对方不喜欢抽烟的男人，小王决定戒烟。于是，小王就从一些相关的书上翻找简易有效的戒烟方法。这天，小王偶然从一本书上看到了关于四步戒烟法和针灸戒烟法的介绍，说是效果不错的两种戒烟法。

既然效果不错，小王也很乐意尝试。除了在日常进行四步戒烟之外，他还每周去中医院针灸 2 次。这样坚持了 3 个月后，小王已经不再受香烟支配了。小王说通过戒烟自己不仅获得了健康，还收获了爱情。

偏方的具体使用方法：

1. 四步戒烟法

四步戒烟法中的四步，是四个步骤的缩写。

第一步，深呼吸：当烟瘾来袭时，深吸一口气，平静心情。

第二步，饮水：想吸烟时喝一杯水。

第三步，拖延：告诉自己等会儿再吸。

第四步，找其他消遣：分散注意力，比如看电视剧、电影、打游戏或者户外运动。

2. 针灸辅助戒烟法

针灸戒烟一般都采取王不留行贴压耳穴并配合体针的方式，每周治疗 2～3 次。中医认为，耳朵并不是单纯孤立的听觉器官，从全息现象来认识，耳郭就像是一个倒置的胎儿，相当于人体的一个缩影，全身五脏六腑、皮肤九窍、四肢百骸等部位，都通过经络与耳郭有密切联系。加上整个耳朵神经分布比较丰富，因而通过对耳部某些与人体相对应部位轻缓而持久的刺激，可起到调节全身功能的作用。

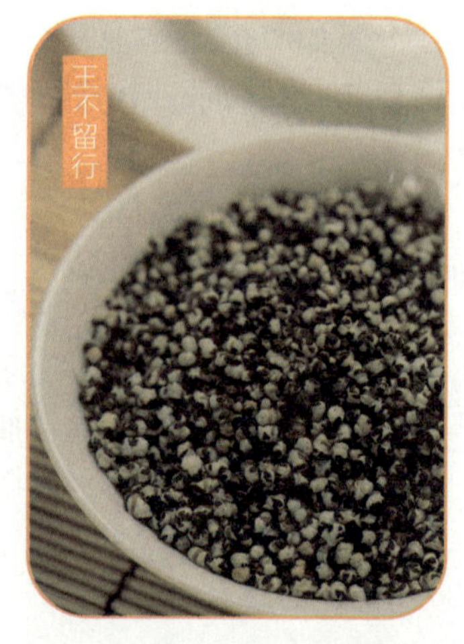
王不留行

一般由医师选准耳部对应人体的肺、口、胃、脾等穴位，贴压中药王不留行，以胶布固定，用食指、拇指按压至酸麻或疼痛始为得气。冬季贴压可停留于耳 5～7 天，夏季停留于耳 3 天左右，如有脱落，可随时去医院更换。贴压耳穴之后，还可配合体针加强疗效。

不少吸烟的男性朋友普遍认为，只要戒了烟，健康也会随着吸烟的停止而立刻到来。实际上吸烟对身体导致的各种危害不会因戒烟立刻消失，呼吸系统与消化系统的损害还会存留很长一段时间，烟龄越长损害越严重，需要恢复的时间也就越长。停止吸烟是“健康之旅”的第一站，戒烟的男性朋友需要通过良好的生活方式和饮食习惯改善身体状况，大致要注意以下几点：

（1）定期体检。40～50 岁的烟民，近 3 年内最好每年做一次胸片检查，有较长吸烟史（包括大量吸入“二手烟”）的人群，最好同时做肺功能监测。出现咳嗽、咳痰、痰中带血等呼吸道症状，及时就诊。

（2）坚持室外有氧代谢运动。每日 1 次，每次持续 20～30 分钟，慢跑、快步走、爬山、跳健身操等可以促进新陈代谢，加速烟毒排泄。

（3）常吃鲜鱼。每周吃 2～3 次鱼可起到肺保护作用。鱼类富含不饱和脂肪酸，同时可补充和增加白细胞表面磷脂的吸收，减少肺组织炎症介质和肿瘤坏死因子的产生，从而达到保护肺组织的目的。

（4）多吃新鲜蔬果。新鲜的蔬果富含维生素 C，可保护心脏和血管，增强抗烟毒能力和组织修复能力，帮助肝脏解除烟毒；维生素 B_2 能够分解焦油里的有害物，而果蔬中的纤维素可将分解物排出体外。因此，吸烟者应多吃些富含维生素 B_2 的食物，如蛋、乳类、香菇、花生、瘦肉、酵母、全麦等，以及菠菜、韭菜、白菜、苹果、梨等新鲜的蔬菜和水果。

（5）多吃坚果和粗粮。美国一项调查报告指出，坚果和粗粮等食物，可使吸烟者肺癌的发病率降低大约 20%。每天吃干果的量以自己的手抓一小把为适宜，粗粮一天吃一顿即可。

从穴位下手，减轻戒烟戒断反应

症状　戒烟开始后，感觉没有精神、身体不适甚至痒痛难忍，非常想通过吸烟得到缓解的戒断反应。

偏方　①针刺双手甜味穴（即“戒烟穴”），捻转后留针 15～20 分钟。②平刺百会穴，直刺神门穴，捻转后留针 30 分钟。

“清晨一支烟，精神好一天”“饭后一支烟，赛过活神仙”“朋友聊天，喝酒吸烟”“如厕吸烟，一带两便”，这些俗语被诸多吸烟的男性朋友所津津乐道，却置“吸烟有害健康”的标语与科学宣传于不顾，自顾自地享受这自以为安乐却无异于“饮鸩止渴”的“烟草时光”，令自己的身体健康一点点地被吞噬。

吸烟危害身体健康，除了容易导致肺部疾病、心血管疾病、骨质疏松以及呼吸道疾病等，还能诱发肺癌、胃癌、胰腺癌、膀胱癌、肝癌、口腔癌、鼻窦癌等 11 种癌症和多种慢性疾病。吸烟不仅危害自己的身体健康，“二手烟”还数倍地危害于您身边的家人和亲友，“烟雾”所含有的二氧化氮、氢氰酸、丙烯醛、砷、铅、汞等致病物质还会严重地污染大气环境。因此，对于吸烟的男性朋友来说，不管是为了自己，还是为了家庭，都应该打起戒烟的大旗，勇敢地加入戒烟的队伍中。

对于吸烟成瘾的人，戒烟是件很困难的事。当一个吸烟者决心戒烟时，一定要深思熟虑，切忌在心理准备尚不充分的情况下戒烟。否则，强烈的生理反应和心理依赖会使您难以忍受。一阵痛苦、犹豫之后，您可能戒烟不成，反而发生更严重的状况。

33 岁的大海已经有十几年烟龄了，但他十分享受有香烟相伴的时光，从来都没有想过要戒烟。但是，新婚后不久，大海的妻子本着优生优育的原则，坚决要求大海戒烟。大海虽然不太情愿，但为了下一代的健康着想，也就开始认真对待与执行“戒烟命令”，把烟、打火机都丢进垃圾箱。

妻子对大海的配合行动比较满意，可是没有想到没过两天，他就说忍受不了，坐立不安。感觉身体里有很多只小虫在爬，尤其看到别人在抽烟或是闻到烟的味道，心里就特别难受。就这样戒了又抽，抽了又戒，几个月下来烟瘾不减反升，对烟的渴望更加强烈了。

如今，戒烟产品有很多，市面上出售的戒烟产品不乏戒烟糖、戒烟药、戒烟打火机、电子戒烟器等，五花八门的产品让戒烟者眼花缭乱；戒烟的各种疗法也不少，诸如催眠疗法、电冲击疗法以及所谓的剥夺感观疗法（即将吸烟者关闭在完全无光、无物、无声的房间内施行戒烟）等。对于很多戒烟的男性朋友来说，戒烟不成功或者戒烟之后又复吸的情况时常发生，那是因为戒烟的朋友没有选对适合自己的戒烟方法。若是没能根据自身的情况选择适合自己的戒烟方法，那很有可能会像案例中的大海那样，戒烟非但没能成功，烟瘾反倒更强烈了。

20 世纪 80 年代，美国俄亥俄州针灸医师欧尔姆成功发现戒烟穴，并将此次发现成功应用在戒烟者身上。自此，针灸戒烟的方法流行起来，效果也非常显著，男性朋友不妨试一试。

针灸戒烟法，主要在于选择戒烟所用的穴位，取穴不同，效果也会有所区别。

目前，临床上常用的针灸戒烟的方法，主要有以下两种取穴与治疗方法。

1. 第一种取穴与针刺方法

体针常用穴，分二组：甜味穴；百会、神门。

备用穴：足三里、列缺、三阴交、关元。

甜味穴的位置：位于列缺与阳溪之间，距桡骨颈突边缘约一拇指之柔软处，有明显压痛之凹陷点。

操作方法：常用穴为主，效果不明显的时候，再加用备用穴。

常用穴每次取一组。甜味穴双侧同取。令患者手背向上，找到压痛点后以 28 号 1 寸针，垂直进针，刺入 0.8 寸左右。进针时要求患者吸气后屏住呼吸，至进针完毕才呼气，适当捻转至有明显胀酸之感，留针 15 分钟。以针后患者觉双手沉重感为佳。亦可用 1.5 寸毫针向上逆肺经的方向斜刺 1 寸后，用捻转补泻的泻法使戒烟者产生酸、麻、胀之感。

第二组常用穴也宜双穴同取。先取百会，以 28 号 1.5 寸毫针平刺，继取神门，以 1 寸针直刺，均至有胀重感后，捻转 1 分钟左右，捻转频率在 120～140 次 / 分之间，刺激宜略强，然后留针。备用穴每次 2～3 穴，均用针刺得气后，施平补平泻。均留针 30 分钟。

上述方法，每日或隔日 1 次，3 次为 1 个疗程。临床治疗总有效率为 91.0% ～98.2%。

注意事项：

（1）甜味穴又称甜美穴，为国外学者发现的一个戒烟有效穴位，取穴时要找准压痛点。针刺方法任选一种，但以前者更常用。已有的实践表明，仅用该穴多可获效。

（2）戒烟选穴时，以精少为好，一两个穴能有效时，决不任意增加。

2. 第二种取穴与针刺方法

耳针常用穴：口、肺、神门。

备用穴：皮质下、内分泌、内鼻、肾上腺、咽喉。

操作方法如下：一般仅取一侧常用穴，如效果不显时，可加 1～2 个备用穴。在双侧耳区探得敏感点之后，以 28 号或 30 号 0.5 寸毫针呈 45° 角快速刺入穴，深度以针尖抵达软骨为宜，至有胀或痛感后，快速小幅度捻转（频率约为 120 次 / 分）半分钟，至耳郭发热、潮红，留针 15～20 分钟。也可用弱刺激刮针术运针 10～15 分钟，力争感传通达胸部及全身较远的部位。两耳交替，每天 1 次或隔天 1 次，5 次为 1 个疗程。如果效果不明显，可以继续再做一个疗程。临床使用此法的有效率在 70% ～85% 之间。

注意事项：

（1）耳针戒烟，必须注意耳郭及针具的严格消毒。

（2）对于烟瘾大、烟龄长的吸烟者，运针及留针时间宜延长，或采用弱刺激刮针术为主。

（3）本法多于 3 次内见效，如超过 5 次未见效者，应改用他法。

神门，听名字就知道它是养神、安神的要穴。神门属于手少阴心经，是心的原穴，心藏神，“五脏有疾，当取之十二原”，所以神门通治各种神志病。戒烟而产生的焦虑、烦躁等不适，用神门解决再合适不过了。神门在腕部，取穴的时候仰掌，手掌小鱼际上角有一个突起的圆骨，圆骨后缘向上能够摸到一条大筋，大筋外侧缘（桡侧缘）与掌后横纹的交点就是神门。

甜美穴即“戒烟穴”，是戒烟的经验效穴，甜美在列缺和阳溪连线的中点处。研究证实，用它戒烟，能够起到破坏吸烟时产生的愉悦感的作用，甚至能起到让人对烟味产生厌恶感的作用，所以用穴位戒烟，必用甜美。

戒烟穴不仅能够缓解中断吸烟时产生的焦虑不安、精神萎靡、流泪流涎、咽喉不适、恶心呕吐等症状，还能改变吸烟时产生的愉悦快感，使人产生对吸烟的厌恶感而停止抽烟，从而达到戒烟的目的。

虽然针刺穴位来辅助戒烟能够收到不错的效果，但是这一方法也是具有一定风险的，最好是由较为专业的医师来操作。所以，男性朋友们想要使用上述针刺穴位的偏方来进行戒烟，一定要请专业医师操作，或者在其指导下使用。

当然，冰冻三尺，非一日之寒。对于长期吸烟的男性朋友来说，对烟的依赖性较大，即烟瘾不小。所以，戒烟也不是一朝一夕的事情，要在保证营养和睡眠的前提下，坚持到底才能胜利。

肺功能减退，腹式呼吸能护肺

症状 吸烟导致肺部功能减退。

偏方 有意识地多进行腹式呼吸。

呼吸是人的一种正常的生理现象，同时又是重要的养生之道。人在一呼一吸之间传递着生命的能量。但是，男性抽烟会对单纯的呼吸有所影响，还会造成呼吸系统的疾病，严重的还会引发鼻咽癌或者肺癌。吸烟所能造成的疾病且不说，我们先来看看吸烟会对男性朋友正常的呼吸造成怎样的影响。

人的呼吸形式分为胸式呼吸和腹式呼吸两种。胸式呼吸时，只有肺的上半部肺泡在工作，占全肺 4/5 的中下肺叶的肺泡却在“休息”。这样长年累月地下去，如果平时又疏于锻炼身体，久立或久坐，中下肺叶得不到锻炼，长期废用，易使肺叶老化，弹性减退，呼吸功能差。这样身体便无法获得充足的氧，满足不了各组织器官对氧的需求，影响机体的新陈代谢，加之烟毒的损伤，会使机体抵抗力下降，易患早衰。

每支烟燃烧时可产生一氧化碳 20～30 毫克。人们常说的煤气中毒，就是指一氧化碳中毒。若许多吸烟者聚集在拥挤且不通风的房间内，空气中的一氧化碳含量可达 0.05%，接近发生煤气中毒的含量。

一氧化碳与血红蛋白的亲和力比氧气高 250 倍，当人们吸入较多的一氧化碳时，一氧化碳与血红蛋白结合形成大量的碳合血红蛋白，而氧合血红蛋白大大减少，造成组织和器官缺氧，进而使大脑、心脏等多种器官产生损伤。

不吸烟的正常人体内碳合血红蛋白含量大约为 0.5%，而吸烟严重者体内的碳合血红蛋白高达 15% ～20%，也就是说有 15% ～20% 的血红蛋白丧失了输送氧气的功能，从而导致机体缺氧，加速身体器官的衰老。

烟焦油是一种棕黄色具黏性的树脂，含有多种致癌物，并且可以附着于吸烟者的气管、支气管和肺泡表面产生物理、化学性刺激，损害人体的呼吸功能。

同时，烟中的放射性物质，如烟燃烧时 210 铝、201 钋两种放射性同位素，吸烟时可被吸收入肺并沉积在体内。它们会不断放出射线，长期损伤肺组织。一个每天吸 20 支烟的人，1 年吸入的放射性元素的辐射量，相当于吸烟者 1 年拍了 300 张 X 线胸片。

烟草烟雾中还含有多种刺激性化合物，其中有氰化氢、甲醛、丙烯醛等。如 1 支无过滤嘴卷烟可产生丙烯醛 45 微克，氰化氢 100～400 微克，它们破坏支气管黏膜，并减弱肺泡巨噬细胞的功能，使肺和支气管易发生感染。

小杨今年 30 岁，自己经营了一家饭店。他 16 岁就外出打工了，从那时起开始吸烟，到现在已经有近 15 年的烟龄。最近他经常咳嗽、还发低烧，但自己感觉年轻抵抗力强也没有在意。有一天他陪着朋友去体检，自己也检查了一下，医师告知有轻度肺损伤，一定要尽快戒烟，否则病情恶化会非常严重，有可能会引发肺功能衰竭。按说在他这个年龄，没有外伤、过度劳累的情况下，出现脏器衰竭的可能性是比较小的。但由于不健康的生活习惯，长期大量吸烟，早衰找到了他的头上。

他听后很害怕，但一时戒不了，内心十分焦虑。一次去公园晨练，跟着一群人练习太极拳，与教授太极拳的师傅倾诉了自己的苦恼，太极拳师傅教给了他腹式呼吸法，说可以保护肺，让他试试，多做扩胸运动，配合腹式呼吸法：伸开双臂，尽量扩张胸部，然后用腹部带动来呼吸，这样可以保护肺部排出有毒物质，减少吸入有害物质。他学会以后，果然有轻松的感觉。

很多人呼吸太短促，往往在吸入的新鲜空气尚未深入肺叶下端时，便匆匆地呼气了，这样既没有吸收到新鲜空气中的有益成分，又没有排出毒素。如果烟民总是采取坐姿，进行浅短、急促的呼吸，会造成换气量不足，进而导致烟毒在体内的累积。

我国古代医家早就认识到腹式呼吸有祛病延年的奇功，并创造了“吐纳”“气沉丹田”等腹式呼吸方法。这种腹式深呼吸，吐故纳新，使人神清气爽。

腹式呼吸是让横膈膜上下移动。由于吸气时横膈膜会下降，把脏器挤到下方，因此肚子会膨胀，而非胸部膨胀。为此，吐气时横膈膜将会比平常上升，因而可以进行深度呼吸，吐出较多易停滞在肺底部的二氧化碳及其他有害气体。

腹式呼吸分为顺呼吸和逆呼吸。顺呼吸是在感觉舒服的前提下，尽量吸得越深越好；呼气时再将肌肉放松。逆呼吸与顺呼吸相反，即吸气时轻轻收缩腹肌，呼气时再将它放松。逆呼吸与顺呼吸的细微差别：呼吸只涉及下腹部肌肉，即紧靠肚脐下方的耻骨区。吸气时轻轻收缩这一部位的肌肉，呼气时放松。呼吸在这种方式下会变得轻缓，只占用肺容量的一半左右。逆呼吸比较轻缓，适合放松；顺呼吸程度较深，可以有效帮助机体吸氧，以及肺的排毒。

腹式深呼吸简单易学，站、立、坐、卧皆可，随时可行，但以躺在床上为好。仰卧于床上，松开腰带，放松肢体，思想集中，排除杂念，由鼻慢慢吸气，鼓起肚皮，将气吸满，再缓缓呼出，每分钟呼吸 4 次左右。

具体练习方法可参考以下步骤：右手放在腹部肚脐，左手放在胸部。吸气时，最大限度地向外扩张腹部，胸部保持不动；呼气时，最大限度地向内收缩腹部，胸部保持不动。如此循环往复，保持每一次呼吸的节奏一致，仔细体会腹部的一起一落。

经过一段时间的练习之后，就可以将手拿开，只是用意识关注呼吸过程即可。

腹式深呼吸是健肺的好方法，不仅弥补了胸式呼吸的缺陷，而且可使中下肺叶的肺泡在换气中得到锻炼，从而延缓老化，保持良好的弹性，防止肺的纤维化。做腹式深呼吸运动，还可使机体获得充足的氧，满足大脑对氧的需求，缓解戒断症状，使人精力充沛、神采奕奕。

家庭拔罐帮您轻松戒烟

症状 烟瘾难以戒除，脾气急躁，经常上火，咽干口苦。

偏方 取章门、行间、太溪、肾俞、水泉、肝俞等穴，用单罐法拔罐，或用药罐。

烟草本身就属于一种有毒物质，在制作过程中加入多种添加剂，点燃后释放有害气体，长期吸入会引发烟民身体一系列的病理变化，比如中医理论中所说的阴阳失调、气机升降异常或气血运行逆乱不畅。经常抽烟的男性朋友，身体肯定会受其影响，不仅会吸入有害气体，还会出现容易上火、咽干口苦的情形，更有的男性朋友情绪也会受到吸烟的影响。

以上所说的这些情况，就是家人劝男性朋友跟香烟决裂的原因。男性朋友戒烟成功与否，主要在于经过戒烟治疗手段之后，对吸烟的兴趣减少、依赖性降低，烟味感觉发生变化，比如感觉烟味变苦、变淡、无味或是感觉烟味太冲、恶臭难以忍受等。

有的男性朋友经戒烟治疗后出现痰多或者喉部有异物等感觉。大量临床研究成果证实，治疗后出现这种异常感越明显，则戒烟效果越好。这其实是身体自身的一个净化排毒过程。因为减少了有害气体吸入，肺肾功能逐步恢复正常，开始排出体内毒素，这时如果配合医药治疗，身体健康的恢复会更快。

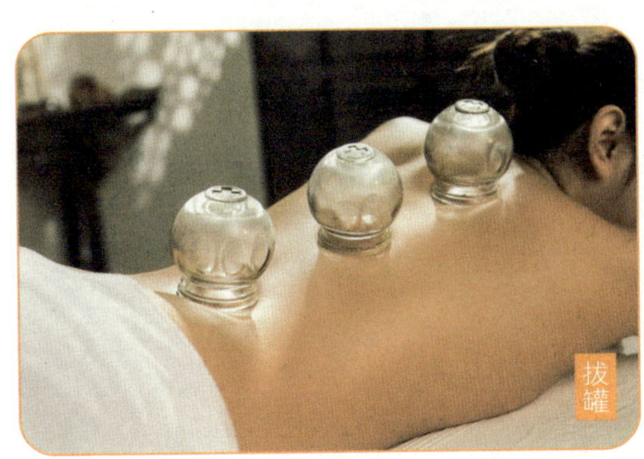
拔罐

中医拔罐疗法又称“角法”，拔罐是通过物理的刺激和负压人为造成毛细血管破裂瘀血，调动人体细胞的修复功能，增强对坏死血细胞的吸收功能，促进血液循环，激发精气运行，调理气血，以达到增强人体免疫力的作用。

1. 机械刺激作用

拔罐疗法通过排气造成罐内负压，使罐缘可以紧紧贴附于皮肤的表面，牵拉了神经、肌肉、血管以及皮下的腺体，可促进一系列神经内分泌反应发生，调节血管的舒缩功能和血管的通透性，改善局部血液循环。

2. 负压效应

拔罐的负压作用使局部迅速充血、瘀血，小毛细血管甚至破裂，红细胞破坏，发生溶血现象。红细胞中血红蛋白的释放对机体是一种良性刺激，它可通过神经系统对组织器官的功能进行双向调节，同时促进白细胞的吞噬作用，提高皮肤对外界变化的敏感性及耐受力，从而增强机体的免疫力。而且，负压的强大吸拨力还可以使汗毛孔充分张开，汗腺和皮脂腺的功能受到刺激而加强，皮肤表层衰老细胞脱落，从而使体内的毒素、废物得以加速排出。

3. 温热作用

拔罐局部的温热作用不仅使血管扩张、血流量增加，而且可增强血管壁的通透性和细胞的吞噬能力。拔罐处血管紧张度及黏膜渗透性的改变，淋巴循环加速，吞噬作用加强，对感染性病灶无疑形成了一个抗生物性病因的良好环境。另外，溶血现象的慢性刺激对人体起到了保健功能。

徐先生 53 岁，是某市制药厂的高级研究人员，近半年来常感觉精力不济，容易疲劳，有时做着实验都想打盹。有一次徐先生做实验时，试管里的浓硫酸不小心溅到了鞋上，皮鞋烧出了一个洞，幸好没有伤到脚。女儿和太太都非常担心，让他多休息。他请了两天假，可是睡也睡不着，而且越睡越难受。妻子跟他建议说“要不咱提前退休吧”，结果这一句话让他突然很生气，跟妻子大吵一架，还毁坏了一盆养殖多年的兰花。

这下，徐太太意识到丈夫也已步入更年期，身体各功能日渐衰退，但是自尊心特别强，最恨别人说他老，于是跟他说话时谨小慎微，生怕他不开心。

同时，徐先生烟抽得也越来越厉害了，一根接着一根。晚上听见他咳嗽，家人都很心疼，劝他戒烟又戒不掉。

徐先生的女儿在大学学习中药，有一次在讲座上听到了有关拔罐戒烟疗法的介绍，说是不仅能帮助戒烟，还能调理气血，提高身体的免疫力，改善不良的心情。于是，徐先生的女儿就想让爸爸试一试拔罐疗法。

刚开始徐先生不肯，后来抵不住家人的软磨硬泡，就去一个理疗机构进行拔罐治疗。没想到经过 1 个疗程的 12 次拔罐之后，徐先生的身体、精神状况有了较明显的改变，烟也不怎么抽了。这时徐先生才意识到拔罐疗法的益处，主动提出继续进行拔罐治疗，想把烟瘾戒掉，健健康康地度过今后的时光。

徐先生在更年期来临的时候，不仅精力不济、容易疲劳，还因为情绪不太稳定而抽烟抽得更凶。好在他有个孝顺的女儿，不忘把讲座上听到的好方法推荐给爸爸用。在家人的帮助和支持下，徐先生的精力和情绪大有改善，烟瘾也不像之前那么大了。

中医拔罐戒烟疗法首先要辨明患者体质，由于拔罐疗法属于泻法，所以体质虚弱、畏寒、经常腹泻的烟民不适合使用。拔罐戒烟对肝肾阴虚火旺的中年男性疗效较好，这种体质的男性常见舌红脉数、咽干口苦、咽喉肿痛、咳吐黄痰、脾气急躁、容易发怒、行事冲动、健忘、欲望强烈但易早泄。

治法总标：调补肝肾，育阴潜阳。

取穴：取足少阴及足厥阴经穴为主，章门、行间、太溪、肾俞、水泉、肝俞穴。

操作：在上述穴位应用单罐法拔罐，玻璃罐及竹、陶罐均可，肝俞、肾俞穴可调补肝肾，生精益血。

拔罐可以根据个人情况调整使用频率，一般每天 1 次，也可每天 2～3 次，或 2～3 天 1 次。巩固时期还可以降低使用频率，可以若干天 1 次。

拔罐虽然相比于针刺法操作较为简单，效果也不错，但家庭拔罐在操作时也要注意以下事项：

（1）确定患者体质，体质过于虚弱者就不宜拔罐。

（2）局部有皮肤破溃或有皮肤病的患者，不宜拔罐。

（3）拔罐时不宜留罐时间过长，控制在 8 分钟以内，以免造成起疱，尤其是患有糖尿病者，起疱会增加身体感染的概率。

（4）若在拔罐后不慎起疱，且直径超过 1 毫米，或每个罐内多于 3 个时，应及时送往医院处理，以防感染。

（5）注意罐子的清洁。1 人 1 套罐具，每使用 5 次后对罐具进行 1 次清洗。

除此之外，拔罐还可以辅助治疗急性及慢性支气管炎、哮喘、肺水肿、肺炎、胸膜炎等呼吸系统疾病，治疗时主穴可选大杼、风门、肺俞、膺窗。

需要特别提醒男性朋友的是，采用上述拔罐戒烟的偏方前，应该咨询医师，遵照医嘱进行使用，以免造成不必要的伤害。

戒烟困难，槟榔辅助戒烟

症状 烟瘾较大，尝试多种戒烟方法无效。

偏方 ①槟榔上钻洞放入烟油，热水泡后不时闻几下。②鲜槟榔扎小孔浸泡在淡盐水中，想吸烟时含吸槟榔中的盐水汁。

在很多男性看来，吸烟如同喝酒，可以分愁解忧，而且吸烟也是人与人之间交际的手段之一，可以拉近人与人之间的距离。但是科学证明，吸烟除了影响肺的功能外，对于男性来说，还会导致阳痿。

据调查发现，一个人的性功能及生殖能力，与其抽烟与否有密切联系。“经常抽烟的人，尤其是一天抽 10 支以上的人，其性欲要明显低于不抽烟的人，而且性生活次数也比不抽烟的人少许多。”更为严重的是，长期抽烟的男性出现性功能障碍的概率非常大。研究表明，每天吸烟 18 支的人，患严重勃起功能障碍（ED）的概率为 36.5%，若超过 20 支，ED 概率将升至 50%。

吸烟引发阳痿主要有以下两种方式：

1. 急性损害

这种多量吸烟引起对勃起功能的急性损伤，主要是尼古丁直接刺激人体内的交感神经，产生很多肾上腺素和去甲肾上腺素，这两种物质会让阴茎海绵体内的平滑肌收缩，结果阴茎就无法充血，勃起功能障碍就相继而至。

2. 慢性损伤

这是指长期吸烟所产生的对勃起功能的损伤，潜移默化慢慢发生，终极发展到勃起不济。慢性损伤主要涉及 3 方面影响：

（1）对阴茎神经控制的影响：长期吸烟会刺激交感神经，产生过多肾上腺素和去甲肾上腺素，造成勃起障碍。阴茎勃起需要神经末梢释放的神经介质发挥作用，让阴茎海绵体平滑肌松弛而阴茎充血。在众多神经介质中，一种被称为一氧化氮的神经介质对促进阴茎勃起作用最大。而目前经实验研究已经证实，长期吸

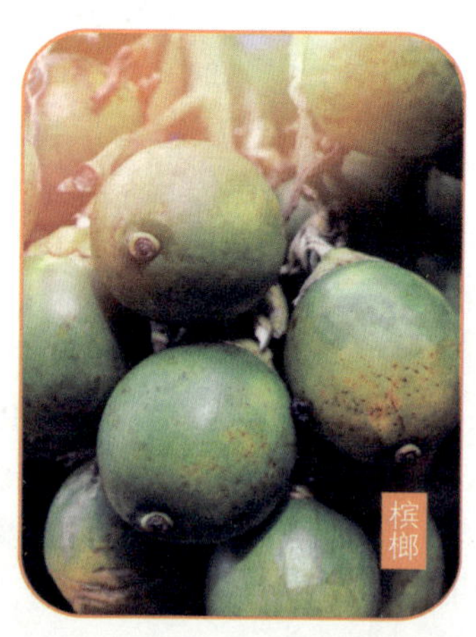
槟榔

烟后，阴茎海绵体内一氧化氮含量会明显减少，因此会发生勃起障碍。

（2）对阴茎血液供给的影响：吸烟造成阴茎血供给减少的现象，主要表现为阴茎动脉收缩压下降，勃起时动脉内血流速度下降，以及勃起的硬度减退。

（3）对保证阴茎勃起需要的性激素含量的影响：经研究证实，造成睾酮减少的原因，主要是香烟中的有毒物质破坏专门制造睾酮的睾丸内的间质细胞。一旦睾酮缺乏，阴茎勃起就没有了驱动力。

既然吸烟对性能力有如此大的负面影响，为了性生活的协调、家庭的和睦和自己的下一代着想，男性朋友就应该自觉将香烟戒掉。

戒烟后的好处一：戒烟可使您血液中尼古丁一氧化碳的浓度随着戒烟时间的延长逐渐降低，几周后味觉、嗅觉和肺功能得到改善，早晨刺激性咳嗽日渐好转；两年后，心脏病发作的危险明显减少；15 年后，患肺癌和与吸烟有关疾病的危险大大降低。

戒烟后的好处二：戒烟不仅使本人远离因吸烟引发的各种疾病，也可使家属子女免受被动吸烟之害。

戒烟后的好处三：戒烟能减少因购烟的经费支出，为家庭积累财富。

戒烟后的好处四：戒烟可使夫妻生活美满，养育健康后代，增进夫妻、父母与子女间的感情，家庭和谐，生活愉快。

老陈已经 40 岁了，自 20 多岁起一直在省直机关单位给领导当司机，多年来工作一向很稳定，有点小烟瘾。最近领导换届，由于不确定下一位上司是否会对自己满意，老陈心理上有不小的压力，烟抽得尤其厉害，有时候吸烟量是平常的两倍。但这么吸烟非但没有减轻思想负担，反而让他感觉特别疲劳。

最近老陈总是心神不宁，原来是出了“那方面”的问题。虽然一向体贴的妻子并没有说什么，但是他的心理压力很大，很担心自己是提前到了男性“更年期”或者遭遇了早衰。

为了搞清楚情况并解决问题，老陈抽空去男科医院咨询了医师。医师在具体了解了他的情况之后，就建议他戒烟。但是老陈说自己烟瘾非常大，很难戒掉，还有过几次戒烟失败的经历。于是，医师向他介绍了一个对戒烟非常有帮助的偏方——槟榔戒烟，还告诉他按照这个偏方来戒烟，肯定会事半功倍。

老陈回家后就立马开始了自己的戒烟行动。没想到，这个小偏方才用了 7 天，自己闻到烟味就感觉难以忍受，甚至会出现恶心的感觉，再也不想碰烟了。老陈就这么远离了以前视之如命的香烟，同时，“那方面”的功能也渐渐恢复了正常，原本已经“老夫老妻”的两人，又像恋爱时那么如胶似漆了。

槟榔戒烟偏方有多种，具体的使用方法如下：

（1）取 1 个槟榔，在上面钻一个小洞，把烟油放进去，再把槟榔放到热开水里。泡 1 小时之后，把槟榔取出来，时不时闻几下槟榔。一般人持续闻这样的槟榔几天之后，烟瘾就会大减了。

（2）取新鲜槟榔一枚，用钢针在果上扎无数个小孔，然后浸泡在淡盐水中，3 天后可用。想吸烟的时候取出含在口中，吸几口槟榔中的盐水汁，连用 7 天为 1 个疗程。一般经过一两个疗程，男性朋友再吸烟时就有恶心的感觉，如此即可达到戒烟的目的。

吃槟榔的历史相当悠久，宋代大诗人苏东坡曾有“红潮登颊醉槟榔”之句。明代李时珍对槟榔则有详尽的描述：“槟榔子既非常，木亦特异，大者三围，高者九丈……但性不耐霜寒，故不得北植。”其大者三围，高者九丈，如此巨大的槟榔树，无疑使我们想起《采槟榔》一歌：“高高的树上结槟榔，谁先爬上谁先尝……”这优美艳丽的曲调，令人有无限遐想。

槟榔为棕榈科植物槟榔的成熟种子，味苦、辛，性温，归脾、胃、大肠经，质重沉降。中医学研究证明，槟榔种子可入药，有杀虫、破积、下气、行水的功效，是我国名贵的“四大南药”之一。主治虫积、食积、气滞、痢疾、驱蛔，外治青光眼，嚼吃起兴奋作用。槟榔果实中含有多种人体所需的营养元素和有益物质，如脂肪、槟榔油、生物碱、儿茶素、胆碱等成分。槟榔具有独特的御瘴功能，是历代医家治病的药果，又有“洗瘴丹”的别名。我国民间有不少用其来帮助进行戒烟的偏方，都是通过各种方法让烟民对吸烟产生恶心的感觉，如此就能使戒烟事半功倍了。

槟榔碱的作用与毛果芸香碱（大剂量使用时可以表现出烟碱的作用）相似，可以兴奋 M– 胆碱受体引起腺体分泌增加，特别是唾液分泌增加，滴眼时可使瞳孔缩小，另外可增加肠蠕动，收缩支气管，减慢心率，并可引起血管扩张，血压下降，兔应用后引起冠状动脉收缩；也能兴奋 N– 胆碱受体，表现为兴奋骨骼肌、神经节及颈动脉体等。对中枢神经系统也有拟胆碱作用，猫静脉注射少量槟榔碱可引起皮层惊醒反应。槟榔对胆碱受体的作用，也是它能辅助戒烟的原因。

槟榔还有抗真菌和病毒的作用，可以增强身体免疫，减轻戒断症状。槟榔水浸液在试管内对堇色毛癣菌等皮肤真菌有不同程度的抑制作用。煎剂和水浸剂对流感病毒甲型某些株有一定的抑制作用，抗病毒作用可能与其中所含鞣质有关。

另外，食用槟榔容易引起腹泻，而采用吸气以及饮槟榔盐水的方法，可以降低槟榔的毒性。

若是有的男性朋友对槟榔过敏，或者不能承受其降低血压和兴奋骨骼肌、神经节、颈动脉体的作用，就不宜使用槟榔戒烟的偏方。所以，男性朋友在使用槟榔戒烟法之前，应该向专业医师或药师咨询。

烟瘾实在戒不掉，养肺护咽来补救

症状 烟瘾难戒，咳嗽、痰多，咽、肺不适。

偏方 罗汉果敲碎泡茶喝，直到冲泡出的水没有味道为止。

吸烟的危害已经众所周知，“吸烟有害健康”这句警示语却因为其出现的频率过高而渐渐失去了警示的意义。吸烟的危害有很多，它是导致慢性支气管炎和肺气肿的主要原因，而且吸烟者患肺癌、咽癌、口腔癌的概率比普通人更大。香烟中的尼古丁还会造成男性性功能减退和障碍，导致不育症。然而，对于嗜烟的人来说，戒烟是一项艰巨的工程。既想吸烟，又想保健，这往往会让广大男士陷入两难选择的困境。而且对于长期吸烟的人，突然戒烟还可能会引起内分泌失调和戒断综合征。因此，能戒烟的尽量早戒烟，不能戒烟的，也要学会一定的方法来补救，将其对身体的危害降到最低。

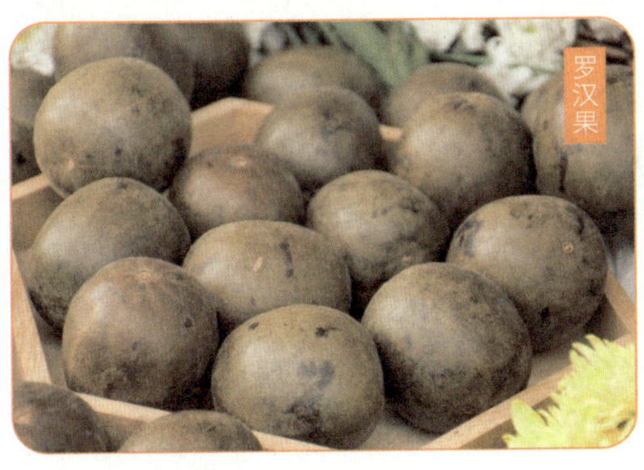
罗汉果

香烟为热毒燥邪之物，长期吸烟，最易伤肺，燥热侵袭肺脏，易引起多种病症。对于每个嗜烟者来说，吸烟所导致的不健康后果是直接危害呼吸道和肺部。有一个明显的现象就是吸烟者容易咳嗽，这是因为香烟中的有害物质侵害了口腔咽喉部位。

所以，爱吸烟的男性朋友，一定先保护好自己的肺和咽喉。一些养肺护咽的偏方，坚持使用可以减少吸烟对肺和咽喉的危害。

提到护咽，大家会想到喝胖大海茶，其实胖大海只有润喉的作用，对于护咽，罗汉果能起到更好的作用。罗汉果被誉为“神仙果”，有很高的药用价值。中医认为它性凉，味甘，归肺、大肠经，有清肺润肠、生津止渴、清热解暑、化痰止咳等功效。罗汉果泡茶对长期吸烟、饮酒的人尤为适用。

北京的王先生是一个名副其实的烟民，才 32 岁，却有着十多年的烟龄。他也曾有过几次戒烟经历，但最长的一次只坚持了 1 个月，最终还是向香烟屈服了。因为长期吸烟，王先生一直有咳嗽、痰多的毛病，最近两年尤为严重，而且还出现了气喘、睡眠不良的现象，这让他很痛苦。

王先生担心自己会患上支气管炎、肺气肿等疾病，但是又实在没有足够的毅力把烟完全戒掉。后来，他在医师的推荐下，开始经常饮用罗汉果茶，每天喝五六次。一个多月以后，王先生发现自己咳嗽的次数和痰量都在减少，肺部没那么难受了。王先生也渐渐明白了健康的重要性，开始每天控制烟量，尽量少吸烟，并向戒烟努力。

泡罗汉果茶的具体做法是：将一个比鸡蛋略小的罗汉果用小锤子敲碎，分成 8 等份。每一份作为一天的茶叶量，用水泡着喝，直到没有味道为止。

罗汉果的味道又苦又甜，不太好喝，但它有非常好的清咽利喉的功效。而且罗汉果并不难买到，一般的药店都有出售，一颗大概三四元钱。除了泡茶外，罗汉果还可以作为调料放入炖品中，也能发挥其药效。用罗汉果代替茶叶，对吸烟者来说是一个大有裨益的养肺之法。有不少烟民已经体验过它的效果了。

中医提倡食疗，很重视通过调节饮食来改善身体的状况，提高人体的抗病能力，因此主张通过进食一些养肺的食物来降低吸烟对人体的危害。

中医理论讲白色的食物，如百合、白萝卜、雪梨、白果、杏仁等都是入肺经的，而多吃这些白色食物可以去掉燥气。如用百合与大米熬粥、雪梨与川贝母和冰糖制成的蒸梨等，都有很好的养肺效果。杏仁对肺也有很大的好处，中医认为杏仁有润肺、平喘的功效。平时可以将杏仁泡茶饮用，或每天吃 10 颗杏仁，可以延缓衰老。但是杏仁有微毒，不可大量食用。

想要保护好肺这个“人体净化器”，维生素也必不可少。研究表明，吸烟者对维生素 C 的消耗量增大，而维生素 C 是人体内最好的抗氧化物质，对消除体内尼古丁、提高细胞抵抗力、保持血管弹性具有很大的作用。体内维生素 C 含量的降低会导致人体内的垃圾——自由基的大量堆积，加剧自由基对各种正常细胞的损伤作用。因此，吸烟的男性朋友们不妨多吃柑橘、草莓、猕猴桃、柠檬、番茄、辣椒等富含维生素 C 的果蔬。

同时，胡萝卜中的木质素也能增强免疫功能，降低肺癌发生率。因此，吸烟者还可以多吃胡萝卜。

另外，还有一些食物具有清肺的功效，如胡萝卜、梨子、木耳、豆浆、蜂蜜等。其中梨的清肺功效最为大家所熟知，效果也最为显著。梨可生津止渴，清热止咳等。它的用法有以下几种：

（1）把梨子的内部掏空，放入川贝母、冰糖、蜂蜜等一起煮食。

（2）带皮切块，放到碗里和冰糖一起上火蒸，蒸好后可拌入蜂蜜，趁热吃效果最好。

（3）连皮切成块，和木瓜、蜜枣、猪骨一起煮汤食用，有清肺热、开胃作用。

（4）将银耳泡发后，和梨一起放到凉水中煮汤，也可再放入枸杞子、枣等。

（5）可捣泥成梨糕，加冰糖后食用，也有清热、止咳之效。

此外，香烟的烟雾会刺激体内肾上腺素分泌，引起血胆固醇的增加，导致脑血流量的减少和脑萎缩，从而加速脑的老化。所以，吸烟者应少吃富含饱和脂肪酸的牛、猪、鸡、鸭等肉，宜多食含大量不饱和脂肪酸的鱼类、豆食品和富含纤维素的食品。

另外，从情智上讲，我们还要注意调整自己的心态，避免大动肝火，因为肝火犯肺，生气的时候肺也会受影响。所以遇事不要过喜、过忧，冷静处理，避免忧、怒、烦等消极情绪。春秋是肺病的高发季节，在这两季中，尤其要重视肺的保护。

总之，如果烟瘾难以戒除，就一定要注意在平时生活中来进行补救，上述的一些食物和罗汉果茶都是不错的选择。在戒不了烟的情况下，我们为了自身的健康，付出一定的努力是必须的。

第五章 解酒护肝的老偏方

解酒不能喝浓茶，试试葛花解酲汤

症状 酒后头晕、胸闷、恶心。

偏方 葛花、白豆蔻、砂仁、木香、神曲、陈皮、白术、青皮、茯苓、泽泻、猪苓、人参、干姜研细末，睡前开水冲服。

“感情深，一口闷，感情浅，舔一舔”，酒过三巡后，总会有人喝“上头”。遇到这种情景，一些“酒经考验”的男性朋友会催促服务员赶快上一壶浓茶来解酒。

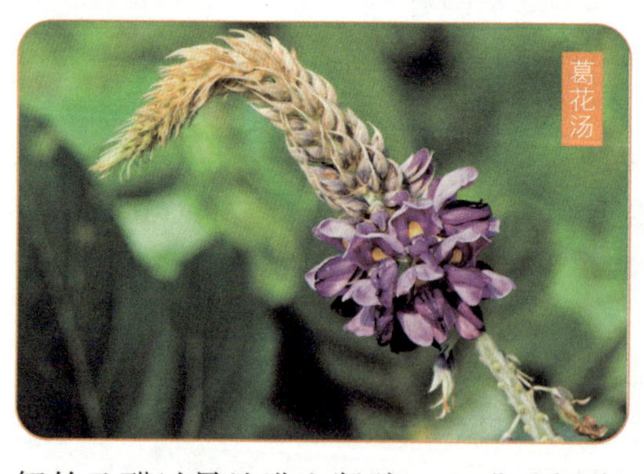

葛花汤

其实这种做法很不妥当，虽然喝上一杯浓茶后，头似乎没那么涨了，但心肾就会“很受伤”。

本来，酒精的绝大部分应在肝脏中转化为乙醛之后再变成乙酸，乙酸再分解成二氧化碳和水经肾脏排出体外。但酒后饮浓茶，浓茶中的茶碱可以迅速对肾脏发挥利尿作用，使得来不及分解的乙醛过早地进入肾脏。乙醛对肾脏有较大的刺激性，能对肾功能造成损害，严重者可危及生命。

同时，酒精进入人体内对神经系统有兴奋作用，会使心跳加快，血管扩张，血液流动加速。当人醉酒时，这种兴奋作用会加剧转变为一种不良刺激。

而茶叶所含的茶碱、咖啡因同样具有兴奋作用，这对醉酒人的心脏来说，等于火上浇油，更加重了心脏负担。因此，“浓茶解酒”的说法不但毫无科学依据，而且是极其有害的。

23 岁的小王，是一家私营建筑公司的质检员。有一次为了检查下属企业的工程，到了东部地区某乡镇。这个下属企业的工作并不让人满意，在座谈会上相关人员表示马上进行整改。座谈会结束后，大伙儿在食堂就餐，谁知刚一落座，一名工作人员就拿进来一箱白酒，小王表示不喝酒，可是工作人员不由分说将酒打开。

三杯酒下肚，大家都有了些醉意，喝酒由半推半就变成了来者不拒，不知不觉，一箱酒所剩无几。这时，突然从门外拥进来几个人，上来就要敬酒。就这样，一拨一拨的人轮番进来敬酒。那天下午，小王的胃翻江倒海，整整两天茶饭不思、滴水未进。

正当小王一筹莫展之际，下属企业领导介绍了一个老中医，给了几包药末。说每晚开水冲服，不日就会好。小王试着用了一下，还真挺灵，一晚就好了大半，两包过后，顿时神清气爽。

案例中老中医给小王的药末，用的方子就是“葛花解醒汤”，是解酒的妙方，屡试不爽。

葛花解醒汤见于《兰室秘藏》一书，由葛花、砂仁、白豆蔻各 15 克，青皮 9 克，神曲、白术、干姜、泽泻各 6 克，陈皮、人参、茯苓、猪苓各 4.5 克，木香 1.5 克，共 13 味药组成。该方的用法也比较简单，就是把 13 味药一起研成极细的末，每次用白开水调服 9 克。

葛花解醒汤主治饮酒过度、湿伤脾胃，因饮酒过度或湿伤脾胃导致眩晕呕吐、胸膈痞闷、饮食减少、身体疲倦、小便不利或腹泻，都可以使用。

该方是温脾胃、消酒积、利湿清热的效方，虽为治疗酒积之症而设，然其方配伍精当，力专效著，在芳香化湿、淡渗利湿之中，又寓以温中健脾，故临床上不拘于酒积之症，亦适用于其他湿热为患之证，如胃脘痛、腹泻、眩晕等。

葛花中的皂角苷，异黄酮类具有氧化还原作用，加速乙醇氧化，可使乙醇失去毒性，收缩和保护胃肠黏膜，减缓酒精的吸收，阻碍乙醇快速大量地进入血液循环。

适量饮酒的好处很多。适量饮酒，可以强心提神，助气健胃，消除疲劳，促进睡眠；现代医学认为，酒的主要成分是水和乙醇（酒精）。乙醇进入人体，可以引起血管扩张，脑血管扩张后血流量增加，可使大脑兴奋，疲劳感消失。由于酒对味觉、嗅觉的刺激作用，可以反射性地增加呼吸量和增进食欲。还有人研究推测，饮用少量酒可以提高血液中的高密度蛋白质和降低低密度脂蛋白水平，因而可以减少因脂肪沉积而引起血管硬化阻塞的机会。

在喝酒前先吃点饼干、糕点及米饭等食物，以减少乙醇对胃肠及肝脏的损害，减少脂肪肝的发生。

从乙醇的代谢规律看，最佳佐菜当推高蛋白和含维生素多的食物。如新鲜蔬菜、鲜鱼、瘦肉、豆类、蛋类等。注意，切忌用咸鱼、香肠、腊肉下酒，因为此类熏腊食品含有大量色素与亚硝胺，与乙醇发生反应，不仅伤肝，而且会损害口腔与食道黏膜，甚至诱发癌症。

缓解宿醉，拍一拍百会穴和天柱穴

症状 喝酒太多导致宿醉。

偏方 轻拍百会穴和天柱穴。

逢年过节都是宿醉的高发季节，白酒、啤酒、葡萄酒“酒酒不散”。很多男性朋友们因为工作或者交际，在应酬中难免喝点酒，但是如果经常大量饮酒，常常导致宿醉，可就会造成自己的痛苦和困扰了。

宿醉是指因过量饮酒的直接后作用导致的醉酒后状态，可能也与酒精中非乙醇成分有关。躯体症状有疲劳、头痛、口渴、眩晕、胃病、恶心、呕吐、失眠、手颤和血压升高或降低；精神症状包括急性焦虑、易激惹、过分敏感、抑郁，或罪恶感。宿醉的某些症状与酒精戒断综合征类似，引起宿醉所需的酒量因个人的躯体和精神状态而异。一般说来，醉酒期间的血液酒精浓度越高，随后出现的症状越重。宿醉一般只指单次饮酒的后作用，通常持续不超过 36 小时。

宿醉对身体有不少损害，并且有的危害比较严重：

（1）肝脏伤害：脂肪堆积在肝脏引起脂肪肝。

（2）胃溃疡：可引起胃出血而危及生命。

（3）神经系统伤害：譬如周边神经病变。

（4）大脑皮质萎缩：有报告显示部分慢性酒瘾者的大脑皮质有萎缩现象，也有部分病人有智力衰退的迹象。

（5）酒精性胎儿综合征：乙醇（酒精）在胎儿体内代谢和排泄速率较慢，对发育中的胎儿造成各种伤害，包括胎儿畸形、胎死腹中、生长迟滞及行为缺陷等。

宿醉最好的解决办法是充足休息，可助您快些复原。喝酒后来个热水浴可以促进血液循环，帮助新陈代谢，使酒精随汗水一起排出。不过有高血压、心脑血管疾病患者，酒后沐浴要小心中风，宜先稍作休息。乙醇使体内的细胞脱水。在睡前，补充大量的水，醒后再补充一次，有助缓解脱水引起的不适。多喝果汁或蜂蜜柠檬汁，既补充水分，又可加速酒精的代谢，同时能减缓恶心症状。吃一顿营养均衡的正餐，能补充各种流失的必需营养素；但要吃得清淡些，不吃油炸或脂肪食物。

34 岁的小刘因为工作需要，每周至少两三次应酬，每次至少 4 瓶啤酒，最起码喝个八九分醉，可真是“酒精考验”。每次喝多后回家就睡，第二天会心跳加速。有时会吐得一塌糊涂。整天迷迷糊糊的，要多难受有多难受。

小刘摊着手，表示打心眼里并不愿意喝，可没办法。每当听说身边有人喝到头晕呕吐、运动不协调，甚至有一部分还引发胃出血，小刘不害怕是不可能的。

喝醉可怕，喝得宿醉更可怕，第二天都昏昏沉沉地清醒不过来。自从跟一个盲人按摩师学会了小妙招，小刘宿醉的情况就减轻了不少。

小刘从按摩师那儿得来的对付宿醉的小妙招，就是拍百会穴和天柱穴。如果酒后感到头痛，则打击头顶的百会穴和后颈的天柱穴都有明显的效果。

百会穴，位置在头顶正中线与两耳尖连线的交点处。首见于《针灸甲乙经》，归属督脉，别名“三阳五会”。《采艾编》云“三阳五会，五之为言百也”，意为百脉于此交会。百脉之会，百病所主，故百会穴的治症颇多，为临床常用穴之一。百会穴的主治疾病为：头痛、头重脚轻、痔疮、高血压、低血压、宿醉、目眩失眠、焦躁等。此穴为人体督脉经络上的重要穴道之一，是治疗多种疾病的首选穴，医学研究价值很高。

天柱穴，在后头骨正下方凹处，也就是颈脖子处有一块突起的肌肉（斜方肌），此肌肉外侧凹处，后发际正中旁开约 2 厘米即是此穴。主治疾病为头痛、项强。

对这两个穴位的拍击方法是用空心掌轻轻拍击穴位，每次 10 下，可以解除醉酒之烦躁，保持神清气爽。

宿醉其实也是乙醇中毒的一种表现，只是情况比较轻微。乙醇中毒主要对脑组织起抑制作用，其消除方式主要是依靠氧化代谢。中毒后抑制可波及大脑皮层中枢，引起组织缺氧，使胆碱酯酶的活性减弱，乙酰胆碱不能充分水解而积累。当乙酰胆碱在体内积蓄过多时，不断激活交感神经纤维释放大量儿茶酚胺，促使微小动脉收缩或痉挛，引起微循环障碍，造成全身机能的运行不良。此时取穴以手阳明经穴为主，轻叩之，以改善全身机能的恢复。

如果感到胃闷、情绪不佳，可用力压肚脐上下左右 3 厘米处 6 秒钟，如此重复 10 次即可见效；或者指压第九、十根胸椎之间左右 2 厘米处的肝腧穴，也能使胃功能恢复正常。同时，握拳猛打肝腧穴，对于治疗宿醉也有显著功效。

对于上述缓解宿醉症状的偏方，最好在医师的指导下使用，以免对身体造成不必要的伤害。

尽管拍百会穴和天柱穴等解宿醉的方法很好，可要彻底告别宿醉，好好睡一觉是必不可少的。

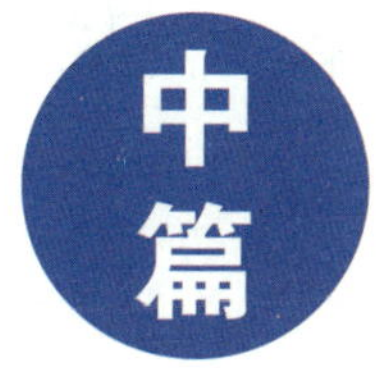

秘方

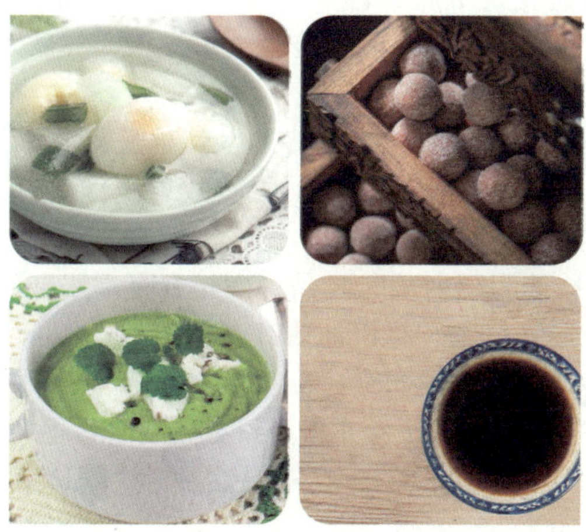

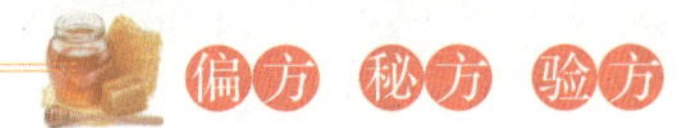

第一章　美容秘方

面容干燥无光泽，可用杏仁膏敷脸

皮肤干燥主要是季节变化、身体缺水等原因造成，使得皮肤变厚、变粗糙。每到秋冬季节，随着冷空气的来袭，空气中的水分变少，气候也就变得干燥。这时，人体的水分也会大大流失：人体的皮脂、水分分泌会逐渐减少，皮肤明显变得干燥，许多女性就容易由中性皮肤变成干性皮肤，尤其是中老年女性原本身体内的水分就大量减少，皮肤表层会显得更粗糙，脱皮的现象时有发生。

兰萍是一个业内小有名气的模特，尽管她长得并不是十分漂亮，但她身材高挑匀称，而且皮肤水嫩白皙，上妆效果极佳。对于自己那天生水嫩白皙的肌肤，兰萍也特别自豪。

一次，兰萍被选为国内某时装品牌次年春夏季服装发布会的开场模特，因为那个品牌的春夏季服装是以冰雪作为设计理念，所以就将发布会的地点选在了哈尔滨，以便在发布会中融入哈尔滨特有的冰灯文化。在发布会前的半个月，兰萍就被请去了哈尔滨，开始走秀训练。

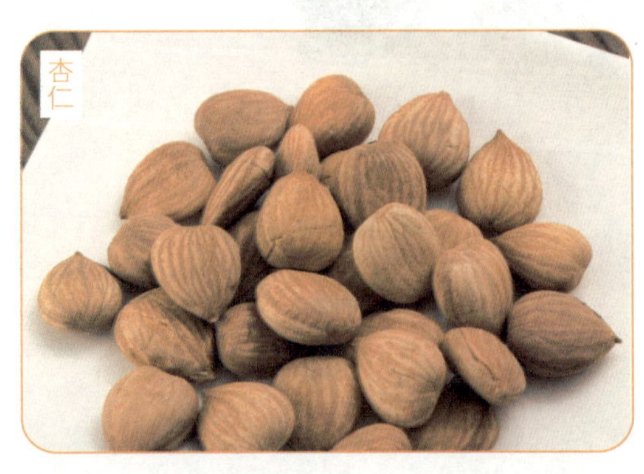
杏仁

兰萍是南方人，第一次来哈尔滨，才走下飞机，兰萍就感到刺骨的寒冷扑面而来，即便她穿上了特意买的加厚羽绒服，也还是冻得直打哆嗦，还好兰萍大多数时间都待在暖气屋里。

可几天后，当化妆师为兰萍设计妆容时，问题就来了。原来，因为好几天都待在暖气屋里，空气十分干燥，而兰萍还是使用那些她原来在南方时用的护肤品，就导致人体流失的水分比补充的水分要多得多，皮肤就变得干燥了，面色也有些发黄发暗，鼻翼和额头部分甚至还有轻微脱皮的情况，而这次发布会又要求给模特上淡妆，因此兰萍上妆的效果比化妆师预想的效果差了许多。

兰萍和化妆师都有些着急。这时，一直在一旁的化妆师助理开口说话了："我原先跟我爷爷学过一点中医，对于这种因为气候干燥而引起的皮肤干燥脱皮症状，可以试试杏仁膏敷脸。我自己也试过，补水的效果确实不错。"

接着，化妆师助理就为兰萍写下了具体的使用方法：准备牛奶 45 毫升，苦杏仁粉 10 克，蜂蜜 10 毫升，水适量。在杏仁粉中加入少许水，调成糊状，再将牛奶与蜂蜜加入杏仁糊中，搅拌均匀，成为膏状。洁面后，将杏仁膏均匀涂抹在脸上，注意避开眼部及唇部周围，并用保鲜膜覆盖在涂好杏仁膏的脸上，约 10 分钟后，取下保鲜膜，用清水洗净即可。

兰萍按这个方法每天都用杏仁膏敷脸，到了发布会的那一天，她的皮肤果然恢复了原先水嫩白皙的状态，顺利完成了发布会的开场走秀，媒体对她的表现好评如潮。

现代研究证明，苦杏仁中所含的脂肪油可使皮肤角质层软化，润燥护肤，有保护神经末梢血管和组织器官的作用，并可抑杀细菌。此外，被酶水解所生成的 HCN（氰化氢）能够抑制体内的活性酪氨酸酶，消除色素沉着、雀斑、黑斑等，从而达到美容的效果。牛奶能为皮肤提供封闭性油脂，形成薄膜以防皮肤水分蒸发，还能暂时提供水分，保证皮肤的光滑润泽。蜂蜜含有丰富的维生素及矿物质，具有滋润肌肤的作用，还能同时预防细菌生长，减少暗疮生长的机会。冬季皮肤干燥，可用少许蜂蜜调和水后涂于皮肤，能有效防止干裂。而将这三种物质结合在一起制成的杏仁膏，自然有着十分突出的润肤效果和美容效果。

洗澡后皮肤发痒，涂抹点芦荟汁补水

每到冬季，许多女人都会感觉自己的皮肤变得干燥，尤其容易在洗澡后出现皮肤发痒的情况，小腿上更是常常脱皮，那些小皮屑黏附在丝袜上，轻轻一扯动丝袜就皮屑满天飞，让人烦恼不已。针对这种情况，医师往往会建议减少洗澡的次数，因为热水会将皮肤上的天然油分彻底洗掉，而这种天然油分比浴后使用护肤品来缓解干燥要有效得多。此外，在冬季洗澡一般都不要超过 15 分钟。如果一定要洗热水澡，则要尽可能使用性质温和的浴液，最好不要使用香皂。洗浴后，应当在皮肤尚未完全干的情况下，为身体各部位涂上润肤品，这样有助于将润肤成分渗入到皮肤的真皮和皮下组织。

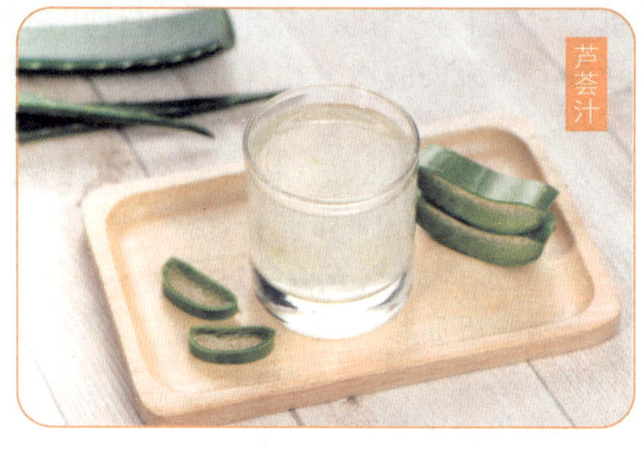
芦荟汁

小言从小就很喜欢洗澡，一天不洗澡她就会觉得浑身难受。进入冬天后，小言依旧坚持天天洗澡，却发现自己每次洗澡后，胳膊、前胸后背和大腿都会特别痒，挠也没有用，只有忍着，往往过一两个小时就不痒了。有时候洗完脸，小言的手背也会痒得要命，并会出现一些类似小水疱的东西，也是过一两个小时就会自行消失。

小言害怕自己得了什么皮肤病，赶紧打电话向姐姐咨询。姐姐说："你这应该是皮肤太干燥了，平时多注意涂抹点芦荟水就好，你可以直接购买芦荟水，也可以自己制作芦荟水。自己制作芦荟水的方法是：先用水将芦荟的叶子洗净，再将两边的刺除掉，用纱布包住拧出汁液，将拧出的芦荟汁液倒入瓶中，放入冰箱保存。每次使用时只需将芦荟液 2～3 滴倒在手心，再用数倍的水稀释，然后直接涂在皮肤上，分早晚各涂抹一次。如果你在使用芦荟水时加入 1 粒维生素 E，润肤效果更好。"

小言的宿舍没有冰箱，自制芦荟水的方法不太可行，她就给自己买了瓶芦荟化妆水，每天早晚涂抹全身，坚持了半个多月，小言发现自己洗澡后身体发痒的毛病真的就渐渐消失了。

小言觉得很神奇，就去图书馆查了一下资料，发现芦荟确实有减少皮肤表面水分蒸发的作用。将芦荟叶中的汁液涂抹在皮肤上，有一种滑腻的感觉，一会儿皮肤就感到十分滑爽，并在皮肤表面形成一层很薄的透明膜，能有效防止表面水分散失而造成干燥和皲裂。有实验证明：在 3 个培养皿中分别放入 10 毫升清水，然后分别加入 5 毫升水、甘油、芦荟液，结果发现蒸发量最少的是芦荟液，甘油次之，清水蒸发最多。

而且，芦荟液还能渗透皮肤，直接向皮肤提供水分。现代研究证实，芦荟中含有多种糖类、糖醛酸及其衍生物、氨基酸，能使芦荟胶产生明显的润湿和柔润作用，对角质层和其下的细胞有软化、滋润和营养作用。因此，芦荟才会被大量加入保湿护肤品中。

但要注意，在使用新鲜芦荟之前，先要进行过敏试验，具体方法是：

切下 3 厘米长的芦荟，将其去皮，然后将芦荟的果冻状部分取下，放在臂膀的内侧，再贴上纱布和油纸，最后用胶布固定，观察一晚，第二天早上取下纱布和油纸，观察臂膀内侧情况，若无红肿和发痒现象，则说明无过敏反应，如有红肿或发痒现象，则最好不要使用新鲜芦荟来保湿。

秋冬手足干裂，多吃胡萝卜可润肤

每到秋冬季节，气候就变得比较干冷，冷风一吹，许多爱美的女性都会发现自己原本水润的皮肤开始变得干燥，甚至会出现手足干裂疼痛的现象，而且，干裂面积还可能逐渐加大，并向深层延伸，造成更严重的健康问题。如果只靠保湿护肤品来调节，很难从根本上解决皮肤干裂的问题；如果用化妆品来遮盖，化妆品的某些成分还可能刺激皮肤，使得皮肤干裂的问题更加严重。从传统医学的角度来看，从内而外地调养肌肤，才是解决并有效预防手足干裂问题的最好方法。

王女士的皮肤平时保养得当，春夏时状态都很不错，尤其是手和脚，如水葱般白白嫩嫩，让女同事们羡慕不已。但是一到冬天，王女士的手部皮肤和脚后跟就会干裂，不仅有撕裂般的痛楚，工作和生活也很受影响，这让她十分烦恼。一个偶然的机会，王女士从报纸上看到：多吃胡萝卜不仅有助于保护视力，还可以治疗手足干裂。王女士就立即付诸实践，还找了不少胡萝卜食谱，每天变着花样吃。

吃了一段时间后，王女士发现自己手足干裂的现象确实有所缓解，而且同事们也夸她的皮肤越来越水灵了，纷纷向她讨教美容秘方。

从医学的角度来看，胡萝卜之所以能缓解手足干裂的症状，主要是因为胡萝卜含有丰富的 β－胡萝卜素，它在小肠内可以转化成维生素 A。维生素 A 对皮肤的表皮层有保护作用，可使人的皮肤柔润、光泽、有弹性，因此又被称为“美容维生素”。饮食中如果缺乏维生素 A，会引起皮肤干燥，角质代谢失常，易松弛老化。相反，如果为人体补充足量的维生素 A，就不会出现皮肤干燥甚至手足干裂的问题。

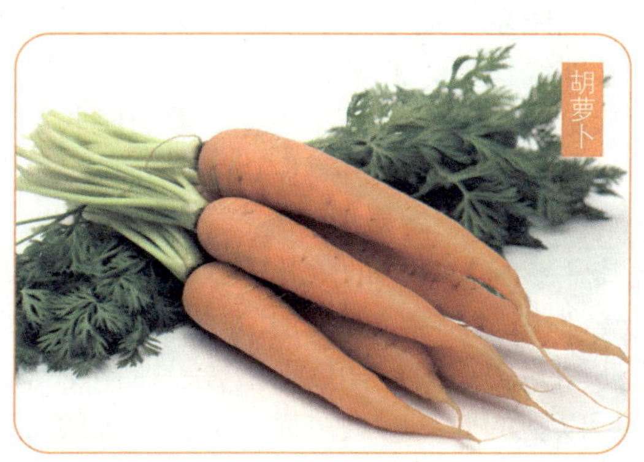
胡萝卜

要通过胡萝卜来为身体补充足量的维生素A，需要注意胡萝卜的烹饪方法。一般来说，胡萝卜的烹饪方法有两种：

一是切碎煮熟。因为β-胡萝卜素存在于胡萝卜的细胞壁中，而细胞壁是由纤维素构成，人体无法直接消化，唯有通过切碎、煮熟等方式，使其细胞壁破碎，β-胡萝卜素才能释放出来，为人体所吸收利用。

二是油炒或炖肉。因为β-胡萝卜素属于脂溶性物质，只有当它溶解在油脂中时，才能转变成维生素A，被人体吸收，所以胡萝卜用油炒，或和其他含油脂类食物同食，比如将胡萝卜切成块，加入调味品后，与猪肉、牛肉、羊肉等一起炖，可达到加倍滋润的效果。但注意烹调过程中不可放醋，因为醋会破坏β-胡萝卜素，明显降低胡萝卜的营养价值。

在干燥的秋冬季节，爱美的女性可以在家精心烹饪几道胡萝卜美食，既可以享受美味，又可以有效为肌肤保湿，由内而外地使皮肤健康美丽，何乐而不为呢？

此外，女性还可以多吃其他富含维生素A的食物，比如动物肝脏、鱼类、贝类等，一样能起到预防手足干裂的作用。当然，在通过食物内养皮肤、缓解手足干裂症状的同时，女性还要注意保持手足的清洁，每晚睡前都要用热水洗手洗脚，洗完后涂抹上护手霜、锁水霜或者维生素E，边擦边按摩，更快地促进皮肤水润状态的恢复。

多吃鸡蛋，为皮肤构建天然的“防晒层”

夏天来了，太阳中的紫外线远比其他三个季节要强烈得多，紫外线会破坏肌肤的细胞结构，使女性的肌肤快速衰老。因此防晒也就成了女性的必修课。除了避免在正午日头毒辣的时候出门外，女性们还喜欢使用各种各样的防晒装备：太阳镜、防晒霜、遮阳伞、遮阳帽、防晒服……尽管这些防晒装备能很好地避免肌肤遭受紫外线伤害，但又会“闷”坏女性的肌肤，容易导致肌肤发炎、汗斑等症状出现。其实，女性要想娇嫩的肌肤不怕晒，并不需要将自己的肌肤全部包裹起来，只需要做好基本的防晒措施，再多吃些鸡蛋，就能为肌肤构筑一个天然的“防晒保护层”。

吕美是个纤细漂亮的姑娘，尤其注意呵护自己的皮肤。她怕夏天，因为她怕热更怕晒，所以购置了大量名牌防晒用品。每天出门前半个小时，吕美都要在裸露的皮肤上涂擦三层防晒霜，出门后还要用墨镜、遮阳伞等防晒装备将自己遮得严严实实的，所以她的肌肤一直白皙无瑕，让她的女

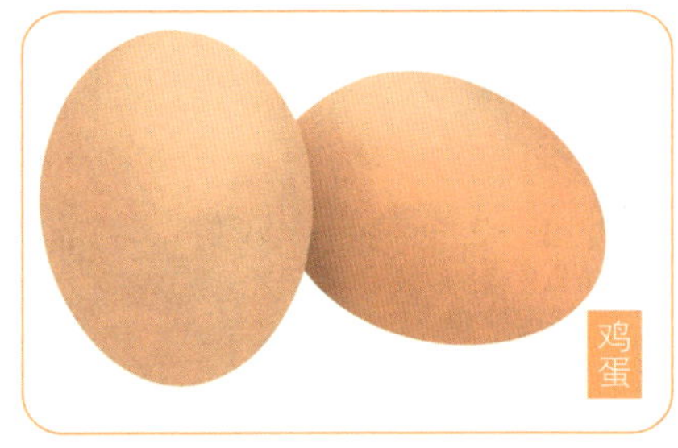

性朋友们羡慕不已。

吕美知道自己怀孕的时候正值盛夏。而吕美自从知道自己有了宝宝，便一改平日妆容精致的样子，将护肤品、化妆品、防晒霜统统束之高阁，每天顶着一张素脸出门。没多久，吕美就从白美人变成了黑美人，有时脸颊还会被晒伤。看着镜子中黝黑的自己，吕美心里懊恼极了，但一想到宝宝的健康，她就觉得这样是值得的。

后来吕美的母亲从老家赶来照顾她，看到吕美晒得黑红黑红的脸蛋，母亲心疼不已，于是就在她的早餐中加上了两个鸡蛋。鸡蛋可是吕美从小到大最不喜欢吃的东西，但一听母亲说鸡蛋既补充营养，又能防晒，她就毫不犹豫地吃了下去。坚持了一段时间后，吕美发现自己果然不那么怕晒了，脸上的皮肤好像也不那么敏感，很少被晒伤了。吕美笑说是肚子里的宝宝在保护她，人多力量大。

从医学的角度来说，吕美的皮肤抵抗紫外线的能力增强，确实跟她每天吃的两个鸡蛋有关。鸡蛋有“理想的营养库”“最优质的蛋白”的美誉，鸡蛋中蛋白质的氨基酸比例非常适合人体的生理需要，很容易被吸收，利用率高达 98% 以上，具有很高的营养价值。鸡蛋中含有丰富的钙、磷、铁、维生素 A 和 B 族维生素，还含有其他许多种人体必需的维生素和微量元素，是备受女人喜爱的营养食物。不仅如此，鸡蛋中含有大量的硒元素，还可以为皮肤表层构筑一个天然的“防晒保护层”，从而增强抵抗紫外线的能力，降低皮肤癌发生的概率。所以，为了保护好自己的皮肤，女人应多吃些鸡蛋。当然，女人也可通过服用一定量的硒元素片剂来达到防晒效果，但具体服用量应咨询专业医师。

尽管鸡蛋好处多多，但在吃的数量上要科学合理。如果毫无节制地多吃鸡蛋，会因为过度摄入胆固醇而增加肝脏负担，或是使得营养过剩而引起肥胖。此外，鸡蛋也并不具备人体需要的所有营养成分，比如它不含碳水化合物，也几乎没有维生素 C，因此还是要搭配食用谷类和蔬菜。那么女性一天吃几个鸡蛋才比较合理呢？从营养学的角度来看，要保证膳食营养的平衡，满足机体的需要，又不至于营养过剩，在摄入鸡蛋时需要做到：

少女和儿童：正是长身体的时候，新陈代谢快，每天可以吃 2～3 个鸡蛋。

青年和中年女性：从事脑力劳动或者轻体力劳动的女性，每天吃 2 个鸡蛋比较好；从事重体力劳动，消耗体能多的女性每天可以吃 2～3 个

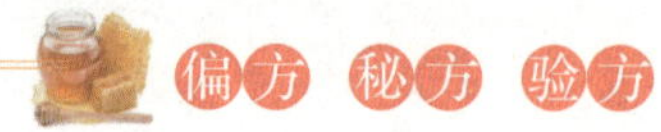

鸡蛋。

孕妇、产妇、乳母或者大手术后正在恢复期的病人：由于需要多增加优良蛋白质，每天可吃 3～4 个鸡蛋，但不能再多了。

老年女性：因为身体消化功能减退，每天吃 1～2 个鸡蛋比较好。

缓解晒伤疼痛，薰衣草精油来帮你

有的女性在夏季会发生日照性皮炎，如果不妥善处理，便容易形成黑斑，影响皮肤健康。

艾馨的公司最近规划在市里修建一座大型的商业中心，公司老总对这个项目十分重视，天天去实地考察，而身为老总助理的艾馨自然也得跟着老总跑东跑西地忙活。当时又是在夏天，天天都是艳阳高照，阳光强烈得要命，艾馨即便是时不时地涂抹高防晒系数值的防晒霜，皮肤也还是被晒得红红的，还略微有些痛。

考察结束后，艾馨发现自己的皮肤又红又肿，耳朵上还起了水疱，疼得厉害，于是便去附近的医院看皮肤科医师。医师检查后，就给她开了方子：口服氯雷他定分散片，外用红霉素软膏。用了几天，艾馨感觉红肿的情况有所减轻，水疱也消失了，但晒伤的部位还是很疼。

去医院复诊时，医师看她的情况好了许多，就不建议她再使用药物治疗，而是建议她使用薰衣草精油来缓解晒伤疼痛。

具体方法是：用薰衣草香薰油 5 滴、15 毫升底油，将其混合在一起，早晚各一次将之涂在受伤的皮肤上。薰衣草香薰油不但可舒缓晒伤的痛楚，加速皮肤的康复，还可滋润皮肤。

此外，晒伤者可改用相同分量的甘菊香薰油代替薰衣草香薰油，亦可两者同时使用，但需注意底油应多用一倍。另外，晒伤者亦可把薰衣草及甘菊香薰油各 10 滴加入冷水内，进行 30 分钟或更长时间的浸浴。

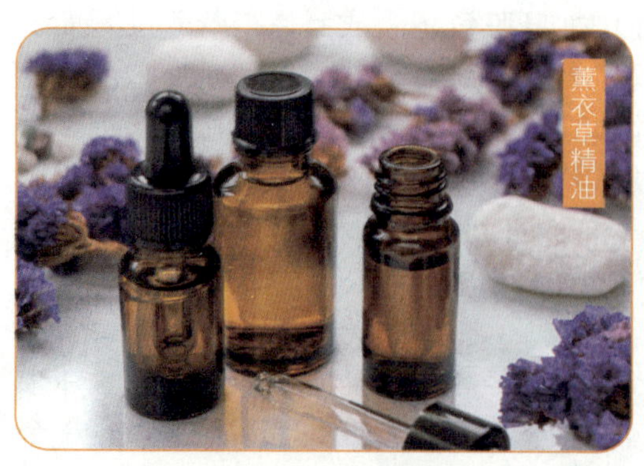
薰衣草精油

为了保证防晒修复的效果，女性一定要选择那些质量优良的植物精油。一般来说，选择植物精油时需要注意以下几点：

（1）看精油的品名标示：国际芳香疗法制造商协会严格要求，只有100% 萃取自天然植物的精油才能标示“Pure Essential Oil”。如果产品中只添加了少量的精油成分，那么产品的名称只能以“Aromatherapy Oil”等名称来标示。

（2）看精油的包装瓶：日光、灯光、高热、潮湿都会破坏精油的成分，所以精油必须以深色玻璃瓶装来保存。目前纯精油装瓶大多为深褐色、琥珀色、深蓝色、深绿色的玻璃瓶。其中，深蓝色和深绿色玻璃瓶的价格较贵，因为它对精油的保存期间要比深褐色和琥珀色的长 6 个月。

（3）看精油的颜色质地：劣质精油呈白色或透明色状，而纯正精油的颜色是黄色或淡黄色。把精油滴入热水中，纯正精油会散成一颗颗小油珠，渐渐融进水里，而劣质精油则成片漂浮水面，像油入水一般。

每天喝点五加皮酒，让肌肤白里透着红

许多女人都讨厌酒，尤其讨厌酗酒的人。可在中国，春节拜年要送酒，请客吃饭要喝酒，联络感情要醉酒……似乎谁都离不开酒。众所周知，酒精会让女性的毛孔粗大，好像酒和美容一点关系都没有，反而会害了脸，害了皮肤。其实，对于美容养颜来说，酒还是有积极作用的。

赵老太太已经接近六旬了，皮肤依然光洁白净，这与她长期饮五加皮酒有关。多年前，她从柜子里翻出一坛五加皮酒，开始每顿一小杯酒。直到那坛五加皮酒喝得底朝天时，老伴突然说道：“老伴儿，你就一点儿都不给我剩？你去照照镜子，看看那脸咋像桃花似的呢？”赵老太太以为老伴又在消遣自己，可是没想到左邻右舍也都总是问她是不是刚跑步回来，还是化妆了，怎么脸上像涂了胭脂似的红润？

赵老太太知道老赵肯定明白其中的缘由，让他一五一十道来。老赵憋住笑，说：“你喝的那酒可是个好东西！”

这件事传到了儿媳妇的耳朵里，儿媳妇感慨公公婆婆的伉俪情深之余，也开始关注五加皮酒美容养颜的作用。儿媳妇还专门向一位中医朋友讨要了一个自制五加皮酒的方子，具体做法是：

准备 250 克刺五加皮，1200 毫升白酒。然后将五加皮浸到白酒之中，10 天后就可以喝了，每次 15～20 毫升，每天 2～3 次，天天坚持下来就能

见效。但要注意，有阴虚火旺的女人最好不要饮用，否则会影响身体健康。

五加皮酒是五加或者短梗五加等的根皮煮成浓汁，加上曲米酿制而成的。女性适量地喝五加皮酒，的确对身体大有好处。从医学上讲，五加皮酒食性辛、温，归肝、肾经，是活血强筋的养生饮品。平时适量地喝一点儿，可以活血脉，强筋骨，适用于中老年女性饮用，不仅有一定的延年益寿的作用，还能促进血液循环，使肌肤白里透红，与众不同！

每天一碗枸杞酒酿，皮肤细腻有光泽

当皮肤表面的老旧角质越聚越多，肌肤就会变厚、变粗糙，毛孔也变得粗大，肌肤也因为无法顺利地吸收水分和保养成分，变得暗沉、干燥，这样一来就会刺激油脂分泌，使油脂分泌加速，毛孔粗大的情况就卷进了恶性循环之中。

刘薇也有这样的烦心事儿。她今年高三，虽说正是高考冲刺的紧要阶段，但是她总是被自己粗糙的皮肤弄得分心。正值青春期的她本应该拥有光滑细嫩的皮肤，却因为学习压力大，经常熬夜复习，脸部皮肤毛孔开始变得粗大，皮肤外油内干，完全不像以前那么光滑了。

为此，刘薇用过很多有收缩毛孔效果的洗面奶，大多都是强效去油脂的泡沫丰富的洗面奶。每次洗完之后，她确实感觉清爽多了，但也会感觉皮肤有些干。这样下来，皮肤越洗越干燥，毛孔粗大的问题也没有得到解决。刘薇妈妈觉得内调也许会更有效果，于是向做中医的朋友打听，看有没有小偏方可以恢复皮肤的紧致细腻度。最终，刘妈妈从一个中医师朋友那儿得到了一个据说很有效果的秘方——枸杞酒酿。

枸杞酒酿的做法很简单，一学就会，一点儿都不费事。首先，准备好材料：200 克酒酿，50 克鹌鹑蛋，5 克枸杞子和适量的冰糖。将鹌鹑蛋敲开壳，取出蛋液，搅拌均匀备用。接下来，将酒酿煮沸，将枸杞子、冰糖和鹌鹑蛋液依次加进去，再用大火煮沸，盛到碗里，等不烫嘴就可以享用了。

于是，刘妈妈每天给刘薇做一碗枸杞酒酿。枸杞酒酿又好看又好吃，刘薇便很听话地坚持了下来。两个月之后，刘薇惊喜地发现自己的皮肤细腻了很多。

想要肌肤美丽，告别粗大毛孔、油脂分泌旺盛，爱美的女性们不妨学着刘妈妈的秘方，给自己做一碗枸杞酒酿！从医学的角度来说，枸杞酒酿之所以能够美容养颜，收缩毛孔，是因为枸杞子味甘性微寒，归肝、肾、肺经，含有丰富的维生素 A，有滋阴、益精、养血的功效；鹌鹑蛋中含有丰富的蛋白质、维生素 A、维生素 E 和 B 族维生素等。将枸杞子、鹌鹑蛋和酒酿一起煮，会产生酶类和活性物质，这些对女性的皮肤很有好处。

还在为毛孔问题烦恼的女性们，赶快试试这个秘方，坚持每天一碗枸杞酒酿，毛孔粗大问题一扫光！

在薏米粥中加点牛奶，轻松改善皮肤粗糙

在日常的生活中，强烈的紫外线照射，干燥环境的影响，工作压力大，不良的生活习惯如熬夜、吃快餐等，都会导致女性的肌肤越来越干燥。长期得不到改善的话，皮肤就会出现干裂粗糙的现象。

卫梅从 15 就开始长青春痘，一直是此起彼伏，直到最近几年才慢慢地消停了，但是脸上的皮肤却变得比较粗糙。这可能是卫梅以前用的去痘去油的护肤品太多，虽然去掉了油脂，可皮肤的自然保护膜也被破坏了。现在，她经常觉得脸上干干的，稍微化点妆之后，脸上就会显得疙疙瘩瘩的。有时候工作忙起来要加班，脸上还是会起痘痘，让她很窝火。

卫梅平时会关注一些美容论坛和网站，一个偶然的机会，一个有关皮肤干燥粗糙的帖子引起了她的注意。卫梅像抓住一根救命稻草一样，赶紧把那个帖子中所说的秘方——薏米牛奶粥的具体做法记了下来。

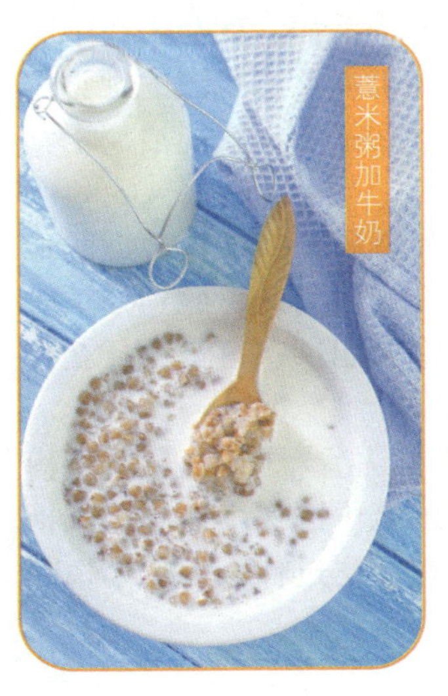

薏米粥加牛奶

薏米牛奶粥做起来十分简单：准备 250 毫升鲜牛奶，15 克薏米，将薏米浸泡 4 个小时之后，放进锅里加适量的水煮成粥，煮熟之后加进去鲜牛奶，搅拌一下，调小火再煮 5 分钟就可以出锅了。

卫梅每天晚上按照秘方的做法，给自己做一碗薏米牛奶粥，老公刚开始还笑说用了那么多

的护肤品，还常去美容院，都没什么长久的效果，现在这碗粥就能起作用啦？卫梅不管他，心里暗暗祈祷奇迹出现。连续 1 个月之后，卫梅的皮肤真的开始有了改变：白了嫩了，化妆之后不再像浮在皮肤上，服帖了很多。半年之后，卫梅的皮肤不但变得光滑、白嫩，毛孔细腻，连眼角嘴角的皱纹都少了！

从医学的角度来说，薏米是利水渗湿的药材，有清热解毒、利尿化湿的作用，其中含有的蛋白质、维生素 B_1、维生素 B_2 等营养成分，使皮肤变得更加光滑的同时，还能减少脸上的皱纹。

只要每天喝一点薏米牛奶粥，轻松改善皮肤粗糙，让皮肤光滑白皙，有光泽。身为爱美女性的你，是不是也跃跃欲试了呢？

脸上长痘痘，不妨点按承浆穴

春天到了，痘痘也“双手除不尽，春风吹又生”了。虽然说眼不见为净，可生性爱美的女性大多喜欢照镜子，而一对着镜子里的自己，都会越看越碍眼，常常会动手把痘痘挤掉。而挤痘痘不仅很伤皮肤，还可能造成细菌感染，重可毁容。因此，女性不要乱挤青春痘，而应该采取科学的预防和治疗痘痘的方法。

李梅出生在一个传统的家庭，听爸爸说，爷爷的爷爷那辈是医师，是方圆百里有名的中医，以前还有人送过“活神仙”的匾额呢！也许就是因为这个原因，家里谁要是有个头疼脑热、腰酸背痛的毛病，就会去找中医看看，而不是去西医医院。可李梅不这样想，已经上大学三年级的她觉得很多老中医都是“骗人”的，就那么望、闻、问、切一下，就能治病了？她才不信。直到一件事改变了她对中医的看法。

3 年前，李梅的脸上开始长青春痘了，脸颊和鼻翼上都是青春痘的地盘。这让年纪轻轻的她羞于见人，更别提找男朋友了。为此，她到处求医问药，花费了不少冤枉钱，道听途说的方法她也敢大胆试，可都没什么持续的效果。

爸爸说：“你这样病急乱投医是不行的，我带你去看看中医吧。”李梅随着爸爸去了家人最信赖的那家中医馆。中医馆的老中医仔细地看了李梅脸上的青春痘，详细地问清楚她以前做过什么治疗，吃过什么药，李梅都据实回答了。

老中医沉吟片刻，说："以前也有你这个年纪的姑娘来求过医，当时我给她开的是个中药偏方，不过你之前吃过很多西药，现在就不能随便吃药了。"李梅急了，问："那怎么办呢？"老中医说："办法是有，不过你得了要领之后，回去要坚持下去。"李梅重重地点了点头。老中医告诉她："经常点按承浆穴，可以祛痘。"并且给她指出承浆穴的位置，就在嘴唇正下方凹陷处。李梅听得半信半疑。不过怀疑归怀疑，她还是按照老中医的方法做了。

没想到，一个多月之后，李梅发现自己脸上的油脂没以前那么旺了，痘痘真的少了，丘疹和脓疱也慢慢痊愈了，原先凸起来的地方平复了很多。李梅摸着比原先平滑很多的脸，不禁对那位老中医佩服得五体投地。

但是她不明白的是，为什么经常点按承浆穴能祛痘呢？再次见到老中医的时候，她连忙向他讨教这个问题。老中医说，承浆穴属于任脉，人身的前后有任脉和督脉，这两脉都是起于会阴，不同的是，任脉终于承浆穴，而督脉终于龈交穴。任脉与督脉就是在承浆穴这个穴位上相接循环，构成人体的一小周天。并且此穴连通女性的卵巢，能够有效地调节人体内分泌，加速激素的分泌。因此点按此处，可以祛风通络，消肿益颜，除了能减少痘痘外，还能缓解脸部油脂分泌过剩的状况。

老中医还嘱咐李梅，日常生活中，患了青春痘要注重一般治疗，以防青春痘的产生或增多。

首先，要保持轻松乐观的心情，过有规律的生活，注重饮食的合理，比如不要喝浓咖啡和浓茶，避免吃辛辣刺激的食物，少吃糖果和高脂食物，更不能抽烟喝酒，要多吃蔬菜和水果；如果情绪波动太大、生活饮食不规律，会引起或加重青春痘。

其次，在护理方面，要注意不要挤压皮疹，有脓疱或囊肿洗脸时不要过于用力，以免使脓疱或囊肿破损而引起发炎。选择洁面的产品，如果属于油性皮肤，要用碱性大些的香皂或者洗面奶；如果属于干性皮肤，则要选择碱性低些的香皂或洗面奶。

多喝桃仁山楂粥，让痘痘快速消失

脸上老长痘痘怎么办？许多年轻女性都有过或者正在经历着千辛万苦的"战痘"：好不容易脸上的痘痘少了一些，可一吃点辣的、油腻的东西，或者熬夜错过了美容觉的时间，痘痘就卷土重来了，脸上凹凸不平，让人

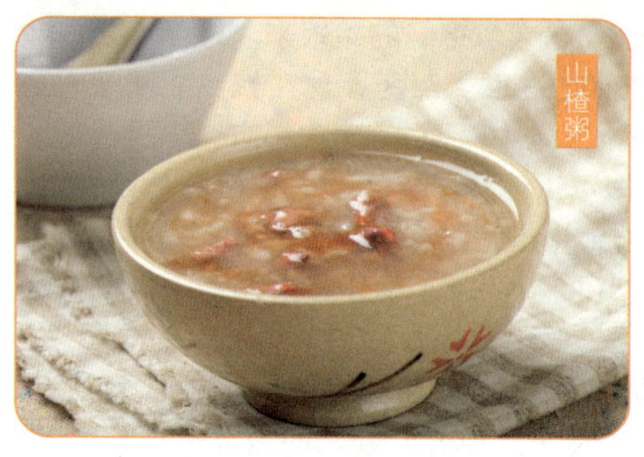

格外地烦恼。

夏青青自称是“战痘圣佛”，才20岁出头的她，已经有了好几年的“战痘”经历。其实夏青青的五官长得很清秀，柳叶眉，目如点漆，肤色白皙红润。可是她的自信全被那些常常来她脸上捣乱的痘痘给毁了。额头上，鼻子旁边，嘴巴四周，甚至还有后背，都是痘痘的“阵地”。夏青青这几年尝试过很多办法，各种祛痘洗面奶、膏药，去美容院针挑，手工祛痘皂，甚至调理内分泌的中药都喝过不少……可是都管用不了多久，让她苦恼不已。

一天晚上，妈妈给夏青青熬了一碗粥。妈妈说：“这是一个老中医给我的秘方，他说粉刺和痘痘一般有肺胃积热和痰瘀凝结两种类型，这个桃仁山楂粥就是为痰瘀凝结而制定的食疗偏方。”夏青青看着那碗飘着清香的粥，顿时胃口大开，三下五除二地喝完了。妈妈说：“老中医说了，要想祛痘，得坚持喝下去呢，我做这个不难，难的是你能坚持喝下去吗？”夏青青重重地点点头。

一个月过去了，夏青青惊喜地发现脸上光滑了很多，痘痘也不知不觉地去了大半，她大喊：妈妈万岁！

同学们都纷纷向她讨教治痘的秘招，她回家问过妈妈，把方法写了下来：

首先，准备9克桃仁，9克山楂，9克贝母，6克粳米，半张荷叶，将荷叶洗净备用。接着，把桃仁、山楂、贝母这几味药煎成汤汁，用无菌纱布去渣后，把粳米、荷叶放进汤汁中煮粥。等粥煮好了，这个祛痘偏方就做好了。每天做1剂，分早中晚3次喝，坚持30天便会收到很好的祛痘效果。

老中医的这个祛痘秘方为什么这么有效呢？这是有医学原理的。桃仁，味苦，性甘平，含有多种氨基酸、蛋白质、糖和甲基苷等，能够活血化瘀，润肠通便，润燥生新。山楂味酸，甘性微温，果实中含有左旋表儿茶精、槲皮素、金丝桃苷、绿原酸、二甲酯、熊果酸和蔗糖等，有消食化积、活血化瘀的功效。桃仁和山楂合煮成粥，主治痤疮，食用之后便可以活血化瘀，消斑除疮。荷叶味苦性平，和米一起煮食可以润肤养颜，益助脾胃而升发阳气，能清热解毒，滋阴润燥，悦颜消斑。贝母味苦甘性凉，归肺经，润肺止咳，软坚散结。贝母和粳米一起煮食能够清热化痰，润肺止咳。

喝点黄瓜粥，润白肌肤又祛斑

黄瓜是一味可以美容的瓜菜，被称为“厨房里的美容剂”。很多女性都知道黄瓜切成薄片，贴在脸上当面膜用，可以补水美白。如果因为日晒，皮肤被晒黑，变得粗糙，黄瓜面膜有很好的改善效果。黄瓜不仅可以缓解皮肤缺水的状况，美白肌肤，排毒瘦身，用对方法还有祛斑的作用。

潘玉小时候如同她名字一样，肌肤白润如玉，亲朋好友们都喜欢亲亲她的小脸，路上行人见了她也常常要逗一逗她。妈妈经常说：“你小时候那叫人见人爱，花见花开啊，简直就是块无瑕的美玉。”潘玉听了，心里却不是滋味儿，原来她眼睛下方的皮肤上长了很多斑斑点点。或许这和潘玉“野丫头”的性格有关，她完全破坏了父母的“淑女培养计划”，只要稍不注意，就跑出去“疯”，根本不管外面是冰天雪地还是烈日炎炎，她都能和伙伴们找到乐趣。十几岁的时候学游泳，她喜欢上了水上公园，更加喜欢出去“抛头露面”。父母爱女心切，也就随着她的天性发展，可没想到的是，也许是经常不擦任何防晒霜就暴露在阳光下的缘故，潘玉的脸颊上开始长斑。开始的时候还没多少，潘玉也没在意，谁知道现在越来越多，每到夏天的时候颜色更深，潘玉想想以前脸上洁白无瑕的样子，心里真是懊恼极了。

潘玉到处打听有没有什么好的祛斑方法。有一个朋友得知后对她说：“你早就应该重视了，我这有个偏方，就是经常喝黄瓜粥。”说完把具体方法写在一张便签上，递给她。潘玉一看，也不过是很简单的材料：黄瓜、生姜、大米。既然材料易得，做法简单，那就试试吧。

黄瓜粥的做法如下：

（1）准备好 300 克嫩黄瓜，100 克大米，10 克生姜，少许盐。把黄瓜洗干净，去掉皮和心，切成细丁或薄片；将大米淘洗干净；把生姜洗净之后切成细丝或者拍烂。

（2）在锅里加 600 毫升水，放入大米和生姜，用大火煮沸后，转小火，慢慢煮到米烂时放入黄瓜丁或片，再煮到米汤浓稠，最后加进少许盐调味，黄瓜粥便做好了。凉一下，等温热的时候便可以享用了。每天喝两次，长期坚持下去，不但可以润泽皮肤、祛斑，还可以减肥，一举多得。

坚持吃了两个多月的黄瓜粥之后，潘玉的肤色愈发白皙，原来黑褐色的斑点好像都变淡了，原来的浅褐色斑点都不见了。潘玉高兴极了。

为什么黄瓜粥有祛斑淡斑的效果呢？从医学上讲，黄瓜含有钾盐和β-胡萝卜素、维生素C、维生素B_1、维生素B_2、糖类、蛋白质以及磷、铁等营养成分，做成黄瓜粥后经常食用，可以有效对抗皮肤老化，减少皱纹，消除雀斑，美白皮肤。生姜味辛性温，发表散寒，止呕祛痰，它含有姜辣素、姜烯酮、姜酮、谷氨酸、甘氨酸、丙氨酸、淀粉等，能促进血液循环，有明显的抗炎、镇静、解热、抑菌的作用。

丝瓜络、玫瑰花熬汁喝，可淡化黄褐斑

火红的玫瑰花象征着热烈的爱情，这是全世界人都能听得懂的花语。恋爱中的女性，总是希望能收到玫瑰花，因为那象征着恋人对自己浓烈的爱意。很多手巧的女性，还将玫瑰用到餐点的制作当中，于是平淡无奇的饼干糕点也沾有了玫瑰的香气，变得浪漫起来。其实，玫瑰不仅能用来对异性表达爱意，还有美容祛斑的功效。

因为爱人工作的关系，陈女士几年前随爱人迁到了加拿大居住。新家在加拿大一个风景优美的小镇上，家门前有个小花园，陈女士全部种了玫瑰花。玫瑰花开的时候，陈女士喜欢在早晨玫瑰还带着露珠的时候，轻轻地剪几枝玫瑰花插在花瓶里，摆在房间哪儿都是一处美妙的风景。每次陈女士和爱人一起回国探亲的时候，都会从家乡带回来一些中药材，还有很多植物种子：丝瓜、南瓜、番茄、红豆等，在小花园里辟了一块菜地，把这些种子种了进去。

陈女士这片生机盎然的小菜地为她招来了不少客人：邻居太太们都喜欢来她家喝下午茶，顺便聊聊花草栽培心得。一天，邻居史密斯夫人特地过来找她聊天，陈女士热情地用玫瑰花糕接待她。史密斯夫人吃了一块之后，大赞好吃。寒暄了一阵之后，史密斯夫人说明了来意。原来她经常去室外游泳馆游泳，阳光暴晒之后，她的脸上长了很多黄褐斑。在她看来，陈女士也经常在花园里侍弄植物的时候暴露在阳光下面，为什么她的皮肤却很白净呢？陈女士笑说可能是因为经常自制些面膜，出门之前会做好防晒

措施吧。史密斯夫人说：“你们中国是文明古国，很神秘。我想问的是，在你们国家有没有去黄褐斑的秘方？因为我害怕吃药或者做手术来解决。”陈女士想到一本书里的一个偏方或许可以帮到她，而且材料正好自己都有。于是找来那本书，翻译成英文写在便签上，并且将所要用到的材料——丝瓜络、玫瑰花、白茯苓、僵蚕，包好了交给史密斯夫人。史密斯夫人如获至宝。

这个去斑秘方具体要怎么制作呢？首先，准备好 10 克丝瓜络、10 克僵蚕、10 克白茯苓和 3 朵红玫瑰花，然后把所有材料放入锅中，加适量的水煎煮。20 分钟后，去渣取汁就可以了。早晚分别服用一次，每天一剂。坚持下去，便能达到美白祛斑的效果。

史密斯夫人坚持喝玫瑰丝瓜络汁，避免太阳直晒。坚持 1 个月后，她脸上的黄褐斑真的变淡变少了，她高兴地抱着陈女士直说“我爱你”。好事一传十,十传百，街坊邻居的夫人、姑娘们都来找陈女士要去黄褐斑的秘方，陈女士俨然就成了大家眼中神秘的“美容大师”了。

丝瓜络味甘性寒，有通行经络和凉血解毒的作用。白茯苓味甘、淡，性平，有利水渗湿、健脾宁心的功用。僵蚕味咸、辛，性平，能祛风止痉，化痰散结，解毒利咽。玫瑰花味甘微苦，性偏温，其中富含的维生素 C、葡萄糖、蔗糖、柠檬酸、苹果酸等，能温养心肝血脉，具有美白润泽肌肤的功效。这几味材料一起煎煮成汁服用，能解毒活血，去除色斑。

脸上有汗斑，试试退黑指压法

夏季皮肤多汗潮湿容易长汗斑，这种斑又称为“花斑癣”或“紫白癜风”，是一种传染性小的浅表层真菌病，喜欢长在胸、背、颈和上臂这些地方。刚开始的时候，是灰白色、褐色或淡黄色的，像黄豆般的圆形斑，后来慢慢地皮损越来越多，有时会成片。虽然可能只有微痒，但是非常影响美观，所以爱美的女性们都欲除之而后快。那么，哪些方法可以去除汗斑呢？

王君是一家大型建筑公司的设计工程师，因为工作项目的需要，被派到非洲的埃塞俄比亚出差。工作认真负责的她很有干劲儿，不仅在前期的设计上花费了大量心血，到了埃塞俄比亚后，还天天戴着安全帽去工地考察。处于热带的埃塞俄比亚彼时天气正炎热，汗水呼呼往外直冒，这让王君苦恼不已。当时她想，忍一忍，等项目完成回国去就好了。谁想到，项目将近尾声的时候，她发现自己的耳朵前面长了一小块圆形的褐色的斑，擦洗了很久也没消除。这让她很苦恼。

回国后，她立刻去医院，想查明是什么斑，严不严重。医师告诉她那是汗斑。王君说，有什么办法去除呢？医师说她的汗斑情况还比较轻微，不需要吃药，建议她用一个按摩方法来去除汗斑。这个按摩方法具体是这样的：用食指以及中指的第 2 节位按压耳背的凹下位置，每次按 3 秒，重复做 5 次之后，用双手中指的指腹按压眼头位置，每次 6 秒。接着，用食指及无名指按眼肚位，然后把手指转向双眼轻按，同样的，每次 6 秒。最后再在眉尾至太阳穴位置轻轻地按压。

医师一边手把手地教他，一边解释说，这个按摩方法是通过指压这些穴位，使肌肤血管扩张，加快血流速度，使局部组织营养增强，促进皮肤组织细胞的生长，清除面部的有害物质，从而去除汗斑，恢复肌肤的健康，使肌肤重新回到白皙细腻的状态。

王君按照医师教的方法，坚持按摩了两三个月之后，汗斑渐渐地变小了，最后完全消失了。她很开心：原来我们传统中医这么神奇！

视力减退，可用芝麻枸杞茶护眼明目

张蕾是一家广告公司的策划部主管，平时工作非常忙碌。不仅是她，她手下的整个团队都非常辛苦，不但工作多，强度和压力也大。随着公司知名度的提高，经常会遇到难度很大的广告项目，客户又比较挑剔，所以加班到凌晨都成了家常便饭了。张蕾发现自己的视力下降了不少。这可怎么办呢？

一个偶然的机会，张蕾从朋友那里得到一个护眼明目的秘方，试用一段时间后，她发现还真有点效果。

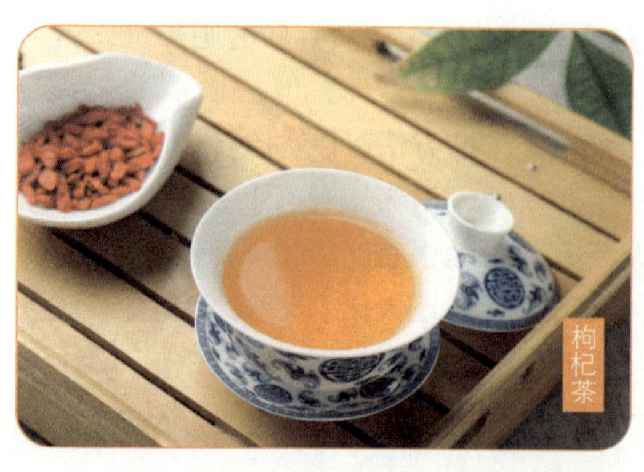
枸杞茶

这个秘方做起来不难，准备好 20 克枸杞子，15 克首乌，12 克黑芝麻，另外还需要沙苑子、菟丝子、泽兰、食盐各 10 克。把这些材料一起浸泡 10 分钟，滤去渣留下汁，代替茶水每天饮用，就可以解决视力减退的问题了。

这个秘方从医学上来看，是

有医疗原理的。《药性论》中有关于枸杞的记载："能补精气之不足，易颜色，变白，安神，令人长寿。"枸杞，味甘、平，性微寒，有滋阴、益精、养血的功效。何首乌味苦、干涩，性温，有解毒润肠、补肝肾、益精血、乌须发的功效。黑芝麻中富含蛋白、铁质、卵磷脂、脂麻油素等营养成分，能够养颜活血，养血益精，润肠通便。

泽兰味苦、辛，性微温，能够活血化瘀，化湿行水。沙苑子味甘性温，归肝、肾经，具有温补肝肾和明目的作用。菟丝子味甘性温，归肝、肾、脾经，在传统医学上主治眼睛昏花、耳鸣、腰膝酸软等。这些材料一起代茶饮用，能够取得很好的明目效果，能够治疗视力减退。

常饮菠菜猪肝汤，明目润燥不夜盲

很多女性都知道猪肝含有丰富的营养物质，具有很高的营养保健功能，是理想的补血佳品。菠菜猪肝汤是很多女性都喜爱的汤品，鲜美嫩滑的猪肝，配上有着"红嘴绿鹦哥"美誉的菠菜，好看又好吃。许多人可能还不知道：菠菜猪肝汤不仅能够养肝补血，还能明目润燥。

宋女士是一位能干的业务骨干兼家庭主妇，不仅事业上顺风顺水，小有成就，连家中的大小事务也都打理得井井有条，尤其是她的一手好厨艺，总能像变魔术一样变出一道道色香味俱全的菜肴。

女儿萍萍升了初三之后，因为要考重点高中，所以作业越来越多，压力也越来越大。宋女士发现她看稍远一点的东西的时候，眼睛会眯成一条缝。每次一口气写完作业，已经是两三个小时之后，萍萍总是抱怨一站起来就眼前发黑，眼睛干涩，还直冒星星。这天班主任打电话给宋女士，说萍萍不抄黑板上的作业题目，说是看不清楚，让家长想办法解决。

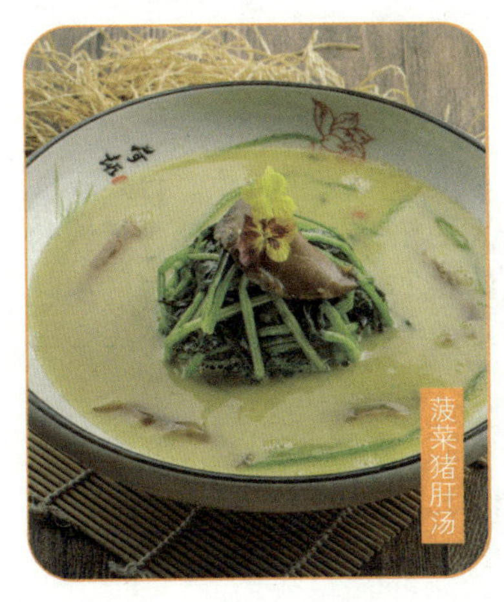
菠菜猪肝汤

宋女士这才重视起来，赶忙带萍萍去检测视力，果不其然，已经是假性近视了。宋女士在心里直埋怨自己，当务之急只能给萍萍配了副眼镜。看着女儿漂亮的大眼睛只能藏到眼镜后面，要是一直戴下去，眼眶和鼻梁还会变形，宋女士难过极了。

好在女儿只是假性近视，度数不高，宋

女士去咨询眼科医师，问可不可以通过内调让女儿摘掉眼镜。医师建议她煮菠菜猪肝汤，经常饮用就有明目的效果。

医师给宋女士的明目偏方，和我们常做的菠菜猪肝汤有些不一样，具体的制作方法如下：

首先，准备好 130 克菠菜，60 克猪肝，1000 毫升高汤，适量的食盐和香油。将菠菜和猪肝洗干净。

接着，把这些材料放入锅中一起煎煮 20 分钟左右，滤渣取汤。这个明目偏方便做好了。

每天喝一次，两个月左右就能达到很好的润燥明目的效果。

宋女士按照医师所说的方法，回家备齐了材料，每天都抽空做。萍萍也很听话，每天都喝一碗。渐渐地，萍萍觉得看黑板上的字，就算不戴眼镜也不费劲了，写完作业之后，也不会再想揉一揉以往会干涩的眼睛。她高兴地搂着妈妈说："以后我的眼镜可以丢掉啦！"

为什么喝菠菜猪肝汤会有明目润燥的效果呢？这和猪肝、菠菜的成分和药理有关系。猪肝味甘、苦，性温，补肝，养血，益目，富含蛋白质、维生素 A、B 族维生素以及钙、磷、铁、锌等矿物质，这些营养物质都是人体所必需的，但是又容易缺乏的，因此，喝猪肝汤有明目补血、护肝养颜和防治夜盲症的食疗保健作用。菠菜味甘、凉，入胃、大肠经，有补血止血、利五脏、通血脉、滋阴平肝的功效。菠菜富含的蛋白质、脂肪、糖类、钙、磷、铁、胡萝卜素、维生素 B_1、维生素 B_2、维生素 C 等营养成分，能够滋阴润燥，养血止血。所以，常喝菠菜猪肝汤能够明亮眼睛，使眼睛湿润不干涩。

眼睛累了，喝点枸杞子陈皮红枣汁

爱美的女性都知道，如果眼睛疲劳、难受，那么即使化了妆，也是不够美的，只有顾盼生辉的眼睛，才能显示出整个人的精神气儿，才能为精致的妆容加分。不仅如此，如果眼睛一直处于劳累的状态，那么眼睛周围的皮肤也容易松弛、长细纹。那么在如今女性成为"半边天"的社会，日常生活中如何保护疲惫不堪的眼睛呢？

苏珊跳槽到另外一家待遇更好的公司工作后，待遇变高了，可工作也多了，经常加班，回到家还要做家务，没几个月，苏珊的身体就有些吃不消了。老公章华不忍心让她再为家务操劳，可自己总是出差，也没有时间

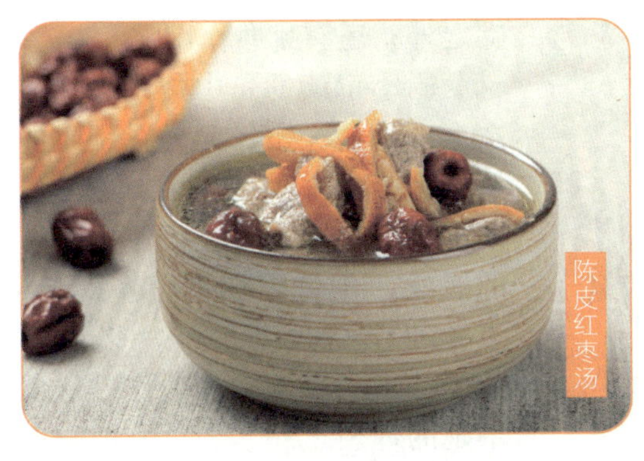
陈皮红枣汤

做家务，就和苏珊商量着把母亲从农村接来，帮忙照顾家里的大小事情。

苏珊那段时间下班之后还要熬夜加班，常常累得直喊眼睛疼。有一天婆婆给苏珊端来一碗甜汤。苏珊问是什么，婆婆笑说："你喝喝看，对身体有好处。"苏珊想："会不会是她急着想抱孙子了，给我喝补药？算了，只要不是毒药就行。"便一仰脖子就都喝下去了。接下来的每天早上，婆婆都会为苏珊准备一碗甜汤，苏珊觉得味道很香甜，也喝得很高兴。一个多月之后，苏珊觉得自己的气色红润了很多，熬夜工作之后，眼睛也不像以前那么昏花干涩了，看东西也清晰了不少。她很好奇，问："是不是那碗汤的原因？"婆婆笑说那汤就是专门补眼睛的，并告诉了苏珊具体的做法。

首先，准备好 10 克枸杞子，3 克陈皮，8 颗红枣和适量的蜂蜜。接着，把枸杞子、陈皮和红枣放进锅里，加入适量的纯净水，用小火煮沸 20 分钟，取第一道汁，再加进一些纯净水煮成第二道汁，这两道汁便是给眼睛的营养汤，在饮用前加进去适量的蜂蜜。每天喝 2 次，分别在上午和下午饮用第一道和第二道汁，坚持下去，不仅能养出好气色，眼睛也会轻轻松松的，明亮有神。

补眼睛的？苏珊上网一查，还真有这么回事儿：红枣中富含蛋白质、糖类、多种维生素和钙、磷、铁等营养元素，能够增强肌肉力量，美白肌肤，使脸色红润有光泽。枸杞子能补益肝肾，陈皮有开胃、增强食欲、明目的作用，再加上营养丰富又全面的蜂蜜，煮成汤来饮用，对保健眼睛很有帮助。

每天喝一杯菊花茶，让眼睛不再干涩

菊花是中国的十大名花之一，秋季开花，因为不惧霜寒，所以一直以来都是高洁品格的象征。菊花原产于我国，久经栽培，全国各地几乎随处可见。菊花不仅带有一抹浅淡宜人的馨香，而且功用非凡，既可食用也可药用，是一种药食同源的花卉。菊花茶也广受好评，那么，菊花茶除了好

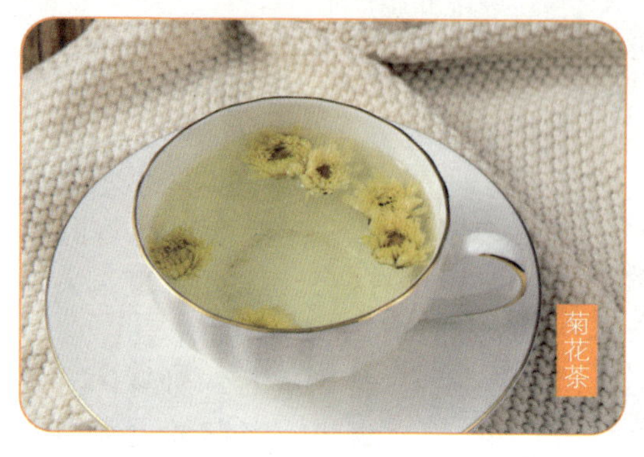
菊花茶

喝之外，还有哪些作用呢？

周小童读的是中文系，热爱古今中外的文学作品，在别人的悲欢离合中丰富着自己的人生。同学们都说她是文艺青年。读书的时候，她就发表过很多作品，大大小小得过不少奖。毕业后找了一份图书编辑的工作，这也是她的理想之一。她负责的是小说类的编辑，需要审稿、校对，稿件的质量参差不齐，出版社的要求非常严格，于是需要花费大量的时间整理。周小童是个工作狂，加上所从事的工作也是兴趣所在，所以她每天除了吃饭睡觉的时间，都是在面对着电脑看稿子。刚开始还没觉得有什么问题，可时间长了，周小童发现自己一天十几个小时对着电脑屏幕后，看东西会模糊不清，甚至看电脑屏幕都是一阵模糊。不仅如此，眼睛还干涩得难受，遇到强光时会不停地流眼泪。有一次周小童临时接到任务，去见一个作家谈项目合作的事情。约在一个餐厅里见面，里面的灯光稍微强了点，她的眼睛就受不住了，哗哗地流眼泪，尴尬得不行。周小童这才意识到，必须要重视眼睛的问题了。

一次在和同事们寒暄时，周小童提起这事儿，询问有没有好的方法。一个年长的女同事告诉她，在出版社里工作的人眼睛大都有这毛病，每天喝杯菊花茶就可以缓解很多。很多人觉得花朵大且白的是最好的，其实恰恰相反，花朵小而且颜色泛黄的菊花才是最好的选择。每天按个人口味，将适量菊花泡水或煮沸来喝就可以。此外，当感到视疲劳时，沏一杯菊花茶，将眼睛伏在杯口上用菊花茶热气腾腾的蒸气熏一熏，两三分钟后眼睛的疲劳感就消失了。

周小童记在心上，以后不管工作再忙，都会每天给自己泡杯馨香的菊花茶，闻着那股沁人肺腑的香味，头脑也清醒了很多。渐渐地，周小童发现即使长时间对着电脑工作，眼睛也不再干涩难忍了。

为什么菊花茶能够解决眼睛干涩的问题呢？其实，菊花是我国常用的传统中药材之一，被称为“延年益寿之花”，主要以头状花序供药用。古籍中有记载：菊花味甘苦，性微寒。从西医的角度说，菊花中含有香精油、菊色素、腺嘌呤、氨基酸和维生素等物质，经常饮用对肝火旺、用眼过度导致的眼睛干涩有很好的治疗效果，具有清热散风和明目清肝等作用。不仅如此，菊花的浓郁香气，能够醒脑提神，一定程度上能够松弛神经和舒缓头痛。

常做眼部按摩操，有效预防假性近视

中医在止痛时，常常按揉“阿是穴”。这个“阿是穴”相传是由古代著名的中医孙思邈发现并命名的。阿是穴之所以特别，是因为这个穴位并没有固定的位置，就是身上被按压时比较敏感，按压后比较舒服的部位。中医在运用穴位疗法治疗疼痛的时候，一般都会在患处周围找一找，看看有没有按了之后感到舒服的地方，如果有，便用按压这个穴位的方法来缓解病人的疼痛。在防治假性近视的时候，也会用到“阿是穴”。

彭女士读中学时，喜欢窝在被子里打着手电筒看琼瑶的小说，常常一动不动地直看到深夜，所以十几岁的时候视力就下降得很厉害了。她当时还不以为意，但是越往后，视力下降得越厉害。不得已，她只能去配了镜片很厚的眼镜戴着。时间长了，偶尔在洗漱时取下眼镜，仔细看看眼部都变样了。彭女士想着自己在工作生活中一生都离不了眼镜了，有时候真恨不得时光倒退，再也不做那些会伤视力的事儿了。所以当儿子毛毛上小学的时候，彭女士就对他严加管教，写作业时必须挺胸直腰，写半个小时的作业就要走到阳台上看看远处，还要每天定时做眼部按摩操。就这样，毛毛一直到高中、大学，学习成绩一直名列前茅的他，没有因为长时间的刻苦学习而损伤视力，视力一直保持在 1.0 以上，长成了个自信、阳光的大男孩。彭女士很有成就感，单位里的同事们都对她的眼部按摩操有所耳闻，都纷纷向她讨教。

彭女士说，这个按摩操是一个医师朋友告诉她的，对于防治假性近视，或者预防近视眼度数的加深很有帮助。在做按摩时，可以端坐着或者仰卧着，将双眼闭上，然后用指尖和指腹依次按摩眼睛周围的穴位，力度要轻缓。先用双手的大拇指轻轻按揉阿是穴，然后用大拇指轻轻地按揉睛明穴，先向下按，然后向上挤，再用食指按揉眼眶下方凹陷处的四白穴，这个环节在小学生眼保健操里就用到了。最后用拇指按压太阳穴，然后用弯曲的食指第 2 节内侧面，轻轻地刮眼

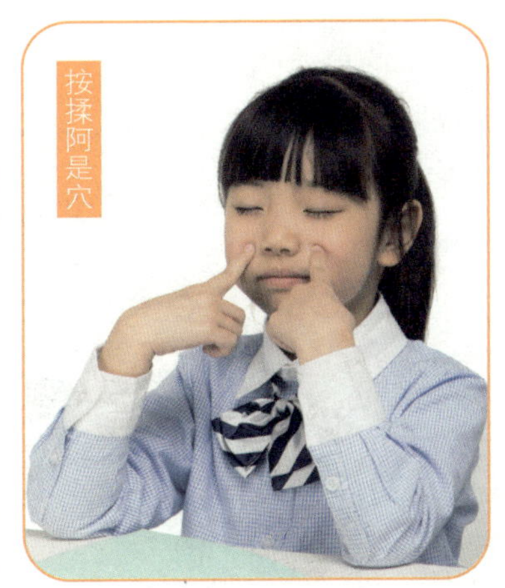

眶一圈，按照由内上到外上，再到外下，最后内下的顺序，使眼眶周围的攒竹、鱼腰、司空竹、瞳子髎、球后、承泣等穴位都能得到按摩。

为什么这个眼部按摩操有防治假性近视的效果呢？从传统的中医角度来说，睛明穴位于内侧眼角凹陷处，左右各一，以鼻梁对称。按摩这个重要的穴位能够缓解眼部不适及疾病。经常按压此穴，不仅具有消除眼部疲劳、充血以及增进视力等功能，还有淡化眼周皱纹、消除黑眼圈以及缓解眼干眼涩的作用呢！按揉四白穴这个穴位，对眼部保健极有好处。《甲乙经》中记载："目痛口僻，戾目不明，四白主之。"因此，按摩眼周的穴位和睛明穴，能够促进血液循环，缓解眼部不适，改善视力等。

常吃蜂蜜桑椹膏，头发越来越乌黑亮丽

桑椹是很多农村孩子心心念念的美味，成熟了的桑椹，攒着紫色的小球，酸酸甜甜的味道让人馋涎欲滴。而且农村里很多桑树是野生的，不需要用钱买，于是有桑树的地方，就是孩子们的乐园。很多女性也爱吃桑椹，却不知道桑椹还能让头发越来越乌黑亮丽。

林果周末开车带着自家的两个孩子去城郊的桑树园摘桑椹。孩子们快乐地边摘边吃，等出园的时候每个人拎着一大袋桑椹。可回到家里，两个孩子可能是贪多吃腻味了，带回来的桑椹都放在那里没人动，大人们又舍不得吃他们的。

林果怕桑椹放坏了，就想能不能加工一下，以便能放久一点。她上网去查，没想到还真被她查出来一个好方法：桑椹蜂蜜膏。做法很简单：

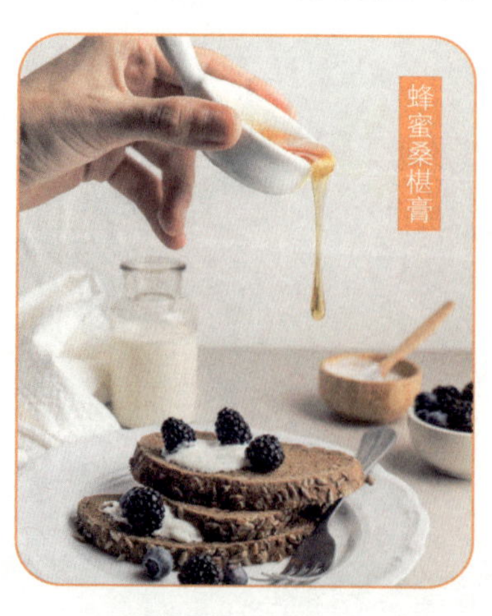
蜂蜜桑椹膏

首先，准备好适量新鲜熟透的桑椹和蜂蜜。将桑椹捣烂或用榨汁机榨汁后，用无菌纱布过滤，去渣取汁，再倒进瓦罐里煮，等煮到稍微浓稠的时候加入蜂蜜，接着煮，直到成膏状，熄火。等冷却后装进瓶里，这个黑发偏方便做好了。

每天早晚各服 50 克左右，用温水送服为宜。

要注意的是，桑椹性寒，肠胃不好的女性不适合吃，另外桑椹和蜂蜜含糖量高，糖尿病病人应该忌食。

网上说这个秘方能够养发乌发，林果想自己的妈妈最近不是总抱怨说头发白了很多吗？也许这个能帮到她呢！她依照偏方做好了桑椹蜂蜜膏，回家看望母亲的时候一起带了回去。林果嘱咐母亲怎么个吃法，回来之后还不忘在电话里督促。为了看有没有效果，林果临走给母亲拍了张照片，说为了以后对比用。

等林果再次回家探望的时候，母亲喜气洋洋地说，你看我有什么变化没有？林果惊讶地发现，母亲原本两鬓花白的头发，竟然又黑又亮。林果拿出之前拍的照片，母亲自己也惊讶说没想到差别还真大，还让林果把秘方写给她，说邻居们都想要呢！

桑椹既可入食，又可入药。中医认为，桑椹味甘酸，性微寒，入心、肝、肾经，桑椹富含的葡萄糖、果糖、苹果酸、多种维生素和亚油酸，以及少量的硬脂酸、油酸、无机盐等，不仅有滋阴养血、平肝降压的功效，还能够清虚热、润肠燥、护肝养肾、利水消肿、养血乌发。桑椹入胃能促进胃液的分泌，补充胃液；入肠能刺激肠黏膜，促进肠液分泌，增进胃肠蠕动，因而能补益强壮，在传统医学上主要治疗阴血不足、须发早白等症。

早晚都吃首乌芝麻糊，乌发效果很明显

传说，在古代的时候，有姓刘、阮的两个人想要长生不老，到各大名山大川去寻访仙药。山西五台山的仙女们感于他们的诚意，于是请他们吃长寿餐。刘、阮二人喜不自禁地去赴宴，没想到所谓的长寿餐竟然是芝麻饭。回去之后，两人沿用这个“不老之法”，逐渐体力充沛，面色红润，头发乌黑油亮，世人称奇。黑芝麻要怎么吃才能很好地达到乌发的效果呢？

何娜的头发一直都很枯燥，黄黄的没有光泽，朋友常说何娜的整个形象都被那一头枯草给毁了。何娜心想，是到了好好治理它们的时候了。

一次，何娜在网上看到一个帖子说何首乌芝麻糊美发效果特别好，何娜按捺不住心中的激动，赶忙将何首乌芝麻糊的秘方记下来：

准备 100 克何首乌，50 克黑芝麻。先把何首乌洗干净，放在锅里蒸 30 分钟左右，直到何首乌变软再放进锅内煎一个小时，直到何首乌的汁溶于水中。再将黑芝麻炒熟，倒进盛有何首乌的锅里一起煮 10 分钟。放凉后加入 50 毫升蜂蜜，搅拌均匀就可以了。每天吃 50 克的首乌芝麻糊，坚持 2 个月，就可以拥有一头乌黑亮泽的秀发！

何娜按方法服用了一个多月之后，惊喜地发现，自己那如枯草般干黄

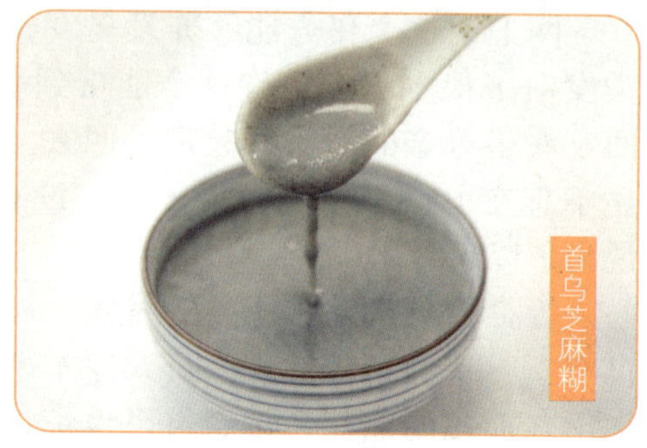
首乌芝麻糊

的头发果真变得黑亮黑亮的，不再像以前营养不良似的脆弱易断。不仅如此，何娜发觉自己的气色也红润了很多。

为什么何首乌芝麻糊有乌发效果？李时珍曾经在《本草纲目》中介绍黑芝麻说：“服之百日，能除一切痼疾。一年后面光泽不饥；二年白发返黑；三年齿落更生。”从医学药理的角度来看，黑芝麻含有大量的脂肪和蛋白质，还有糖类、维生素 A、维生素 E、卵磷脂、钙、铁、铬等营养成分，能够养颜活血，乌黑头发，养血益精，润肠通便，经常食用有助于减少头发变黄变白。何首乌性微温，味甘苦、涩，归肝、肾经。《本草纲目》对它的评价很高，说：“首乌分雌、雄，又叫九真藤，真仙草也。”何首乌养发黑发的功效也是有目共睹的。

麻油羊乳涂发，生发又乌发

有很多女性都有这样的噩梦，每天早上醒来，都会发现枕头上有许多掉落的头发，既心疼又无奈。那么，有什么好方法能治疗脱发呢？

徐老太太快到 60 岁了，她热爱运动，早晚经常锻炼，生活作息很有规律，饮食结构也很合理，身体很健康，很多老年人有的毛病她都没有。但最近邻居们发现，徐老太太爱上戴帽子了，出门的时候都会戴一顶白色的或者灰色的帽子。他们想徐老太太也赶时髦啦，可现在的天气并不是很凉啊。

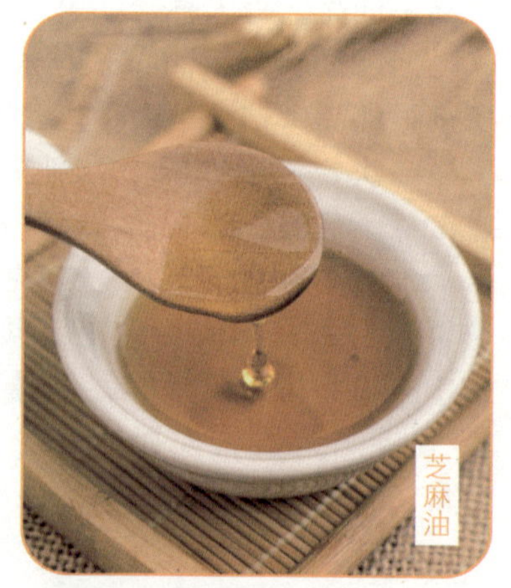
芝麻油

原来，徐老太太最近头发掉得厉害，枕头上、浴室的地板上，密密麻麻都是她掉落的头发。现在她都不敢梳头了，怕头发越掉越多。可越怕什么就越来什么，以前乌云一样的头发，现在掉得连头皮都隐约可见了。徐老太太不得已，这才戴上帽子遮掩。可对于喜欢清爽利落的徐老太太来说，戴帽子也是种折磨，秋冬还好说，可夏天怎么办呢？家里来了客人呢？总不能一年四季、一天 24

小时地戴着吧！徐老太太悄悄地向老姐妹们打听有没有治疗脱发的好办法。

在一次聊天中，徐老太太得到了一个据说很不错的秘方，正对她的症状。这个秘方的具体做法是：

准备 800 克羊乳，800 克猪脂，1500 克麻油和 2000 克墨旱莲汁。先将羊乳煮沸，将猪脂和麻油炼熟，再融入煮沸过的羊乳一起煮，沸腾后加入墨旱莲汁，继续再煮 2~3 分钟，煮沸后关掉火，等冷却后，用瓷罐装起来备用，这个秘方便做好了。每天用做好的药汁偏方涂擦在头发上。1 个月之后便会有明显的生发效果。

不过她心有疑虑，因为秘方里有猪脂和麻油，这些油腻腻的东西涂抹在头发上，能行吗？这个秘方是一个可靠的老姐妹说的，不妨一试。用着用着，徐老太太发现枕头上的落发少了很多；以前隐约可见的头皮，现在用手扒拉开头发才能看得见了，头发好像吸足了营养似的，变得有韧性有光泽了！终于有一天，徐老太太摘下了帽子。

羊乳，食性甘、温，可以温补肾肺，养胃润燥，羊乳中富含的蛋白质、脂肪、钙、磷和维生素 C 等营养成分，具有很高的营养和医疗价值。猪脂，即猪油，性甘、凉，有补虚、润燥、解毒的作用。麻油味甘性微寒，归大肠、肺经，有润燥解毒、消肿止痛的功效。墨旱莲，味甘、酸，性寒，归肝、肾经，含有烟碱、黄酮、芹菜素、木犀草素、葡萄糖苷、原儿茶酸、蛋白质、氨基酸等成分，具有抑菌、保肝、增强非特异性免疫和细胞免疫功能的作用，在传统的医学上主治青少年白发、脂溢性脱发、斑秃等。所以将这 4 种材料用在一起，自然就能解决徐老太太的脱发烦恼了。

常按这些穴位，可给头发充足营养

拥有一头健康亮丽的头发，是很多女性追求的目标。不过，随着年龄的不断增长，白头发不可避免地出现，越来越霸道地占据了显眼的位置，怎么办呢？

赵女士今年才四十多岁，但是已经有了很多白头发。年轻时长几根白头发，她就自己扯掉，或让别人扯掉。可现在，白头发越来越多，要是都扯掉的话，她恐怕得成半秃子了，因此只能经常去美发店染发了。可能是染发次数过多的缘故，效果持续得越来越短，有时候 1 个月不到，白头发就又蹿出来了。不但如此，梳头洗头的时候，头发还常常大把地掉，这可能跟她爱操心、睡眠不好有关。赵女士为此很苦恼。不过最让她坐立不安的不是这个，而是她爱人老刘最近晚上吃完晚饭之后，总说单位有事就溜走了。赵女士开始觉得有些不对劲，有一次她悄悄地跟在老刘身后，七弯八拐地居然来到了一家按摩院门前。赵女士实在没勇气再跟进去，六神无主地晃回了家。难受、气恼、伤心之后，决定一切照旧，等着他自己来坦白。

老刘去了“单位”几天后，这晚突然不去了，对赵女士说：“你快点吃饭，吃完了还有事情要做。”赵女士收拾完碗筷之后，老刘说：“你坐到那边凳子上，放松一点。”赵女士不知道爱人葫芦里卖的什么药，依言照做了。老刘活动了下手指，便按摩起赵女士的脑袋来。他边按边说：“舒服吗？这可是我去跟按摩师学的，说可以固发乌发。”赵女士的眼泪一下子就掉下来了，原来爱人去按摩院是“偷师”去了呀！几天来的不安、伤心顷刻间都化为乌有了，只剩下绵绵的感动。

自此，爱人每天早晚都会给赵女士按摩一段时间。两个月之后，赵女士惊奇地发现，每次梳头洗头的时候，头发不再像以前掉得那么厉害了，白头发也没有再蔓延了。

老刘“偷师”学来的按摩方法是一个秘方，是按照这样的步骤来做的：首先，将双手的拇指指腹轻轻按在两边的太阳穴上，按顺时针方向画圈按揉6次，再逆时针画圈按揉6次。接着，将双手除拇指外的四指并拢，用指腹从眉心中线按压，依次经过额头中线和头顶中线，然后按揉百会穴10下，再揉风池穴10下。最后，还是双手除拇指外的四指并拢，并排放在额头上，用指腹施力从眉心中线开始，轻轻地向额头两侧按压，一直按到太阳穴为止，重复6次之后，用双手四指指腹从后脑的枕骨开始，以螺旋动作逐渐往上按摩头皮，按摩完整个头皮就可。

那么这个按摩方法为什么能够乌发固发呢？这和按摩的穴位是有关系的。中医认为，位于头顶中央的百会穴，归属于督脉，其所在的头部位置是诸阳之会，所有阳经都汇集到这里，所以，百会穴是阳气积聚的核心穴位，有牵一发而动全身的效果。因此，《针灸资生经》中说此穴是“百病皆主”。风池穴位于后颈部，后头骨下，两条大筋外缘陷窝中，相当于耳垂齐平，此穴是风气入脑之要冲。“池”为浅意，比喻为经气通过的表浅之处，为风之所汇，是胆经、三焦经与阳维脉相会之处，有疏风解表、清头开窍的功效。长期按照这个秘方按摩，能够活血通络，使毛发根部更好地得到营养，各穴配合在一起按摩，就能达到固发乌发的效果。

防风、薄荷等煎熬喝下，让双唇水润亮泽

爱美的女性对于薄荷一定都不会陌生，因为它对于皮肤的美容功效早就为人所知，但是很多女性朋友一定都不知道薄荷还有润唇的功效吧？

谢颖的爷爷是一位温润儒雅的老中医，在她的印象中，爷爷的屋子里总是萦绕着各种中草药的香味。爷爷也总是说，中草药吸收了天地自然间的精华，是最能够养人的东西，每天就是闻一闻中药的香气也能百病全无。谢颖对这些虽然不理解，但是也很不以为意。她是一个现代而又时尚的女孩，更愿意吃麦当劳，喝星巴克。爷爷说的那一套中医养生哲学她从来都是将信将疑，在她看来，中医的东西太玄了。

但是之后的一件事情，让谢颖对中医发生了改观。有段时间谢颖发现自己的嘴唇总是略带红肿，而且还伴有疼痛的感觉，遇到风大的时候，还很容易口干咽喉疼。她一开始以为是自己最近熬夜学习休息不好的缘故，可是休息调养了几天也不见好转，就去医院看了病开了药。那天爷爷见她的嘴唇红肿，便问她还有没有其他的症状，她说已经去医院看过了，吃几天药就会好的，爷爷就作罢了。可是半个月过去了，她的嘴唇还是时不时地就红肿，药吃下去当时会消肿，可是没过几天就会重新发作。

有一天，爷爷给她煎了一碗药让她喝，她原本不愿意喝，但是也不想拂了爷爷的好意，再者自己的情况也没有好转，心想试试中药也无妨，所以就喝了。之后每天爷爷都会给她熬好了药让她喝，喝了三四天之后，她就自己主动要喝了，因为虽然这个药有些苦，但是她发现自己的嘴唇真的有了好转，而且这几天排便也顺畅了，整个人感觉都神清气爽的。一个疗程下去她的嘴唇红肿就治好了，她现在也相信了中药的神奇。

爷爷给谢颖熬的这味药，主要的材料有薄荷 10 克，防风 10 克，再配以荆芥 10 克，连翘 10 克，桔梗 10 克，白芍 10 克，甘草 10 克。先将各种药略微冲洗之后，放入砂锅中浸泡半个小时，然后用文火煎煮，第一次煎半个小时之后把药倒出。然后在锅中加温水继续煎煮 40 分钟左右，倒出药汁，将两次煎煮的药汁合在一起服用。每天喝一剂，分两次温服，以 7～10 天为 1 个疗程。

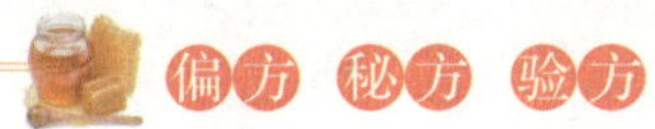

中医认为，人体内的风热相搏会造成嘴唇红肿，常见的症状有唇部色红，肿痒疼痛，舌尖的红苔也会变得薄黄。而人体的风热是由于肺、肝经有热，这多半由于人常吃过于油腻辛辣的食物，温湿之气郁结在肺部、肝部而造成的体内排毒不畅。

那为什么用这剂药治疗会有这么好的效果呢？首先是因为薄荷的作用，在《本草求真》中有记载说："薄荷辛凉，功专入肺与肝。"就是说薄荷有疏肝解郁的功效，能疏散风热，专门解决由于肝肺温湿郁结而造成的风热。同时，防风有祛风解表、胜湿止痛的功效；连翘、白芍、桔梗等都有清热解毒、解散消肿、补血益脾的功效，因而能从病的源头入手，解决风热的问题，从而起到滋润双唇的功效。

杏仁盐膏揩齿，洁净牙齿防龋齿

很多女性小时候都有过龋齿，也就是俗称的蛀牙。小时候总是不那么注意清洁牙齿，造成蛀牙也无可厚非。但是那时候还有一个换牙的机会，那些蛀牙可以在换牙的时候被换掉。但是如果在成年之后再有龋齿，就没有那么容易解决了，所以我们要经常注意防止蛀牙。蛀牙不仅会引起牙疼等问题，而且黑黑的蛀牙也很影响美观，每一个爱美的女性都首先要有一口健康的牙齿。

陈平小时候就因为不注意清洁牙齿而有过蛀牙。那时候她跟着奶奶一起生活在农村，没有养成很好的护牙习惯。而且奶奶总是怕她会饿着，就习惯在床头放一些甜点，陈平无论什么时候饿了就拿着吃，甚至是在晚上睡觉之前也会吃，吃了之后也不注意清洁牙齿。这样久而久之，她就有了蛀牙。陈平一开始还不以为意，但是后来蛀牙越来越严重，经常牙疼得厉害，而且还有口臭，所以她非常懊恼。幸运的是蛀牙都在换牙的时候换掉了，但这段经历还是时时提醒她要保护好重新长好的牙齿，所以她尝试过各种洁净牙齿以防止龋齿的方法。经

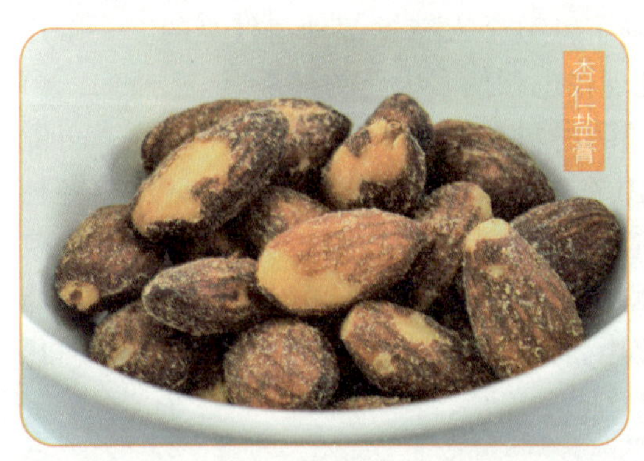
杏仁盐膏

过多年的尝试，她发现用杏仁盐膏效果很好。

身边的同事朋友都很羡慕她有一口洁白健康的牙齿，都会来问她是怎么护牙的，她也很愿意和大家分享自己的方法，有时候还会把自己做好的杏仁盐膏送给他们试用。那些朋友试用了之后都说比市面上卖的牙膏还好用，有些原本有蛀牙的朋友，在用了这个方子之后，蛀牙的情况也有所好转。

杏仁盐膏这个方子原本出自《太平圣惠方》，具体方法是：准备盐 120 克（烧过），杏仁 30 克（用热水浸泡之后去皮尖）。将杏仁研成粉末，并将烧过的盐和杏仁末一起搅拌，制成膏。这其实就是古代牙膏的雏形。每天用杏仁盐膏来擦拭牙齿，不但能使牙齿白净，而且还有防龋的功效。

为什么简单的杏仁和盐放在一起就能有这么好的洁齿健齿效果呢？首先是因为盐有很好的杀菌效果。蛀牙的形成并不是因为牙齿上真的长了蛀虫，而是因为刷牙之后口腔内还是会留下一些未清洁干净的残留物质，这些物质多为碳水化合物，会和口腔内的细菌发生反应，产生酸性的物质。这种酸性的物质就会腐蚀牙齿表面，形成牙齿脱钙的现象，这就是蛀牙。而盐的杀菌作用正好发挥了用处，可以有效地杀灭细菌，从而能防止酸性物质的生成。而另一方面，杏仁有很好的清洁作用，能够清热解毒，清除牙齿上的残留物，同样也能够抑制口腔内的化学反应，减少酸性物质的生成。因此，用杏仁盐膏防止龋齿，可谓是双管齐下，药到病除。

牙齿黑黄，快用香白芷药膏擦齿

女性的微笑是最迷人的。但是如果你一微笑，露出的是一口黑黄的牙齿，那么微笑就会大打折扣，不仅没有任何美感可言，甚至会让人望而生畏。

方女士有喝浓茶的习惯，喝的时间长了，牙齿就变黑了。开始，她并不以为意，可是她从事的是推销行业，需要经常和顾客打交道，每次和顾客交谈的时候，一笑就会露出一口黑牙，顾客看见之后自然就没有和她继续交流的欲望了，所以业绩越来越差。后来，在别人提醒下，她才醒悟，迫不及待地想要使牙齿恢复洁白。一次偶然的机会，她遇见的一位顾客正好是一名中医，方女士就先不介绍产品，而是开始询问起了黑牙的问题，并说自己大受黑牙之害。医师听了之后善意地笑了笑，告诉了她一个小偏方，并且和她谈得很愉快，买了她的产品。之后，方女士就用医师给的方子洁牙，一段时间之后，她的黑牙果然慢慢地变白了。这样，她原本灿烂的笑容就更加亮丽了，清除了黑牙，她在推销时也多了一分自信，业绩自然而然就上去了。

医师给她的方子叫香白芷药膏，出自《御药院方》，具体方法是：准备香白芷、青盐、零陵香、升麻各 15 克，细辛 6 克，麝香 1.5 克，砂锅上刮下来的细末、石膏细末各 30 克。先将前 5 味药放在一起研成细末，麝香单独研成末，然后将所有的细末混合在一起精研即可，每天早上用它来擦拭清洁牙齿，然后用温水漱口。这个方子主要功能是洁齿白牙，主要治疗牙齿黑黄，同时还有除口臭的功效。注意，麝香具有活血通经、催生下胎之效，因此孕妇禁用此方法。

长期习惯性地饮用咖啡、浓茶、可乐等深色的饮料就会使牙齿变黑，抽烟、嚼槟榔等不好的习惯也会使深色素沉积在牙齿的表面，使牙齿出现变色的情况。出现黑黄牙极大地影响了女性的美丽和健康，因此一定要及时解决这个问题。

在香白芷药膏这个方子中，白芷是女性常用以美白的一味中药，它同样具有美白牙齿的作用，因为白芷能够有效促进牙龈部分的血液循环，增加细胞的活力，并能有效清除色素在组织中的过分堆积，因此能够洁白牙齿。而升麻、细辛、零陵香等中药都有清热解毒、消炎止痛的作用，对于牙龈和牙齿的健康都有很好的药理作用。青盐则富含矿物质，能够补足牙齿的钙质，和麝香一起使用以护牙洁牙，是在古代就广为流传的用法。因此，有了香白芷药膏，就不愁有黑牙了。

蘸点绿矾刷牙，有效清除牙缝污渍

唐代著名的诗人杜甫曾经有一首有名的七言古诗《哀江南》，里面的名句“明眸皓齿今何在，血污游魂归不得”，深得许多人的赞赏。“明眸皓齿”一词在这首诗中代指的就是古代四大美女之一的杨贵妃。由此观之，古往今来，亮丽洁白的牙齿都是美丽的象征。现在的爱美女士也总是渴望拥有一口白净的牙齿，可是不少女性常常被牙垢问题困扰。

书娟是一名小学老师，她原本以为小学的孩子相对来说是比较好管理的，至少没有青春叛逆期的中学生那么让人头疼。可是在学校带了一年的班之后，她发现小学生也不像自己想象的那么好管理。现在的孩子都越来越古灵精怪，一年的教学实践中，这些孩子真是给她出了不少难题。

有一次，她给班上的孩子讲健康教育课，正好讲到护齿的那一课，她告诉学生每天早晚要清洁牙齿，保持牙齿的洁白健康，不然在牙齿上留下了污渍就会长蛀牙。说着她就让同学们都把牙齿露出来检查一下。这时候，突然有一个小男孩大声说："老师，你的牙齿上有牙渍！"这句话像是一个晴天霹雳，全班的同学一下子都把目光集中在了她的身上，书娟顿时手足无措起来。很快，她平复了内心的尴尬，装出一副很可怜的样子，说："对呀，老师小时候就是因为不认真刷牙，现在才会有牙渍，而且还长了两颗蛀牙呢，可疼了。"同学们都一脸紧张地看着她，这个时候她又接着说："那同学们跟老师比一比，看谁能把牙齿刷得最白好不好？"同学们都异口同声地说好。

可下了课后，书娟的心里就犯起了嘀咕："牙齿上的牙渍我也认真清洗过，总是清洗不干净，可怎么办呢？"她回家之后把跟学生的约定告诉了丈夫，而且也很为难到时候自己做不到怎么办。丈夫听了之后说他妈妈以前告诉过他一个清洁牙渍的方法，可是他自己没有试过不知道好不好用。书娟说试试看吧。结果 3 周左右，她牙缝里的牙渍就被除掉了，孩子们都说还是老师刷牙最认真。

丈夫给她的这个方子比较复杂，要准备的材料有：绿矾 15 克，胆矾 15 克，五倍子 15 克、诃子皮 15 克，香白芷 9 克，甘松香 6 克，栗蓬 6 克，枣核灰 9 克，螺蛳（螺头较硬部分）6 克，香附子 12 克，麝香 1.5 克。先取出一半绿矾放入锅内炒至有烟冒出后将其放冷备用，另一半生用，将上述药材除麝香外一起研为细末，然后再加入麝香，再研细并搅拌均匀备用。每日早晨刷牙后，再用牙刷蘸少许药末刷齿缝和牙齿，过片刻之后用温水漱口。这个方法可以有效地去除牙缝中的污渍，使牙齿洁白，而且有助于防止患牙疼。注意，麝香具有活血通经、催生下胎之效，因此孕妇禁用此方法。

牙渍也称作牙垢，它是在酸性口腔环境之下，口腔内部的细菌与唾液、食物残渣等发生反应而在牙齿表面形成的一种色素沉着黏膜。因此要祛除牙渍，就要做好口腔内的杀菌工作。上述的药方中，绿矾、胆矾都具有很好的杀菌灭菌作用，而且它们都是碱性的矿物质，能够改善口腔里面的酸性环境，这样就能大大减少口腔内部细菌和食物残渣等发生反应的概率。同时，白芷、五倍子等又具有清热解毒、促进血液循环的作用，能够增加细胞的活力，促进细胞的再生，从而减少黑色素的沉着。

刷牙前用食醋漱口，除烟垢、洁牙齿

抽烟已经不再是男人的专利了。有很多调查研究显示，女性抽烟的比例在逐渐地上升，而且市场上也有很多品牌的女士香烟出售。女性抽烟的原因有很多，主要是因为压力大或者是空虚寂寞，也有因为好奇而抽烟的，再者就是跟风。可是，抽烟不仅会损坏女人的肺部健康，抽烟留下的烟垢也让很多爱美的女人大为苦恼，即便是戒了烟，也很难找到简单有效的方法来除掉牙齿上那些黑黄的污渍。

李慧已经有一年的烟龄了。当初纯粹是因为好奇，要尝尝抽烟，最后她竟然真的有了烟瘾。她也担心过烟垢的问题，可是她以为自己抽得并不多，不会有太大的关系，但是一年下来，她发现自己的牙齿上有了黑黄的烟垢，家里人就是这样知道了她抽烟的事情。在家人的逼问之下她只好坦白，并且答应戒烟。尽管她很成功地戒了烟，却没有除掉牙齿上的那些烟垢。

她听说去医院洗牙可以去掉烟垢，但是那个时候她还在找工作，没有稳定的收入，所以就算洗牙的钱并不贵，她也不舍得去医院洗，于是就到处收集去烟垢的小偏方。在尝试了各式各样的方子之后，她发现用食醋去烟垢效果很好，她每天都坚持，一段时间之后，她牙上的烟垢果然被洗净了。她又重新拥有了一口洁白亮丽的牙齿，不久之后她成功地找到了一份心仪的工作。

李慧自己找到的这个方子既经济实惠又有效，所用的材料就是我们常见的食醋。早晚刷牙的时候，先在嘴里含半口食醋，让醋在口里蠕动两三分钟后吐出，再用牙刷刷洗，最后用清水漱净。也可以再用牙膏刷牙，反复使用就能够起到去烟垢、洁净牙齿的效果。

为什么食醋会有这么好的效果呢？这要从烟垢的形成说起。抽烟者虽然通过刷牙可以清除表面的污垢和细菌，但是还会有一些残留物沉积在牙齿的表面，这些残留物还会分泌许多黏性物质。在吸烟的时候，口腔里的烟雾与牙齿表面的黏性物质相结合，日积月累就会使牙齿变黑或者变黄，形成烟垢。而我们的食用醋是酸性的，具有腐蚀的性质，因此能够腐蚀附在牙齿表面的物质，从而起到防止和去除烟垢生成的作用。同时，醋还有杀菌的效果，能够有效地清除牙齿上的细菌，从而起到保护牙齿的作用。

虽然有了去烟垢的方法，但是爱美的女性朋友们还是要尽量避免吸烟，因为烟对人体的伤害非常大，尤其是女性，还会影响人的皮肤。即使是现在市面上卖的女性香烟也不能多抽，因为它和普通的香烟相比，只是尼古丁和焦油的含量稍微少了一些而已，危害还是照样存在。所以广大的女性朋友一定要珍惜健康，远离烟草。

得了灰指甲，快用花椒蒜醋液涂指甲

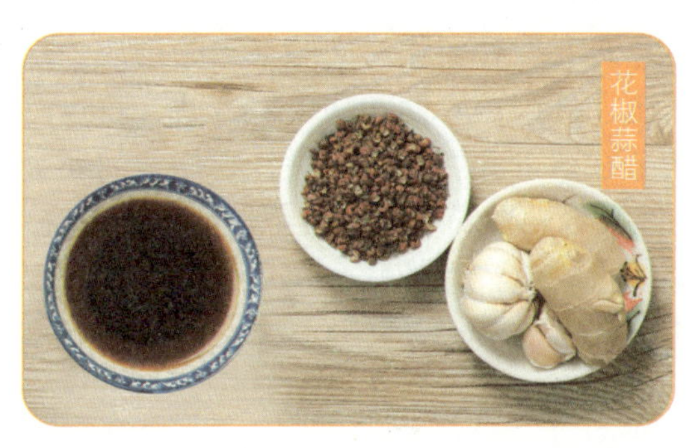

手是女人的第二张脸，一双纤纤玉手是很多女士的追求。所以美甲之风一下子刮遍了大江南北，成为女士们追捧的时尚。可是，很多女性朋友并不知道这绚丽之中暗藏着很大的危机。

程晨从小养成了啃指甲的习惯，一直到她上研究生的时候也没有改掉这个坏毛病，手上的指甲总是被她啃得只剩一点点。程晨的妈妈为了让她不啃指甲，想了很多的办法都不管用。后来想出来一个让她做美甲的办法，这样就能防止她再啃指甲了。做了一两次之后，程晨啃指甲的毛病的确改掉了一点。所以，她妈妈便觉得这是一个很不错的办法，就一直让她做，况且做了美甲之后手上也很美，程晨自己也就接受了。没想到的是，啃指甲的问题解决了，却出现了更加严重的问题。原来在美甲的过程中，过多的化学品伤害了指甲组织，使得指甲原本的防御能力下降，细菌就乘虚而入，让程晨得了灰指甲。更让她烦恼的是，灰指甲是会传染的，把自己其他手上的指甲都传染了不说，同学们见了她也都避之不及。

看着问题越来越严重了，程晨只好去医院治疗，听说灰指甲是可以吃药治疗的。去医院之后，医师果然给她开回来很多药，可是程晨在网上查到说这种药有明显的副作用，吃多了会引起肝功能异常，吓得她也不敢吃。这回程晨的妈妈就更加着急了，原先只是啃指甲，现在发展成灰指甲了可怎么办呀？于是她便四处打听既能治灰指甲又没有副作用的办法，最终在一个老中医那里讨得了一个方子。

这个方子经济实惠又有效，配料为 100 克大蒜瓣、20 克花椒、500 毫升陈醋。先将大蒜瓣剥皮捣烂，然后和花椒一起放入玻璃瓶中，并且倒入陈醋，浸泡 3～4 天就制成了花椒蒜醋液。每天晚上先将指甲在热水中浸泡 10 多分钟，再用剪刀将软化的患甲剪薄，将患病的指甲放入花椒蒜醋液中浸泡 15 分钟，最后用棉花蘸花椒蒜醋液包裹住患病的指甲。第 2 天晚上再泡手时更换，以 1 个月为 1 个疗程。

按照这个方子用了 2 个月，程晨的灰指甲去掉了。而且新指甲也慢慢地长了出来。经过这样一番折腾，程晨啃指甲的习惯竟然自然而然地改掉了。

灰指甲是由于真菌的侵入而造成的，在上述的方子中花椒有止痛、杀虫的功效，现代医学研究则发现它有比较强的抗真菌的功效。而大蒜和醋液有抗真菌的作用，尤其是大蒜，它含有一种叫作“大蒜素”的物质，这种有效成分能够抑制和杀灭多种球菌、杆菌、真菌和病毒。因此，将这三种物质放在一起，杀菌的效果自然不在话下。更重要的是，它们之间还会相互合作：大蒜里的大蒜素，在高温或者碱性环境下，抗菌性会明显下降，但是经过醋浸泡之后，大蒜素就会变得稳定，它的抗真菌功效就能一直保持，能够保证其杀菌的效果。

大蒜头＋糯米饭，杀虫解毒治疗灰指甲

紫英是学校环境保护协会的会长。有一年植树节的时候，她组织同学们去社区里面种树。紫英对环境事业的热爱是受了家庭的熏陶，她的爸爸妈妈都是环境保护研究方面的专家，经常号召大众积极参加环保活动，所以紫英觉得自己更应该积极响应父母的号召。可是植树的时候紫英一不小心被锄头磕破了一个手指头，而且伤到了指甲。本来这也算不上是大伤，最多吃点药，打个破伤风的针就好了。可是没想到，紫英手上的伤好了之后，指甲却开始脱落变质，慢慢地变

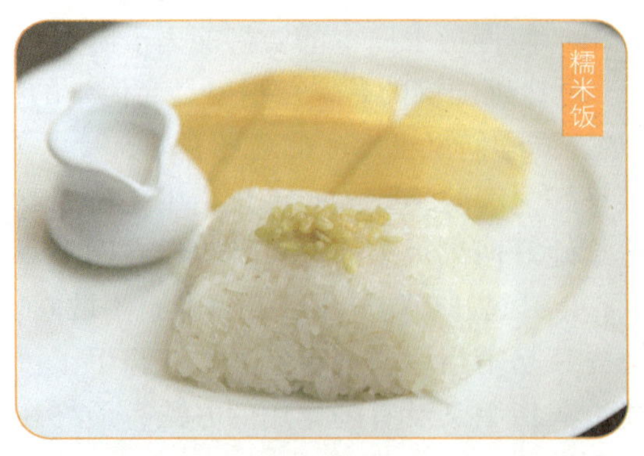
糯米饭

成了灰指甲。

紫英以前也只是在广告中看见过这种病，从来没有想过这种病还会发生在自己身上。重要的是灰指甲还会传染，她一不注意，整只手上的指甲都被传染了，急得她不知道该怎么办才好！而且传染自己也就罢了，如果传给了别人就麻烦了，所以紫英很自觉地远离了同学们。她跑了好几家医院都没有治好。后来远在老家的姥姥听说她得了灰指甲，责怪她不早点说，原来姥姥那里就有治灰指甲的方子——大蒜头＋糯米饭。

做法很简单：准备适量的生大蒜头以及糯米饭，将糯米饭和大蒜分别捣烂后搅拌均匀，然后将其敷在患甲上，并用医用棉布包裹好，24小时之后再更换一次。

紫英听了之后连忙去学校的食堂买了糯米饭，又去校外买了大蒜，按照姥姥教的方法敷灰指甲。经过半个多月的治疗，她的灰指甲果真被治好了，而且长出来了嫩嫩的新指甲。

灰指甲是由于真菌入侵而造成的，像紫英这样的情况就是真菌在指甲受到轻微的外伤之后进入到甲板进行生长繁殖，它们一边将甲组织作为自己的营养来源，另一方面又会破坏指甲的正常结构，最后造成了指甲的损伤。

大蒜中含有一种叫作“大蒜素”的成分，它可以有效地杀灭指甲上的真菌，起到保护指甲的作用。而糯米中则含有大量的蛋白质、脂肪、糖类、各种矿物质以及多种维生素，因此可以修复已经坏死的甲组织，蛋白质可以促进新细胞的生成，维生素则能够增加细胞的活力，使已经坏死的指甲重新恢复活力，所以用大蒜和糯米去灰指甲会起到很好的作用，而且还很实惠。

白芷醋汁效果好，灰指甲慢慢会掉光

小艾曾经得过一次灰指甲，她也像很多爱美的女性一样着急地想要把它治好。其中的原因，爱美是一方面，因为这是天性，但是另一方面则是由于内心中深深的母爱。

小艾有一个五岁多的小女儿，长得粉嘟嘟的，特别招人怜爱。小艾每天早上都带着女儿一起出门，先把她送去幼儿园，然后自己再去上班，下班了再接上她一起回家。母女俩经常手牵手地走在阳光里，有说有笑地招来很多路人善意的眼神，这些都是小艾最幸福的时候。虽然自己的丈夫经常在外地出差，可是有这样一个小精灵陪着自己，小艾也并不觉得寂寞，她的一切心思都在女儿身上。

因此，当小艾发现自己得了灰指甲后心急如焚，因为她知道灰指甲会传染，而现在家里只有她一个人，根本不能避免和女儿的接触，所以很有可能会传染给女儿。幸好她的病情也不是很严重，只有两个手指被感染了。小艾一边想着如何在家里避免和女儿的接触，一边着急地找能治好灰指甲的办法。为了能快速有效地治疗灰指甲，她没有去一些小诊所，而是去了市立医院接受专家的治疗。医师说现在治灰指甲比较传统的方法就是吃抗真菌的药，可是这种药服用之后送到患病点——指甲上的浓度已经不高了，所以需要长期服用。小艾听了之后失望了，因为她想要尽快地治好灰指甲，以便降低传染给女儿的概率，所以小艾决定找中医试试。

在同事的介绍下，小艾找了一位老中医就诊，医师给了她一个小偏方，并且让她不用太担心，她的情况并不是很严重。而且她的女儿也跟着用这个小方子的话，可以有效防止被传染。医师介绍给小艾的这个小偏方的具体用法是：准备白芷 90 克，陈醋 500 毫升。将白芷和醋放进砂锅中一起煎熬，取浓汁备用。然后将患甲放在白芷醋汁中浸泡 30 分钟，浸泡之后可以用小刀片将上面的软化物轻轻去掉，每天坚持使用，两个星期就能见到很好的效果。

小艾如获至宝，回家之后第一件事就是按照中医说的方法先给女儿消毒，然后才给自己治疗。用药 2 周之后，她就明显地看见灰指甲脱落得很薄了，新的指甲正在慢慢地生长。继续用了一个多月之后，她的灰指甲彻底治好了，而且女儿也没有被传染。

为什么这个简单的方法能起到治疗灰指甲的作用呢？首先我们要了解灰指甲的生成是因为真菌趁隙侵入了甲组织，并且对之进行破坏。而醋是我们熟知的杀菌能手，能够有效地杀灭侵入甲组织的真菌。再者，白芷也有很好的杀菌功效。根据现代医学研究的结果，白芷煎剂中含有一种叫作欧前胡素的物质，能够有效地抑制变形杆菌、痢疾杆菌、铜绿假单胞菌等 11 种真菌，所以能有效抑制真菌侵入甲组织，从而起到治疗灰指甲的作用。

醋浸蛋白敷指甲，有效缓解灰指甲

张大姐患有灰指甲已经很多年了，也治了很多年，各种药也试过不少，可灰指甲的问题就是不能根治。最后她的心也像灰指甲一样灰了，不再抱太大的希望。但灰指甲实在是太影响美观了，而且还会传染，弄得身边的人都不敢和她靠得太近，自己在家里也要特别小心，以防传染给家人。这让她心理负担很重，渐渐就出现了抑郁症的症状。家人看在眼里，急在心里，都在四处打听治疗灰指甲的方子，可一直没遇到能彻底解决灰指甲的方子。

丈夫看张大姐一直闷闷不乐，就提议全家出游玩几天，经过商讨，最终决定去江苏镇江游玩。镇江可是有着 3000 多年文字记载的文化古城，有着很深厚的文化底蕴。再加上那里山清水秀，充满了江南古镇典型的风韵，张大姐完全被那里的美景吸引了。在游玩过一些有名的旅游景点之后，张大姐决定再走街串巷地去感受一下当地的人文，家里人都觉得她的提议不错，便一起同行。就是这个小小的决定让张大姐有了意外的收获。那天下午，他们逛到一片老城区，发现那里的人们生活得很惬意，完全没有现代人的拥挤和忙碌。老人们在树荫底下聊聊天下下棋，很是悠然自得。张大姐一行人走累了，就在树荫下休息，顺便就跟当地的老人聊起天来，聊着聊着就聊到了张大姐的灰指甲。有个老妇人看了一眼她的手笑笑说："你算是来对地方了，我跟你说个小秘方，治这个灰指甲很有用的，我们这边的人都知道。"说着露出了一丝得意的表情。

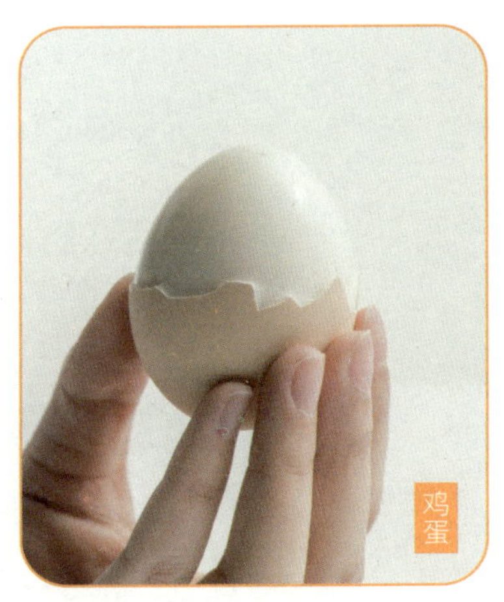
鸡蛋

原来老人说的方法所用的原料就是他们这里盛产的醋。张大姐听了之后就记在了心里，并且万分感谢地离开了。

这个方子是这样的：准备白醋适量，鸡蛋 1～2 个。首先将鸡蛋煮熟后取其蛋白，将蛋白在白醋中浸泡一个星期后取出备用，再将下次要用的蛋白泡入。在治疗的时候先用热水浸泡灰指甲 15 分钟左右，在指甲变软之后用剪刀或者小刀片轻轻地刮去坏指甲。然后将浸泡过醋的蛋白取指甲大小敷在患甲上，再套上不透气的医用指甲套，以隔绝灰指甲与外界真菌的接触，一个星期之后再换一次。这个方法对于治疗灰指甲有很好的效果，一般在一个月左右就能看见新指甲长出，如果是比较顽固的患甲，需要的时间会稍微长一些，但是一般在半年之内也就可以根治。

回家之后，张大姐马上开始按照老人家告诉的方法治疗。由于她患灰指甲的时间已经很长了，所以治疗起来要花的时间会稍微长一点，但是在一个多月之后就看到了较为明显的效果。张大姐的心中又重新燃起了希望，而且这次没有再让她失望。经过半年多的坚持治疗，困扰她很多年的灰指甲终于被治好了。看着重新长出来的健康指甲，张大姐高兴得像个孩子。

白醋是醋的一种，是用蒸馏过的酒酿制而成的。除了 3%～5% 的醋酸和水之外几乎不含其他成分，有很好的杀菌作用，能够有效地杀灭侵入指甲的真菌和抑制真菌的再次侵入。而蛋白富含指甲生长所需要的蛋白质、维生素以及钙、镁等矿物质，能够促进指甲的生长。用浸过白醋的鸡蛋来治灰指甲，能抑制细菌的再生，促进新指甲的生长，从而能快速有效地治疗灰指甲。

第二章　瘦身秘方

每天喝点荷叶乌龙茶，有利减肥降血脂

拒绝肥胖，女性就能远离高脂血。经研究发现，肥胖和高脂血有一定关系。一旦体重超过一定标准，患有高脂血、高血压、糖尿病等疾病的概率就会明显增加。由于肥胖者的机体组织对游离脂肪酸的动员和利用相对减少，游离脂肪酸在血液中积聚，血脂容量就会增高。肥胖者空腹及餐后的血浆胰岛素浓度常常会有所增高，约比正常人高出 1 倍，而胰岛素具有促进脂肪合成、抑制脂肪分解的作用，所以肥胖者容易出现高脂血症。

如果发现自己血脂偏高，但还没有危及健康，建议你从现在开始立即行动，咨询专业医师，找到适合自己的保健方法，从而有效预防更加严重的病症产生。

徐姐刚满 45 岁，在一次陪老母亲做定期体检时，她自己也顺便做了一个身体检查，结果发现自己的血脂有点高，不过还没有超出正常范围。医师劝徐姐还是警惕些为好，早点预防，以免以后身体出现不适。

徐姐的生活习惯比较健康，就是爱吃肉食，尤其是五花肉、扣肉、红烧肉百吃不厌。再加上步入中年之后，徐姐的活动量逐渐减少，身体明显发福，就容易出现高脂血现象。但徐姐认为人到了中年多少都会胖一些，没什么大不了的。尽管身边的许多朋友都因为高血压、高脂血住进医院，但是徐姐认为和他们比起来，自己还没有胖到不健康的程度。所以，就算有许多朋友劝徐姐少吃油腻的肥肉片，多喝茶，预防血脂变高，她都没把这些话放在心上。

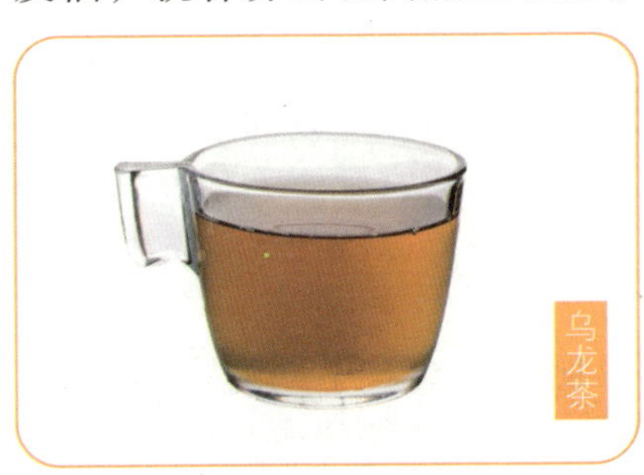
乌龙茶

这次一看体检结果，血脂还真的偏高，她心里也多少有些慌了，当即打电话给一位中医师朋友咨询一些可以减肥、降血脂的偏方。这位朋友给徐姐推荐了两种茶：荷叶茶和乌龙茶。

中医认为，痰气交阻，脾不健运导致脂肪堆积，形成肥胖，所以应当健脾消食、升清降浊。荷叶味甘，性平，入肝、脾、胃经，利水湿、升清阳、清热解暑的功效显著。《本草纲目》中记载，荷叶可以“生化元气，裨助脾胃，涩精浊，散瘀血”，因此现代人利用荷叶利水湿、健脾胃的作用，常常选它作为降脂减肥主药。

使用荷叶茶降脂减肥，还需要一些小技巧。首先必须是浓茶；其次，每次一小包荷叶，闷上 5～6 分钟再用，而且每包只能泡一次，之后再用就几乎没有减肥效果；另外，荷叶茶饭前空腹饮用效果最好，喝过一段时间之后，自然而然就会对油腻食物的兴趣大为减弱。

再来说乌龙茶。现代药理研究证明，乌龙茶含有茶多酚和咖啡因等成分。茶多酚能促进兴奋交感神经的激素（肾上腺素）分泌增加，咖啡因可以抑制肾上腺素的分解。两种元素合力作用，就可以促进体内储存脂肪的消耗。有关专家发现，在众多减肥茶当中，乌龙茶的减肥效果最为理想。研究表明，食物中的脂肪会在小肠中和胆汁结合，之后会变成乳汁状的物质，这时才会被人体吸收。而乌龙茶中的茶多酚会和乳化前的脂肪结合，并将其排出体外，从而达到减肥的效果，另外，它还可以辅助酶分解那些已经被人体吸收和储存的脂肪。

徐姐听从了这位朋友的建议，每天都会泡上一杯荷叶茶。半年后再去医院检查，徐姐的血脂果然恢复到了正常水平，体重也有所减轻，整个人也显得精神了许多。她把这两种降脂茶推荐给一些朋友，她们根据自己的情况和喜好，有的选用乌龙茶，有的常喝荷叶茶，都说效果不错。

干姜、白矾等细末做丸，改善脾湿型肥胖病

古时宫廷里的女性，为赢得皇帝的喜爱可谓费尽心机，而且她们也拥有得天独厚的资源条件，因此许多减肥妙方都出自于宫廷。元代所藏用的减肥秘方“玉芝徐老丸”因在《御药院方》中收载得以流传，该方特别适用于脾湿型肥胖女性。

从中医学角度讲，由于病因病机不同，肥胖也会有不同的症状表现，中医由此将肥胖症分为不同类型，分法多样，有的将其分成脾虚痰湿型、

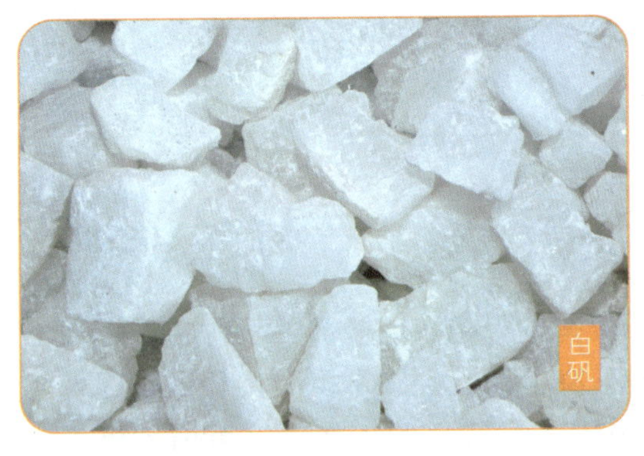

肝郁气滞型、脾肾两虚型，有的划分则更加细密。脾湿型肥胖的主要表现为肥胖水肿、疲惫乏力、肢体困重、慵懒喜卧、腹胀腹满、食欲不佳、尿少便溏等。中医认为，脾脏主运化，对食物的运输传送和消化吸收起着重要作用，因此脾脏和肥胖的关系最为密切，所以治疗原则重在和中化湿、健脾益气。

张华每天工作很勤奋，相对于身边的姐妹而言，她的辛苦程度有过之而无不及。可是让她不理解的是，好姐妹们无论怎么吃都不会胖，而自己食量一直很小，但就像有人夸张讲的那样：喝口水都能长肉。

如果身体好，单纯胖一些没有关系，但张华觉得自己胖得有些不正常：两条腿就像肿起来一样，整个人没有精神，没有力气，到吃饭的时候胃部还感觉满满的，没有一点食欲。张华找到一位中医，本是想求得一些健胃消食的良方，没想到的是，医师还为她一直苦恼的肥胖问题找到了答案。医师告诉张华，她的肥胖和食欲不振等症状都是因为她体内脾虚痰湿造成的，只要把脾脏调理好，这些症状都能自动消失。医师说他有一个现成的方子可以帮到张华，这还是古时候后宫妃嫔们用过的秘方。医师所指就是《御药院方》所记载的玉芝徐老丸。

这个秘方的具体做法是：准备天南星、干姜各 15 克，姜半夏、白矾、大黄各 30 克，细蛤粉 60 克，牵牛 18 克，黄檗 45 克。先将天南星和干姜片和匀，然后煮透，直到中心无白色星点为止，切片阴干。把牵牛子研碎，将皮去掉。然后将以上八味药一起研成极细的粉末，用水和成绿豆大小的药丸。每次服用 1～2 丸，每天 2 次，饭后用温开水送服。

玉芝徐老丸有化痰消食、顺气调血的功效。中医认为，气血和畅则百病不生，气血运行通畅平和，人才能身体强健，福寿延年。方中天南星、姜半夏、干姜具有化痰的作用；牵牛则可以利水消积；大黄的功效在于导滞消食，清除湿热；黄檗负责清热燥湿。故本方常服，可气血和畅。

最后需要提醒的是，大黄味苦，性寒，属于泻下药，中医叮嘱，凡是有表证未罢，脾胃虚寒，血虚气弱，无实热、积滞、瘀结等情况的女性、孕妇以及刚生产后的女性，都不宜使用本方。

常喝冬瓜芦荟汤，减脂瘦腰效果好

现在很多女性发现自己腰部的赘肉越来越多，曼妙的杨柳腰在不知不觉间变成了水桶腰，性感度也迅速下降。而且，腰部的赘肉往往长起来容易，消下去却很困难。许多女人为了恢复昔日的小蛮腰，可谓“机关算尽”：转呼啦圈，做仰卧起坐，喝瘦腰茶……然而，大多数方法见效都很慢，还很容易反弹。

据医学调查研究表明，造成女人腰围增粗的原因有三：过量饮食、精神压力、遗传因素。结合都市女性实际情况，前两个因素相对主要。首先，过量的饮食使得人体吸收了过多的能量，容易导致脂肪的堆积，因此平日的饮食习惯对于腰围的保持有重要影响。其次，现代职场女性生活节奏加快，工作压力加重，长此以往，很容易造成精神压力过大，易紧张、激动、疲倦等。为缓解精神上的压力，很多女人会不自觉地采取代偿性进食，通过生理上的满足感来弥补心理上的乏力，不知不觉间，就会摄入过多的食物，致使体内堆积过多的脂肪。

参加工作刚刚两年的菁菁是个典型的“宅女”，工作时坐在电脑前一动不动，假期里就泡在网上，一待就是一天，手边更是随时摆满各种垃圾食品，薯片、饼干等零食，常常是一边上网一边大把往嘴里塞。终于，在某一天早上，她穿上裤子后感觉紧绷绷的，后来还勒得有些疼，这是腰部的赘肉向她提出了警告。捏着肚子上的“游泳圈”，她大为恼火，可又不想运动、节食，于是她开始寻找一个既能吃又能减肥的方法。一次，她在网上偶遇中学好友，对方已是医学研究生，菁菁趁机向好友求助。好友劝她养成良好生活习惯，又推荐了一得力妙方——冬瓜芦荟汤。

制作此汤的方法十分简单：取冬瓜 250 克，芦荟 3 片，雪梨 1 个，红枣 4 颗，盐适量；将芦荟、冬瓜洗净切段，红枣、雪梨洗净切块；然后将冬瓜放入锅中，加入适量水煮沸，转小火煮至熟，最后再加入红枣、雪梨、芦荟及盐略微煮一下，即可饮用。

菁菁听取了朋友的建议，在有意识地培养良好生活习惯的同时，坚持饮用冬瓜芦荟汤，两个月后，就可以自信地穿起以前只能眼馋的漂亮衣服。

现在的她，每天心情舒畅，微笑常挂嘴边，熟人见面时都对她称赞有加。

中医认为，冬瓜性凉味甘，是清热利尿的佳品，《食疗本草》中称冬瓜“热者服之宜，冷者服之瘦人……欲得体瘦轻健，则可常食之”。冬瓜的减肥功效在现代医学研究中也得到了验证：冬瓜不含脂肪，且含糖、钠量也极低，有利尿、排湿的功效，而其所含的丙醇二酸，对防止人体发胖，增进健美，具有重要作用，常吃冬瓜可避免脂肪在腰部囤积，使人快速瘦下来。此外，冬瓜还具有很高的营养价值：每百克冬瓜肉中含蛋白质 0.4 克，碳水化合物 2.4 克，钙 20 毫克，磷 12 毫克，铁 0.3 毫克，还有多种维生素，特别是维生素 C 的含量较高，每一百克含有 16 毫克。因此，在防止发胖的同时，冬瓜也可补充丰富的营养。

芦荟也是消脂瘦身的法宝。《本草纲目》中记载：芦荟性寒，味苦，无毒，有明目镇心的作用。现代医学研究证明，芦荟还具有减肥的功效。肥胖主要是由于不科学饮食，过多摄取高热量食品，如鱼、肉、蛋等，这些都属于酸性食物，易使机体失去酸碱平衡，使人的体质酸性化而导致肥胖病，而芦荟中含有钾、钠、钙、镁等矿物质元素，属于碱性物质。芦荟的多糖体中，六碳糖是主要成分，它本身带有强碱性，能中和体内的酸性，使体液碱性化。研究发现，芦荟不但无毒无害，还能把饮食中的有害物质，特别是不必要的脂肪加以分解、排泄，因此具有减肥功效。

形成“水桶腰”有一部分原因在心理方面：精神压力引起食物代偿导致的饮食过量。赘肉是因吃而起，我们同样也可以用吃的办法消减掉。雪梨，味甘性寒，具有生津润燥、清热化痰的功效。红枣虽小，却是补气养血的圣品，《神农本草经》中记载红枣“主心腹邪气，安中养脾，助十二经。平胃气，通九窍，补少气，少津，身中不足，大惊，四肢重，和百药”，上品之称名副其实，可补中益气，养心安神。雪梨和红枣功效显著且物美价廉，是配合冬瓜、芦荟，缓解精神压力，消除腰部赘肉根源的最佳帮手。

山楂丸消食开胃又瘦腰

王宁是个典型的女强人，平日里一心忙于公关工作，雄心勃勃，事业上节节攀升，健康状况却一落千丈，尤其是她的胃。由于频繁的加班、出差，吃饭很不规律，常常饥一顿饱一顿，久而久之，王宁经常感到吃东西没胃口，到了饭点儿还感觉肚子饱饱的。更让她难以理解的是，吃的东西比以前少了，身上的赘肉却有增无减，每次出门前打扮整理，看着镜子里的自己腰部曲线渐渐拉直，心焦不已。加上她的工作对于形象的要求较高，渐渐丰满的腰身成了她的烦恼。起初王宁急于求成，大剂量饮用减肥茶，结果虚弱的脾胃禁不起折腾，常常把自己弄得上吐下泻，可为了减肥，她又不得不喝。为此，男朋友很是心疼，抽时间咨询了许多医师，有个医师给他推荐了一个减肥的好方子：坚持服用山楂丸，既能有效地保护到胃，又能帮助减肥。男友随后便开始为王宁准备爱心山楂丸。

具体制作方法是：准备山楂、六曲、槟榔、山药、白扁豆、鸡内金、沙棘、麦芽、砂仁各 50 克。将上述材料炼蜜为丸，每颗以重 9 克为宜。制作方法听起来有些专业，不过不用担心，这种山楂丸一般的药店就可以找到，也可找中医从业人员专门制作。它的使用方法也很简单，温水送服即可，每次 1 颗，每天 1～2 次。

王宁每天吃着恋人用爱调成的美味山楂丸，甜到了心里。不到一个月时间，她的胃就基本恢复了健康，又坚持吃了一个多月，王宁的腰奇迹般地瘦了下来，因为这个办法一点不费事，王宁不用专门抽出时间来减肥瘦腰。

山楂是一种常见的水果，《日用本草》中记述山楂能“化食积，行结气，健胃宽膈”。大多数人只知道山楂能帮助消化，其实，山楂除了消食之外还有很多功效。经科学研究测定，山楂含有丰富的维生素 C，每一百克山楂含维生素 C 89 毫克，是苹果的 20 倍，梨的 30 倍。常吃山楂可起到养护皮肤的作用。更少为人知的是，山楂还可以用于减肥。中医理论认为，脾主运化，多数肥胖的人都具有脾虚的体质。而山楂味酸性温，入药归脾、胃、肝经，具有消积肉食、排解胆固醇的作用。现代医学研究也证明，山楂含山楂酸等多种有机酸，并含解脂酶，进入胃部后能增强酶的作用，促进脂肪、食积的消化，因此具有开胃、健脾、降脂的功效。

需要注意的是，山楂丸虽很常见，但质量良莠不齐，因此我们一定要去正规药店购买，认真鉴别。

桃花泡茶喝，瘦腰养颜一举两得

人们赞美女性时，习惯把她们比作美丽的花朵。现实生活里，花也确实能帮助女性变得更加美丽，用花瓣泡茶，就是人们利用花来实现养生美容的方式之一。

花茶在我国有着悠久的历史，早在两千多年前，屈原就自比美人“朝饮木兰之坠露兮，夕餐秋菊之落英”，唐代时期，食花之风盛于皇室。如今，已经有越来越多的女性爱上喝花茶，喝花茶既能让女性显得典雅，还可以起到美容的功效。但不同的女性从喝花茶中收到的效果却大相径庭，原因在于花茶种类繁多，泡法不一，每个女性都应结合自身特点和需求有针对性地选取花茶。对于想瘦腰的女性来说，桃花茶是最好的选择。

对于桃花茶，芳芳有不少的体会、心得。工作后终日面对电脑，芳芳有一个习惯：只要坐下便钉在椅子上，埋头工作。同事们经常劝她时常起身走动走动，她当时也很认真地听取建议，可一坐下就埋头工作，什么都顾不上了，结果她的腰、腿越来越粗。天天对着电脑，还导致皮肤干燥、脸色暗沉，也冒出许多雀斑。芳芳意识到，不能再对自己的形象不管不顾了，便开始想各种办法来瘦身养颜。

芳芳听朋友说，桃花茶瘦身养颜效果不错，便决定一试。凭借时常饮用桃花茶，芳芳面色红润，雀斑消减，不再怕辐射，腰腿也慢慢瘦了下来。想不到小小几朵桃花，简简单单一泡，竟会有这么大的益处！

桃花茶的具体制作方法：在春天桃花盛开时节，拾取或摘取一些桃花，放在干燥通风处阴干，每次取 5～8 朵花，用少量开水冲泡即可。需要注意的是，中医认为，桃花比较峻利（猛烈），利水、活血、通便作用较强，因此每次服用的剂量不要过大，如果出现腹泻现象，应暂停服用，以免如《本草纲目》中所说的“耗人阴血，损元气”。

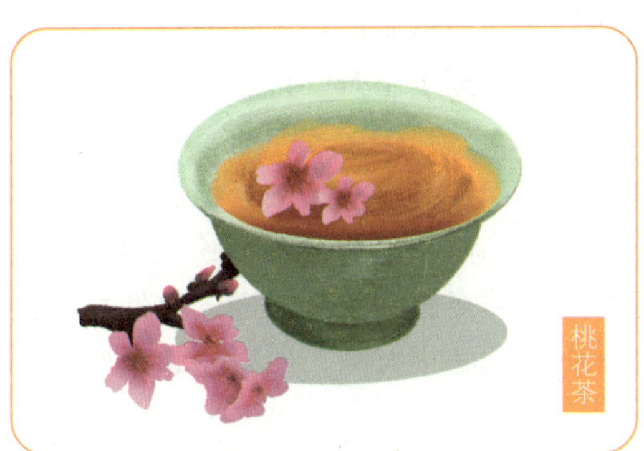
桃花茶

桃花泡茶收载于《备急千金要方》：“桃花三株，空腹饮用细腰身。”《本草纲目》中称桃花：

“走泄下降，利大肠甚快，用以治气实人病水饮，肿满，积滞，大小便闭塞者，则有功无害。”可见桃花可以起到很好的减肥、瘦腰身的作用。

瘦腰的最终目的是让身材更美，而桃花茶还能同时起到美容养颜的功效，让女人的面容随之更美。《神农本草经》中就有记载，桃花有“令人好颜色”的功效。现代医学研究证明，桃花的美容作用，主要是源于花中含有山柰酚、豆精、三叶豆苷和维生素 A、B 族维生素、维生素 C 等营养物质。这些物质可起到扩张血管、疏通脉络、润泽肌肤、改善血液循环等多种功效。美容方面，山楂可以促进皮肤营养和氧的供给，让那些能促使人体衰老的脂褐质素更快排出体外，防止黑色素在皮肤内的慢性沉积，从而可以有效地预防雀斑、黑斑、黄褐斑等。此外，山楂中富含植物蛋白和呈游离状态的氨基酸，这些营养物质很容易被皮肤吸收，对防治皮肤干燥、粗糙及皱纹等问题效果理想，还可增强皮肤的抗病能力，从而防治皮肤病、脂溢性皮炎、化脓性皮炎、坏血病等，对皮肤大有裨益。

做一做简单有效的纤腰运动

小蒙是一家英语培训机构的老师，年轻漂亮，性情温婉，气质很不错，加上学识扎实，深受同学喜爱。自从小蒙生完宝宝，虽然只经过一个多月的时间，她的体重就恢复到怀孕之前的水平，可看起来没有以前那么瘦削高挑了，别的地方都还好，只是腰部的曲线不见了，那些漂亮衣服再也穿不出当年的感觉。马上要回学校给学生们开课了，小蒙很着急，一闲下来就翻看各种资料，感觉各种运动方法都太麻烦，而她又在哺乳期，为了不影响宝宝的健康，很多瘦腰食物都不敢尝试，最后她想还是向专业人士求助比较好。于是，她去咨询健美老师，老师教给她简单的纤腰运动法。每天，宝宝睡觉时，小蒙就会偷空练两下，不到 1 个月，她就重现往日魔鬼身材，自信满满地回学校上课了。

具体动作如下：俯身躺下，双手屈臂，手背触及额头，控制身体的核心力量，让上半身和下肢同时离开地面，控制 2～3 秒然后放松。也可以把手臂向前伸展打开或者在身后侧相握，能明显感到腹部肌肉的拉伸和腰背肌的紧张感。这套简单的动作对竖脊肌的刺激很有效，可以使腰部变得纤细有效。

也许你也有和小蒙相似的困惑，腰部并不粗，但就是没有曲线。其实，腰部除了要细之外，更要有结实的肌肉，线条才会优美。而想要肌肉结实，必须通过运动来锻炼。此外，很多女性以为减掉了小肚腩，窈窕的腰线就出来了。但事实上如果只注重减掉堆积在腰腹部的脂肪，而不注重腰部的肌肉锻炼，还是不能让女性拥有迷人的腰线。

红豆冬瓜汤，可预防及治疗腿部水肿

长时间的站立或维持坐姿，腿部容易感到疲劳，此时血液和淋巴液就会流动不畅，容易形成水肿。如今的白领女性在工作中姿势大多比较单一，就是持续地坐着，很多人一上班就坐到座位上，直到下班前都不会动几下。这样不仅容易导致腰腹部肥胖，还很容易造成腿部的水肿。

因此，在发现腿变肿、变粗时，首先检讨一下自己是不是动得太少了。在工作间隙时，常活动身体对保持腿形非常重要。不过有时工作忙起来，坐很长时间也是难免的，因此平时多吃一些能预防和治疗腿部水肿的食物很必要。

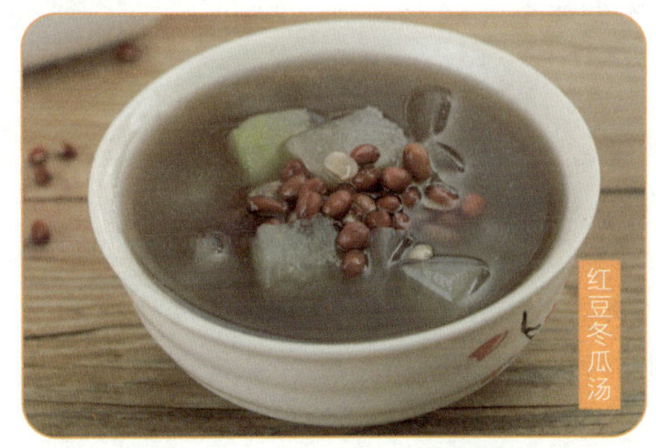
红豆冬瓜汤

青岚是一家银行的热线服务人员，每天都会接到无数的电话。工作时的青岚快速运转大脑，回答对方提出的各种问题。有几次一连接了 3 个小时的电话，水都没顾上喝一口。由于长时间保持一个坐姿，腰背发僵、腿麻更是常有的事。

青岚的个子比较高，坐在矮凳上，腿本来就很累。刚开始工作时，青岚战战兢兢，几个小时都端端正正坐好，从不敢乱动一下，等到下班起身时，腿早已累到不听使唤。工作一年多后，青岚早已适应了这样的工作形式，也不会像刚开始那样容易累了，只是她一直引以为傲的长腿现在已经缺乏美感，尤其是小腿，开始变得有些水肿，穿上稍微瘦一点的裤子，小腿部位就会有紧绷的感觉。

青岚意识到不能让这种情况继续恶化，于是想尽各种办法挽救，在请专业医师按摩过一段时间后，状况缓解不少。但由于工作的关系，医师也很难保证她的腿以后不再水肿。

青岚有位亲戚是中医，知道很多食疗秘方。青岚于是向其请教预防腿部水肿的办法，亲戚推荐给她一个方子——红豆冬瓜汤。青岚对方子的效果有所怀疑，亲戚却笑着对她说："这对身体是没有坏处的，不光瘦腿，还能全身减肥，你试试才能知道效果到底怎么样。"

红豆冬瓜汤的具体做法是：准备好适量的红豆、冬瓜。首先将红豆洗干净，浸泡 6 小时备用，将冬瓜洗净去皮切块。在锅中加入适量水，水开后倒入红豆，煮熟。最后把冬瓜块放到锅中，锅上不用加盖，改用中火煮，待冬瓜变透明时，即可加入盐等作料调味。本方适合于晚餐时食用，配上一些清淡的饮食口感很不错。

青岚虽然对这个秘方没抱多大希望，但还是照做了，吃过一段时间后，腿部的水肿居然真的消失了。

在这款瘦腿汤中，红豆含有维生素 B_1、维生素 B_2、蛋白质以及多种矿物质，可以预防以及治疗腿部水肿，具有减肥瘦身效果。红豆中的石碱成分可增加肠胃蠕动，减少便秘促进排尿，消除心脏或肾病所引起的水肿；冬瓜本身也是很好的利尿食物，有助于消除腿部水肿的症状。两种食材一结合，就使得消除腿部水肿的效果更加显著。

为双腿刮痧，经络通畅腿不胖

想要瘦腿，刮痧也是一种行之有效的方法。刮痧是中医防治疾病的常用方法，是指利用各种光滑的硬物器具，例如牛角，配合某种润滑剂，在人体某一部位的皮肤上进行刮、牵、挤、按等物理性刺激，最终使皮肤发红充血，出现片片青紫斑点，从而实现预防和治疗疾病的传统方法。它简便易行，可用来治疗多种疾病，如今已被广泛应用于美容保健，对消除多余脂肪的效果相当显著。

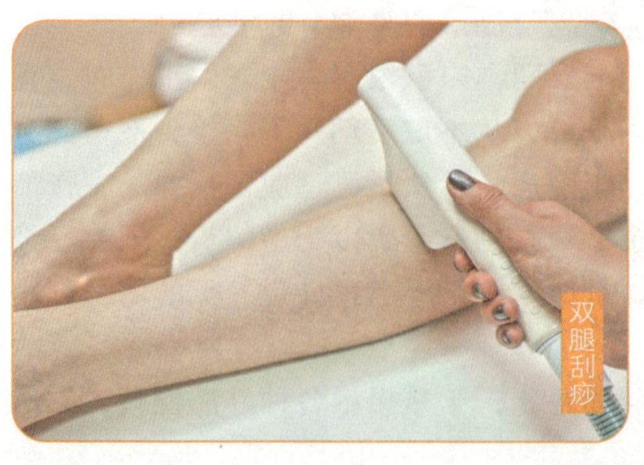
双腿刮痧

一直以来，郭丽都不太满意自己的双腿，虽然很长，但是稍微有点粗，尤其是小腿，乍一看上去真像个白萝卜。郭丽看着自己的“萝卜腿”很恼火，因为太多衣服都穿不出美感，还不如不穿。

郭丽是个雷厉风行的女孩子，发现问题就一定要在最短时间内解决，她搜集各方信息，咨询专家达人，终于找到一个简单有效的瘦腿方法——刮痧。

郭丽很快买来刮痧板，向中医师傅学了刮痧的操作方法，接下来的1周里，她每天都为自己刮痧。刚开始，郭丽感觉对自己确实有点残忍：每次用力刮下去，又痒又疼很不舒服，最后弄得腿上青一块紫一块的才算有效。可是刮完第二天感觉完全相反，腿上有说不出的舒适感。

刮痧的方法很简单：首先在腿上抹好乳液，用牛角刮痧板沿着从上向下的方向刮腿，不能来回地刮，只能朝着一个方向，刮片与皮肤成45～60度角，连续刮20下。动作要用力、快速，直到刮出红道才算有效，然后再用同样的方法为另一条腿刮痧。刮痧的时间最好选在每天晚上睡觉之前，刮一次即可，每次刮20分钟，刮完后注意不要让腿部接触冷水。

一段时间过后，小腿消脂成功。又到了穿裙子的季节，郭丽终于可以自信地穿上裙子，秀出她的美腿了。

从中医角度讲，刮痧的功效主要是疏通经络、通达气血、开窍醒脑、解表祛邪、清热解毒、运脾和胃等。刮痧可以使皮下组织充血，毛孔扩张，宣泄体内秽浊之气，使全身血脉畅通，汗腺充溢，从而排出长期滞留在体内的毒素，使病变器官、组织及细胞得到滋养，并可使皮脂分泌通畅，减少脂肪，加快代谢，消脂减肥。

现代医学认为，刮痧能保健瘦身的原理在于：刮痧通过运用一定的器具刮摩人体肌肤，刺激经穴或身体局部，使人体神经末梢或其他感受器官产生效应，并且通过神经体液向中枢神经系统发出信号，中枢神经系统对其进行分析综合之后，对机体各部分产生协调作用，从而达到新的平衡。

最后，就减肥而言，单纯性肥胖采用刮痧法效果显著，而对于继发性肥胖，首先应及时治疗原发病，刮痧法可作为辅助疗法施行。在刮痧的同时，配合饮食、运动等减肥方法，效果会更理想。

第三章 妇科秘方

丹参黄豆汤有效养护卵巢健康

现在有很多女性为自己的色斑、皱纹、皮肤松弛、身材变形、月经不调等症状而担心。为了解决这些问题，她们买各种高档的化妆品、塑身衣，但所获效果却不尽如人意。医学专家建议，女人与其将钱花在这些产品上，不如将钱花在保养卵巢上，因为卵巢与女性的容貌、情绪、健康等息息相关。

一个周末的早上，欣欣坐在化妆镜前认真端详自己的脸，平时上班忙碌的她，没有时间仔细看。这一看不要紧，她发现自己的眼角有一些小细纹，脸上还冒出了小雀斑，虽然不是很明显，但是它们确实真实地存在着。她才 30 岁，怎么这么早就出现了衰老的迹象呢？如果到了 40 岁、50 岁该怎么办呀？想到这里欣欣坐不住了，穿好衣服就奔着商场的化妆品专柜去了。

商场里的化妆品种类繁多，品牌也是多得数不过来，欣欣一家专柜一家专柜地看，最后挑花了眼。每个品牌专柜的导购都给她介绍了不少产品，什么价位的都有，都说自己的功效不错，用了之后眼纹和色斑都能消失。虽然欣欣很希望是这样，但是她自己心里清楚，一种产品不可能解决所有的皮肤问题。

正在欣欣发愁到底买哪种产品时，她遇到了她的大学同学茜茜。多年不见，茜茜还像大学刚毕业时那么漂亮，脸上一点儿细纹和色斑都没有，欣欣就忍不住和茜茜聊起了养颜的话题。女人一聊起养颜就有说不完的话，两个人找了个小餐馆边吃边聊。

茜茜自己说，她的皮肤之所以保持得这么好，是因为她从25岁就开始保养自己，因为从25岁起，女性的身体就要走下坡路了，不仅是外在的皮肤开始衰老，内在的脏器更是快速地衰老，而只要内在健康，外在就会自然美丽。女性内在的保养主要须注意卵巢的保养，因为卵巢决定着女性的内分泌，内分泌正常的女人自然就显得年轻漂亮。其实，女性脸上的色斑都是由于内分泌不协调而产生的。说到这里，欣欣就向茜茜打听到底怎样才可以保养卵巢。正巧这时，她们点的果味豆浆上来了，茜茜就从黄豆说起了如何保养卵巢。

黄豆是一种对女性卵巢非常有好处的食物，因为黄豆胚轴中含有植物雌激素——异黄酮类，可以补充女性体内的雌激素，对卵巢有很好的保护作用。除了建议欣欣多喝豆浆、多吃豆腐外，茜茜还给她写了一个关于黄豆的食疗小秘方，让欣欣回去常做来吃。

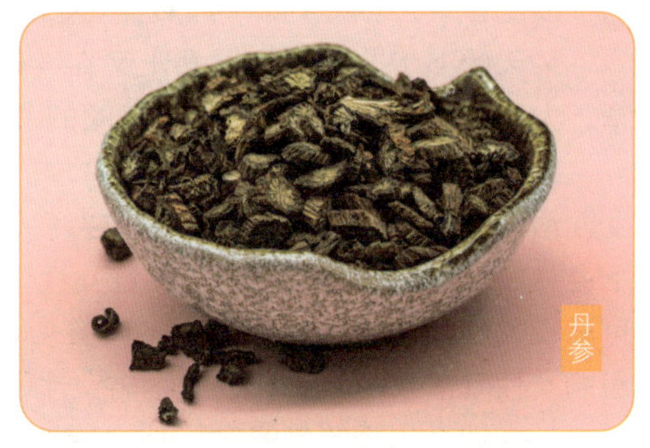
丹参

这个小偏方很简单，只用到了黄豆、丹参和蜂蜜。具体做法是：准备50克黄豆、10克丹参和适量的蜂蜜，先将黄豆洗净用凉水浸泡1个小时，再将丹参洗净放入砂锅中，等到黄豆泡好后，捞出倒入锅内，加适量水煲汤，至黄豆煮烂，拣出丹参，加蜂蜜调味即可食用。

此秘方中共有丹参和黄豆两种原料，丹参有活血调经、祛瘀止痛、凉血消痈，以及清心除烦、养血安神的功效；而黄豆则有益气养血、健脾宽中、润燥消水的功效，两者合用既可以活血补血，又可以健脾益气，可以很好地保养卵巢。

枸杞子红枣鸡蛋汤，给卵巢多一些关爱

现代女性的生活和工作环境跟过去有着天壤之别，电磁辐射、食物污染、无规律的生活节奏，这些都会导致女性身体免疫力下降，卵巢早衰速度加快，以致产生卵巢囊肿。卵巢囊肿是一种高居榜首的妇科疾病，约占

70%，堪称女性美丽健康的第一杀手。对于爱美的女性朋友们来说，一旦内分泌失调，脸上色斑涌现，就会很容易进入“黄脸婆时期”。

乔女士是一位都市白领，她每天的生活都很忙碌，有的时候都觉得失去了自己，她感到很苦恼。朋友们都劝她，把心放宽些，因为这就是生活。乔女士不仅精神上非常焦虑，就连她的身体和容颜也在悄悄地发生着变化。

不知道乔女士年龄的人，一定都不会想到其实她只有30多岁，可是她的容颜像40多岁。所以，一般认识她的人不会在乔女士面前谈衰老这样的敏感话题。其实，乔女士非常希望改变一下这样的状况，所以她开始采取措施。首先，她调整了自己的生活节奏，不再为工作忙得团团转。此外，为了改变容颜，乔女士除了订阅美容杂志外，还经常向朋友搜刮美容秘方。

某天的下午茶时间，乔女士又在“研究”美容杂志，看到了一篇小文章，大致讲的是卵巢保养与女性养颜的关系，引起了她的兴趣。

文章中讲道，卵巢是女性重要的内分泌腺体之一，其主要功能是分泌女性激素和产生卵子。女性发育成熟后，分泌雌激素和孕激素，在其影响下会月经来潮。同时雌激素能促进女性生殖器官、第二性征的发育和保持，可以说女性能够焕发青春活力，卵巢功不可没。如果卵巢功能不好，则会影响女性雌激素的分泌，进而影响女性的性功能、肤质、肤色和三围体态，比如，女性会出现脸部发黄、体态臃肿、阴道发干等现象，以及提早进入黄脸婆时期，即衰老提前来临。

乔女士越看越觉得是在说自己，觉得找到了自己衰老的真正原因，感到一切都充满了希望。令乔女士感到高兴的是，杂志中推荐了一个保养卵巢的小秘方——枸杞子红枣鸡蛋汤。最重要的是这个秘方很简单，材料都容易买得到。材料有：30克枸杞子、10颗红枣和2个鸡蛋。具体做法是：首先，将枸杞子洗净，沥干水分，放入锅中；其次，将红枣洗净去核，与枸杞子一起放入砂锅中；最后，加入适量清水，等水烧沸后，加入鸡蛋煮熟，调味即可。做一次可分两次食用。

枸杞子具有滋补肝肾、延衰抗老的功效，可以改善女性的体质；而红枣有补气养血的功效，二者结合再配上鸡蛋，对卵巢的保养是很有益处的。

从此以后，乔女士经常做枸杞子红枣鸡蛋汤喝，人也变得越来越年轻，“衰老”再也不是她的敏感话题了。

生姜红糖可治疗宫寒、保养卵巢

生姜和红糖是百姓日常生活中非常常见的食物，生姜红糖水也一定有不少人喝过，比如在受寒感冒或是痛经时，老人们都会给孩子们冲一碗生姜红糖水喝。但生姜和红糖的功效远不止这些，二者的结合还可以改善宫寒、保养卵巢。

珍珍是一个听话乖巧的女儿，所有人见了珍珍的妈妈都会说她生了一个好女儿。也确实如此，珍珍从来都没有让她妈妈生过气。但是在珍珍妈妈更年期的这段时间里，一切都变了。

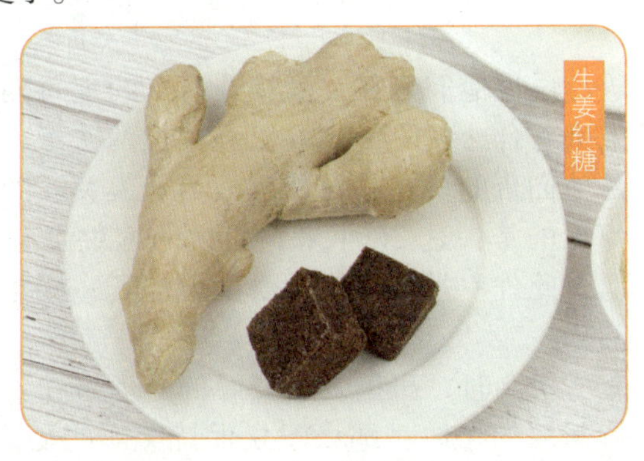

这年，珍珍读高三，正是紧张的时候，随着学习强度的加大、压力的增加，珍珍的脾气也越来越大，经常与家人发生冲突。虽然珍珍并不想这样做，但就是管不住自己的脾气。在家人里，珍珍和妈妈的冲突最多。除了珍珍自身的原因外，在妈妈这边也有原因，因为妈妈正处于更年期，也是管不住自己的脾气。这就导致两个“火药桶”经常在家里开战。

奶奶是过来人，看到珍珍和妈妈的这种情况，就想帮她们找办法解决，最终想到了红糖和生姜。这个方法不是将红糖和生姜放在一起冲水喝，而是将切碎的生姜拌入红糖中，再将拌入生姜的红糖放在碗里，包上保鲜膜后，隔水蒸熟，待到放凉后，装入罐中保存。每天食用1匙，食用时用温水吞服。

每天奶奶都会督促妈妈食用生姜红糖，很快就见效了，妈妈的脾气小多了，再也不会因为小事和珍珍发生冲突了。而珍珍这边，奶奶则经常给她泡玫瑰花茶喝，既能提神，也可以疏肝理气，珍珍的脾气也小了许多，他们的家庭又恢复了和睦。

那为什么生姜和红糖能够改善妈妈的更年期症状呢？每个女性身体里都有两座花园，一个是“表象花园”，即我们的脸，而更重要的是“秘密花园”，即女性的卵巢。很多女性为了挽留青春，在“表象花园”上做足了养护的功夫，却极少关注到自己的“秘密花园”是否进入衰退期。珍珍的妈妈就是对自己的卵巢关注得不够，才导致更年期有这么大的反应。而生姜和红糖恰恰能够对卵巢起到保护作用，可以调节卵巢的内分泌，使妈妈身体恢复平和状态。

其实，女性在 35 岁后就应该注意保养自己的卵巢了，这样可以减小在更年期脾气暴躁的概率。此外，如果女人不注意保养卵巢，还可能造成卵巢早衰，提前进入衰老期。总而言之，卵巢影响着女性的很多方面，所以女性一定要注意自己卵巢的保养。

保养卵巢，常按腿上的三阴交穴

悦悦他们班在大学毕业时，约定每隔十年聚一次会，看看每隔十年大家都有什么变化。现在已经聚过两次了，每个人都有了不少的变化。悦悦是他们班的班花，自然就成为众人关注的焦点，可是令他们班所有人感到惊讶的是：这 20 年来，悦悦的容貌没有多少变化，还是像大学时那样美丽，此外岁月又在她的身上增加了一些年轻时没有的东西，那就是女人的韵味。

聚会时，班里几个要好的女生聚在一起闲聊，她们纷纷向悦悦请教保持美丽的秘诀。那么悦悦保持美丽的秘诀到底是什么呢？悦悦告诉她们：其实就是对卵巢的呵护。

卵巢是女性特有的生殖系统，是女性维持身体健康，保持美丽的天然“良药”。女性一生的排卵日期是有限的，换句话说，排卵多久，青春就美丽多久。要想青春永驻，女性就要细心呵护自己的卵巢。

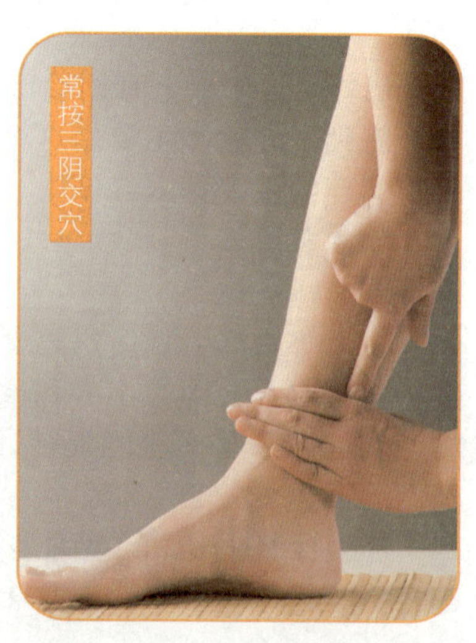

其实，悦悦也不是因为要保持自己的美丽才想到要呵护卵巢的。在悦悦结婚后不久，双方父母就催着他们生孩子，悦悦自己也害怕做高龄产妇，认为难产概率太大，于是便开始准备怀孕，但准备了大半年都没有成功，去医院仔细检查，发现自己由于卵巢内分泌失调而不能正常排卵。自此，悦悦就开始了保养卵巢，搜集各种保养卵巢的方法。而在所有保养卵巢的方法中，悦悦最喜欢按摩三阴交穴，因为它简单易操作，且效果不错。最终，经过了一年认真的保养工作，她顺利地怀上了宝宝，而且变得越来越有女人味了。

按揉三阴交穴的具体方法是：每天在 17：00—19：00 这段时间里，用力按揉两条腿上的三阴交穴 15 分钟。这个方法能使女性周身气血通畅，还可以滋阴利湿，对子宫和卵巢都具有保养的作用。

这是因为人体的任脉、督脉、冲脉这三条经脉的经气都同起于胞宫（子宫和卵巢）。其中，任脉主管人体全身之血，督脉主管人体全身之气，冲脉是所有经脉的主管。只要多按摩三阴交穴，就能促进任脉、督脉、冲脉的畅通，从而使气血畅通，气血通畅了，面色就会白里透红，皮肤和肌肉也会变得紧致健康，自然就会显得年轻漂亮了。

此外，女性要想更好地保养卵巢，还要每天注意补充天然雌激素，这样可以逐渐延长自己的经期。但是在补充雌激素时，不是补得越多就越好，要适量，因为雌激素过多反而会对女性身体造成伤害。在选择雌激素时，不是什么样的雌激素都可以用的，最好选择植物雌激素，像多吃黄豆就可以帮助女性补充天然的雌激素。女性也可以经常食用富含雌激素的水果。像橘子、柚子、橙子这些水果是分公母的，吃的时候要选择“母的”，因为“母的”要比“公的”含有更多的雌激素。只要水果的底部按起来很软，那就是“母的”。

中指、食指点揉子宫穴，呵护子宫健康

现在女性受媒体的宣传，都开始关注养生。薇薇最近也加入了养生一族，开始关注起自己子宫的保养来。薇薇关注子宫的保养是明智的行为，一方面是子宫对女性非常重要；另一方面是女性在进入生育期后，子宫也随之进入“多事之秋”。

那么要想很好地呵护女性的子宫，就要先了解一下子宫。女性的身体里最有弹性的两个器官就是子宫和胃了，子宫的自我修复及塑形能力很强大，只要女性在生育后合理饮食，坚持锻炼，它就会在短时间内恢复如初。子宫是由几组韧带联合悬挂在盆腔内的，所以这些韧带对保持子宫正常的生理状态十分重要。有些女性由于长期蹲坐，导致盆腔的肌肉韧带过于松弛而使子宫下垂，从而影响子宫的功能。所以，女性要在平时生活的点滴

中注意保养自己的子宫。

在平时，女性常常被妇科常见病困扰，像盆腔炎、阴道炎等，这些都是与子宫息息相关的。盆腔炎、阴道炎常表现为尿急、尿频、尿痛，瘙痒，下腹有坠胀感，偶尔还会无故发热。而只要女人做好子宫的保养工作，就能有效地预防这些妇科病。

关于对子宫的保养，薇薇有些心得。首先，要养成良好的生活习惯，薇薇总结为四个“尽量不”：

尽量不穿凉鞋，防止脚凉，在办公室里可以准备一双休闲运动鞋，到办公室就换上；

尽量不穿高跟鞋，高跟鞋会对女性的骨盆造成伤害，伤害骨盆时就会伤害子宫；

尽量不露小蛮腰，可以随身携带迷你热水袋，随时用它温暖下腹部；

尽量不喝冷水，即使在夏天也要喝温白开水。

其次，可以做一些保健运动来呵护子宫，比如说腹式呼吸，它是一项很好的运动，在很多方面都对女性起着塑形的作用。最后，女性还可以通过一些按摩手法来达到保养子宫的目的，薇薇经常用的按摩方法有两个。

第一个叫作点揉子宫穴法，这个点揉法不必刻意强调时间和地点，平时在家看电视时就能做了，用双手的食指和中指按压住腹部两旁的子宫穴，记住手法要稍加用力，缓缓点揉，按揉 5 分钟，若感到腹部酸胀、腹腔内有热感就说明按到位了。点揉子宫穴之所以可以保养子宫，是因为它具有活血化瘀、理气止痛的作用。

第二个叫作画圈法，先将双手搓热，手掌覆在肚脐上，由外向内画圈揉（可隔一层衣服）；画完圈后，再搓热双手，在肚脐上放好，能温暖子宫，待手凉后，轻轻拍打 20 次，每天做 4 组即可。需要注意，在月经前 4 天不要对腹部进行拍打。

薇薇在坚持用这些方法保养子宫后，身体变得健康了许多，原来的一些妇科毛病也都渐渐地好了。

早晚一杯玫瑰花红糖水，改善月经不调

月经不调一直是困扰广大女性的常见妇科病。月经不调的主要症状是：月经量过多或过少，月经期提前或延后，血色偏淡或偏深，血中有血块等。如果月经不调的症状得不到很好的改善，就可能引发许多并发症：月经量

过多容易导致崩漏，月经量过少或延迟又容易导致绝经。因此，女性一定要对月经不调的问题给予足够的重视。

王女士是一位中学老师，平时工作很忙，甚至有时候连周末都没办法休息。在她看来，作为一名人民教师，就应当把学生的学习成绩放在第一位。学生们课业压力大，她比学生的压力还大。

在这样大的工作压力下，王老师的身体出现了不适。每次来月经前后，她都会感到腹胀、腹痛，就连乳房和两肋处也会出现胀痛的感觉。最初她并没在意，而且她也没有精力在意自己的身体状况，因为她把自己的所有精力都放在了学生们的学习上。直到腹痛难忍，痛到无法下床的时候，她才无奈地给学校打电话请假，并在家人的陪伴下来到医院就诊。

医师对王女士这样不重视自己身体的行为非常不满意，批评她“作为一名老师只有先把自己照顾好才能照顾好自己的学生。月经不调不是小毛病，不可以小视”。经过医师的诊断，发现王老师并无大碍，只是因过度劳累、压力大导致肝气郁结，吃些药调养调养，多注意休息就好了。

医师还给她推荐了玫瑰花红糖水，不但能有效地缓解月经不调的症状，还能够起到预防月经不调的作用。

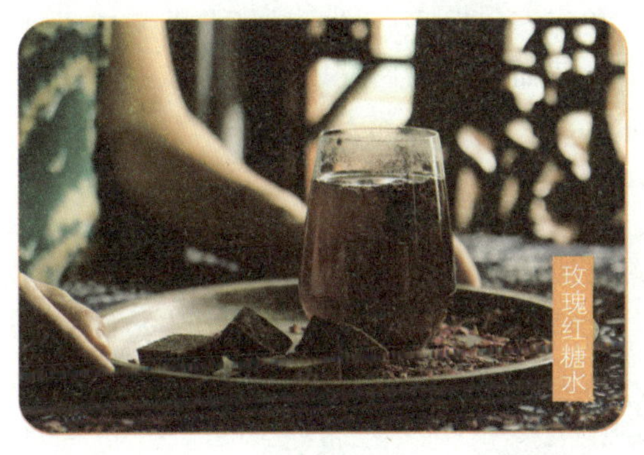
玫瑰红糖水

玫瑰花红糖水是一道流传在民间的方子，有的地方有卖成品，如果不方便买到，也可以自己动手制作。具体做法是：取玫瑰花、红糖各适量。将玫瑰花的花蕊去除，用水煎煮取其汤汁备用，滤去残渣，再进行煎煮，最后加入红糖收膏，装入瓷瓶中密封，等到一个月以后，就可以食用了。食用时，用沸水冲服，早晚各一次。如果要长期服用，可放入冰箱，防止变质。

玫瑰花和红糖是我们生活中常见的两种食品。同时玫瑰花也是一种珍贵的药材，它性偏寒，有行气解郁、和血散瘀与止痛的功效。红糖是一种由甘蔗汁加工而成的糖，它除了具有糖的功能之外，还具有温热散瘀、暖宫的功效。红糖中含有微量元素和维生素，例如铁、锌、锰等，对女人的身体非常有好处。单食玫瑰花对于体质偏寒、身体虚弱的女人不适宜，而单食红糖对于体内虚火旺盛的女人不适宜，但将二者同时食用，红糖的热量就能中和玫瑰花的寒性，既可以行气化瘀，又可以温补子宫，对于缓解和预防月经不调症状有着极好的效果。

其实，除了将玫瑰花红糖水制作成膏状服用之外，平时也可以直接在玫瑰花茶中加入红糖，这样就可以把它作为饮料来饮用，方便易行，随时保健。

月经量少有黑块，喝点山楂红花酒

月经不调的具体症状有很多，而且许多时候这些症状都不是单独出现的，多是两种以上症状并行出现。比如，许多月经不调的女人都有过这样一种症状：月经量过少并伴有黑块，除此之外还伴有小腹胀痛的症状，当黑色的血块排出之后，小腹胀痛的症状也会消失。

患这种月经不调的女性，往往是因为容易生气恼怒、情志抑郁，从而导致肝气郁结、经血不畅，经血不畅就会引起腹痛。如果在这种情况下，女人还使自己的身体受寒、过度劳累，或者食用过多辛辣食物，月经不调的症状就会加重。因此，女人需要格外注意自身情绪的调节和饮食的调理。

小洁是来自湖南的一个女孩，和许多年轻人一样，她怀揣着梦想来到了首都北京，希望在这里一展才华。然而，因为南北差异较大，身为南方人的她刚来到北京并不习惯北方的气候，不习惯北方的饭菜。对于小洁来说，辣椒是每顿饭必备的食物，但是在北京似乎并不能很好地满足她吃辣的需求。

有一天，小洁为了解馋，冒着瓢泼大雨去一家她慕名已久的湘菜馆吃饭，点了自己最爱吃的麻辣子鸡，吃得津津有味。吃完后，雨还是没有停的趋势，反而越下越大，性子急的小洁就急匆匆地冒雨赶回了住处。由于淋雨，小洁受了凉，回到住处不久，就出现了发烧、流鼻涕、咳嗽等感冒的症状。

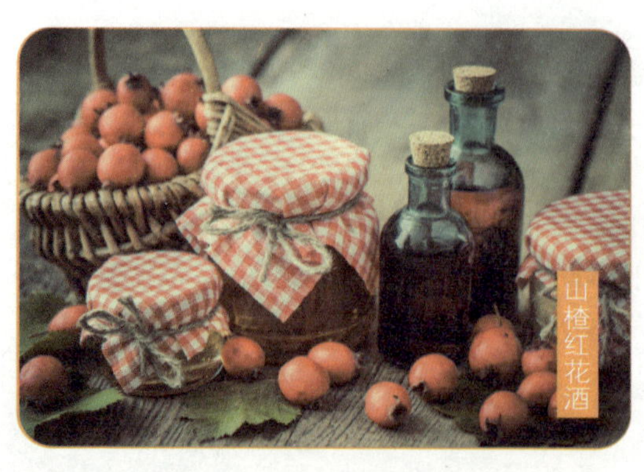
山楂红花酒

正巧赶上第二天小洁来月经，但这次月经量要比以往少许多，经血中还伴有血块，小腹也胀痛难忍。小洁只好请假在家休息。

小洁不想去医院，于是在附近的药店随便买了点感冒药，然后开始在网上找可以缓解她这种月经不调症状的小方法。在查看了大量的资料后，小洁明白了自己的症状属于血瘀型的月经不调，然后针对这种月经不调的症状搜索了大量的偏方，最终选择了一个备受好评且副作用小的食疗偏方——山楂红花酒。当然，小洁没有鲁莽地直接用这个方子，而是就这个方子向自己在老家做医师的同学请教后，才放心地去买了材料来制作。

山楂红花酒的具体做法如下：准备 30 克山楂、15 克红花和 250 毫升白酒。先将山楂、红花洗净，然后放入白酒中浸泡，一周后即可饮用。每天分 2 次服用，每次服用的量为 30～45 毫升，视酒量大小，以不醉为宜。需要注意的是，在使用此方法时要忌食冰激凌等生冷食物。

后来小洁天天服用山楂红花酒，在月经再次来临时其腹痛症状就得到了缓解，月经量也有所增多。

山楂红花酒中共用到三种原料，分别是红花、山楂和白酒。红花为菊科植物，红花的花，又名红蓝花，有通经活血、散瘀止痛的功效，主要治疗闭经、月经不调，对人的心脏和肝脏也非常有好处。《本草纲目》说它能够“活血，润燥止痛，散肿，通经”。《唐本草》则说它“治口噤不清血结，产后诸疾”。山楂味酸性微温，可以帮助消化，健脾胃，活血散瘀，驱除绦虫。《日用本草》说它“化食职，行结气，健胃宽膈消血痞气块”。白酒也是具有活血散瘀功效的饮品。三者的结合可以通经活络，行气散瘀，温补身体，去除体内寒气，可以治愈症状为月经量稀少并含血块的月经不调。

当然，山楂红花酒仅限于月经不调症状较轻的女性，如果症状较重，服食药酒后依然无效，那就需要及时去医院诊治了，以免贻误了病情。

黑木耳红枣汤，可治气虚型月经出血过多

气虚可以导致月经不调，中医中所谓的气虚，主要表现为形体消瘦或偏胖、体倦乏力、面色苍白、语声低怯、动则汗出、心悸食少、精神疲惫、腰膝酸软、小便频多、白带清稀。比如说，当女人发现自己和别人有同样大的活动量时，别人呼吸畅通，而自己却上气不接下气，觉得氧气不够，这往往就是气虚的表现。气虚可能是因为女性身体先天不足，也可能是女性后天调养不当，例如偏食、厌食、过度节食，就会导致营养不良，最终导致气虚；工作压力大、精神紧张，也会使女性身体能量消耗过大，从而导致气虚。

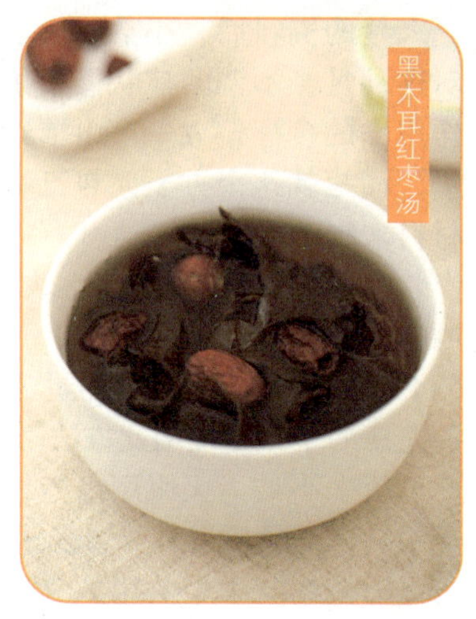

在中医看来，气虚分为肺气虚、肾气虚、脾气虚、心气虚、肝气虚五种。气虚型月经不调则主要是因为女人的脾气损伤导致月经量过多，对于此种情况的月经不调只要改善气虚的体质就可痊愈。

白女士是一位下岗职工，为了家庭为了生活，她决心自己创业。高中毕业的她文凭不算高，也没有一技之长，所以想要创业对于她来说比较困难。盘算来盘算去，她决定开一家小吃铺，于是就开始忙活起她的小事业。万事开头难，生意起步阶段是非常重要的阶段，白女士用心去做每一件事情，选店面，办手续，准备设备。这一忙活起来可就把她给累坏了，可是当她一想起自己的处境，就咬牙坚持把店铺给开了起来。

在白女士的苦心经营下，小吃铺的生意做得红红火火。虽然钱赚到了，可是她的身体也累出了毛病。一开始她总感到浑身乏力，且稍微一动就会出虚汗，后来就出现月经出血量特别多、经期延长的情况。白女士做生意很忙，抽不出时间去医院看病，就想着从网上找找食疗的办法。她查找了大量的资料，了解到自己这种情况属于气虚型月经不调。网上提供了许多治疗气虚型月经不调的食疗方法，可是她自己偏爱黑木耳红枣汤，因为黑木耳和红枣都是比较容易得到的食材，且制作方法简单。

具体的做法是：将准备好的 30 克黑木耳和 20 枚红枣，放入适量水中煮汤，可加入适量红糖进行调味，也可根据自己的口味进行调味。每天服用 1 次，连续服用 7 天即可。

白女士没有盲目地食用黑木耳红枣汤，她查找了许多关于黑木耳和红枣的资料，发现红枣和黑木耳确实是对女性身体有好处的食物。红枣具有补中益气、养血安神、缓和药性的作用，尤其是对脾胃有好处。黑木耳营养丰富，含有蛋白质、碳水化合物、矿物质、纤维素和少量维生素等营养成分。黑木耳中的多糖有升高白细胞的作用，有益气滋阴、养胃生津的作用，还有活血行瘀、使血脉通畅的作用。黑木耳和红枣的组合既补中益气又养血止血，对气虚型月经不调非常对症。

在服用 7 天之后，白女士就觉得神清气爽很多，仿佛浑身有用不完的力气，等到下个月月经来的时候，经量也恢复了正常，她又充满激情地投入到工作中去了。

她还将这道黑木耳红枣汤改成了黑木耳红枣粥，作为自己店铺的一道特色粥，推荐给每一位来店内吃早餐的女性顾客。

月经不调，试试葱白生姜调经方

月经不调是一个令女性们非常头痛的问题，每个月的那几天真的很难熬，总会出现一些症状，例如，腰腹疼痛、浑身无力、怕冷、月经提前或延后等，这些都严重影响了女性的生活和学习。尤其是月经无定期，会给经常在外工作的女性带来很多不便。那么有没有什么好的方法解决每个月的“小烦恼”呢？

珍珍今年 17 岁，是一个活泼可爱的姑娘。珍珍周围的人都很喜爱她，这都是因为她那灿烂的笑脸，她的欢笑总能影响到周围的人，是大家的开心果。

在外人看来，“烦恼”这两个字几乎不存在珍珍的字典里。其实，珍珍也有自己的烦恼，她的烦恼只有家人知道，那就是月经不调。珍珍的月经不调主要表现为小腹疼痛，时间无规律。一谈到每个月的那几天，珍珍脸上的笑容就消失了，对于她来说那几天就像是地狱。最令珍珍心生畏惧的就是月经期间的腹痛，每次疼得她都请假在家。心疼女儿的妈妈、爸爸也跟着着急，有时也一同请假，留在家里照顾珍珍。他们曾经带着珍珍看过医师，中医西医都看过，每次吃完药就好，可是停药后又会复发，真是把他们给急坏了。

某月的一天，又是赶到珍珍来月经，照例疼痛难忍请假在家，可这次珍珍的父母工作都很忙请不了假，只好打电话叫珍珍的姥姥过来照顾她。在电话里，珍珍的姥姥一听情况，就想起前几天坐在门口和邻居聊天时听到的一个治疗痛经的小偏方。在珍珍父母上班前，珍珍的姥姥就赶到了，手里还拎着葱和生姜。珍珍的妈妈一看就说“家里都有菜不用买”，珍珍的姥姥就连忙解释，说出了治疗月经不调的方法，“葱和生姜都是用来治病的，不是用来吃的”。

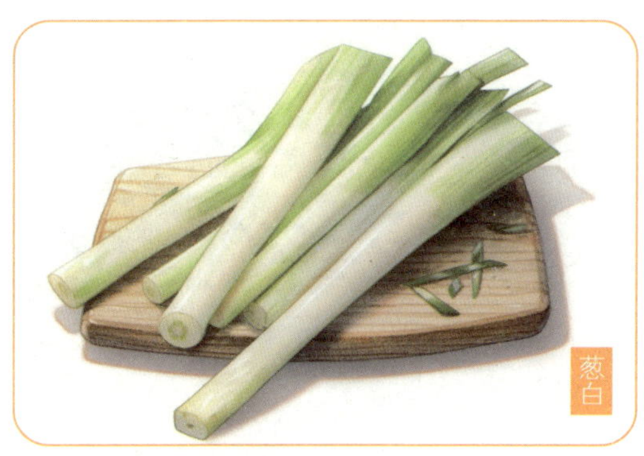

珍珍的姥姥将 100 克葱白、50 克生姜以及适量的盐共同捣烂后一起炒热，用洁净的纱布

包好，敷在珍珍的气海穴上。敷完一次之后，珍珍的小腹疼痛就有所缓解，没那么疼了。晚上姥姥又给珍珍敷了一次，小腹就不再疼痛了。但珍珍的妈妈还是担心复发，珍珍的姥姥就嘱咐说一定要坚持治疗，因为病不是一天得的，自然也不可能短时间就好。于是，珍珍就每天坚持用葱白和生姜热敷气海穴，不出几日月经不调就给治好了。这回珍珍再也没有烦恼了。

中医讲人体中有气和血，认为气海为诸气之海，能够补充人体的元气，对于调理下焦、益气补虚、补气升阳非常有好处。气海穴位于人体的下腹部，前正中线上，肚脐下 1.5 寸处，也就是肚脐下二横指处。葱白和生姜都是温性，葱白可以散寒通阳，生姜温能胜寒，因此二者的结合可以很好地治疗月经不调。

鱼腥草减体重，治月经稀少不规律

前面提到过症状为月经量稀少、月经周期不规律的月经不调，引起这种月经不调的病因有很多种，像多囊卵巢综合征就可以引起此类月经不调。

程小姐今年 24 岁，有一段时间她的月经不规律，经量也越来越少，之前觉得没什么大不了，就没看医师。有一天程小姐和同事聊起月经不调时，才知道引起月经不调的病因有很多种，其中还有很多是很可怕的病因，应当及时就医。在朋友的劝说下，程小姐才决定把病好好治一治。

程小姐来到中医门诊，医师要求给她把脉，可是程小姐显得有些羞涩，害怕挽起袖子，因为她的胳膊上汗毛很重。医师看出她的羞涩，并询问了原因。之后医师真的没有给她把脉，而是问了她几个问题。程小姐体形比较胖，脸上还长有许多暗疮。医师就问她："从什么时候开始这么胖的？脸上的痤疮是什么时候开始长的？"程小姐如实回答："大概是两三年前，身体一发胖脸上就开始长痘痘。"听完程小姐的这个回答，医师就断定她可能患有多囊卵巢综合征，并让她去做个妇科 B 超。这种病的一个典型特点就是多毛，而这个毛是指除头

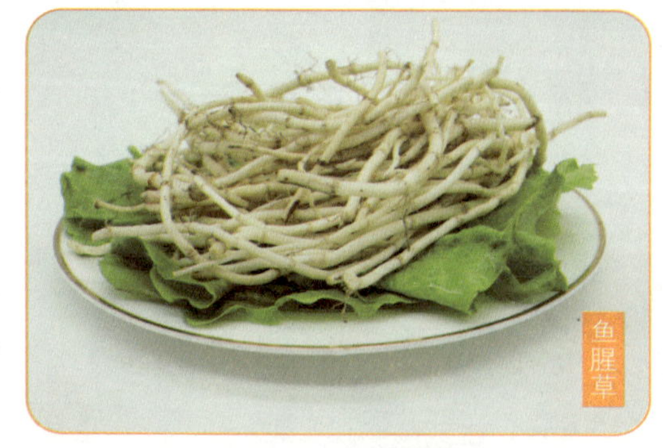
鱼腥草

部之外其他部位的毛，如腿毛、肚皮上的毛、阴毛，等等。

医师之所以断定程小姐患有多囊卵巢综合征，是综合了毛多、肥胖和痤疮三方面的表现。多毛是雄激素多的表现。患多囊卵巢综合征的女性，她们体内的雄激素水平要比正常女性高，所以程小姐身上的汗毛就会比一般正常的女性多。此外，雄激素会刺激皮脂腺分泌，脸上不但会长痤疮，还会干扰月经，造成患者月经稀少、不规律，甚至闭经。国际上关于多囊卵巢综合征有公认的诊断标准：第一，排卵功能异常，并常伴有月经异常，如闭经或月经稀少。第二，高雄激素血症和高雄激素临床表现，如多毛等。第三，卵巢多囊样改变，通常在超声检查时可以发现。具备以上任何两项者，就可以确诊。

看完程小姐的 B 超检验单后，医师确诊她患有多囊卵巢综合征。这可把程小姐给吓坏了，赶忙向医师询问医治的办法。医师安慰她不用害怕，治疗多囊卵巢综合征有针对性的特效药，只要坚持服药，一段时间后症状就会大大减轻。同时，医师建议程小姐减肥，因为她的这种情况，只有把体重减下来，月经稀少、痤疮、多毛这些症状，才有可能一并解决掉。

医师推荐给程小姐一个减体重的食疗偏方——鱼腥草泡水喝。具体操作方法是：将干燥的鱼腥草 75 克，用开水浸泡五分钟，每天喝 8 杯，坚持 2 周瘦身效果非常明显。鱼腥草可以反复冲泡。或是将干燥的鱼腥草 75 克，15 粒红枣切开，7 大杯水，用大火煮滚所有材料，再用小火煮 20 分钟。煮好后将鱼腥草过滤掉，留下汁水饮用。

鱼腥草被称为“草药之王”，又叫折耳根、臭菜草、狗贴耳等。中医认为，鱼腥草微寒，有清热、解毒、利尿、消肿、软便、调整血压、排除毒素等作用。鱼腥草的利尿作用非常强。另外鱼腥草还有抗辐射的作用，还能镇痛、镇咳、止血。女人在食用鱼腥草减肥时，记得饮食要清淡，不要吃零食。

程小姐按照医师的嘱咐每天用鱼腥草泡水喝，很快体重就瘦了下来，月经不调、痘痘、体毛重的情况也真的得到了很大的改善。

一般来说，女人体形越胖，身体内的雄激素水平可能就会越高。因此，女人可以通过减肥来降低体内的雄激素水平，从而达到治疗多囊卵巢综合征的目的。在国内外都有医师做过试验，让肥胖患者通过节食、运动的方法来减肥，当体重减到一定程度，大部分患者都能够治好多囊卵巢综合征，月经稀少也就随之治好了。

经前服用山楂红糖汁，有效预防痛经

痛经是指妇女在经期及其前后出现的小腹或腰部疼痛，严重者疼痛可及腰骶部。每次都会伴随着月经周期的到来而发作，更严重者还会出现恶心呕吐、冷汗淋漓、手足厥冷等症状，给工作及生活带来严重影响。中医认为，经前疼痛多属于实证，经后疼痛多属于虚证；经前腹痛多是因为经血不通，经后腹痛多因经期失血过多；用手按压疼痛处感觉舒服者多属于虚寒证，按压觉得更疼者多属实热证。目前西医将痛经分为原发性痛经、继发性痛经、膜样痛经和充血性痛经四种，原发性痛经多发生在青春期少女和未婚女性身上；继发性痛经则多是因为生殖器官有器质性病变所致；膜样痛经多是由于子宫内膜炎和黄体功能活跃，此类痛经可发生在育龄阶段的任何一次月经；而充血性痛经多是由精神因素导致的。所以，得了痛经病就一定要到医院进行检查，查明病因，才可以对症下药，这样才能药到病除。

何女士是一位时装模特，向观众们展示服装就是她的工作。何女士非常热爱这份工作，她认为穿着设计师设计的服装走在 T 台上是一件非常光彩的事情。可是为了得到这样的光彩，何女士也得了令她痛不欲生的痛经病。

有一次，何女士有一场重要的时装演出，却赶上她来月经。不巧那天演出场地是露天的，天空中还飘着小雪，虽然模特穿的是皮草裙子，但依然挡不住寒冷的空气。演出结束后何女士就病倒了。身为一名模特，何女士平日里为了保持身材节食，导致严重营养不良，这使她的抵抗力下降。这一病就是一个星期，病好之后她就落下了痛经的毛病。

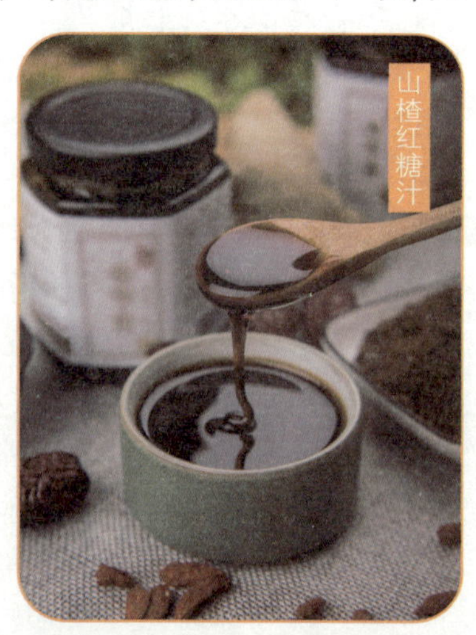
山楂红糖汁

为了治好痛经，不耽误时装演出，何女士找了中医进行治疗，并希望中医可以帮她调理身体，提高身体的抵抗力。老中医给何女士开了药方，此外还给她提供了一个食疗的方子，并告诉她这个食疗方子不但可以医好痛经，也可以预防痛经。如果她的痛经医好了，也可以继续食用，这样她就不用担心痛经会复发了。

这个既可以治疗痛经，也可以预防痛经的食疗方子，就是山楂红糖汁。山楂红糖汁的具体做法是：准备好 25 克山楂、15 克葵花籽和 30 克红糖；先将山楂和葵花籽一同放入锅内炒，等到葵花籽炒热并散发出香味后，向锅中加入水，待到熬成浓汁后，放入红糖熬化即可。这个山楂红糖汁要在月经前 1～2 天服用，连续服用 2～3 天，就可以有效地缓解痛经。

山楂具有消食化积、行气散瘀的功效，适用于因瘀阻而导致的腹痛、痛经。红糖具有补血、散瘀、驱寒的功效，是女性必备的食品。葵花籽含有维生素 E 和钙、磷、铁等，对安定人的情绪、防止衰老有显著的功效。这道山楂红糖汁将山楂、葵花籽和红糖三者结合起来，可以温经通脉，化瘀止痛，正适合像何女士这样因受寒而导致的痛经。

按照医师开的药方，何女士每天按时服用，很快痛经就有所缓解，再加上山楂红糖汁的功效，何女士就再也没有担心过痛经的问题。

气滞血瘀引发痛经，可用延胡索活血止痛

很少有女性在她的一生中没有经历过痛经，而且有很多女性是从年轻时就开始经历痛经的。

胡灵和王芳是一对好姐妹，从小就是邻居，小学到中学都在一所学校一个班。就算是天天在学校里见面，回到家里后两个人还是黏在一起，有时候甚至一起吃饭一起睡觉。有一天放学时下大雨，胡灵和王芳都没有带伞。本来两个人是想等到雨停的时候再回家，可是她们每天都看的一个娱乐节目马上就要开演了，并且这期请的嘉宾是她们非常喜欢的一个明星，两个人就决定冒着雨跑回家。对于身体抵抗力强的人来说，可能淋一场雨回家洗个热水澡就没事了，可是两个小姑娘因为平时爱挑食，所以体质较弱，这一淋雨，身体就出了问题。她们俩虽然没有感冒，可是比感冒更痛苦的痛经却降临了。

自从那次淋雨后，两个小姑娘的月经周期就延长了，由原来正常的 30 天一次变为 40 天一次，有时候还延长到 50 天一次。不仅如此，在来月经前她们还会感到双乳胀痛、小腹坠胀，等到月经期间小腹就不仅仅是坠胀了，而是剧烈的疼痛。有时她们还会出现面色苍白、大汗淋漓的现象。看着女儿难受成这样，可急坏了胡灵和王芳的家长。幸好胡灵的爷爷对中医

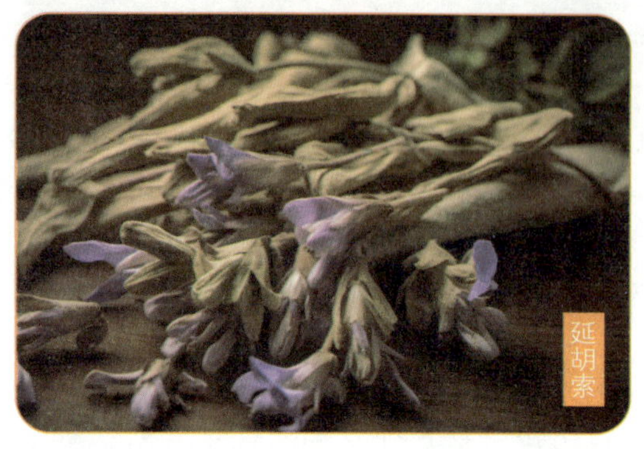
延胡索

颇有研究。他根据这两个小姑娘的病情，开了一服活血化瘀、驱寒的药。这服中药用到的药材较多，分别是延胡索 10 克、当归 15 克、红花 9 克、香附 6 克。将所有材料用水煎 2 次，将 2 次煎得的药液合并，早晚各服用 1 次，每天 1 剂。

延胡索是罂粟科植物延胡索的干燥块茎，味辛、苦，性温，归心、肝、脾经，既能活血，又能行气，对于由血凝气滞导致的疼痛有很好的止痛效果。当归是伞形科植物当归的干燥根，味甘、辛，性温，归肝、心、脾经，有散寒润肠、补血活血、调经止痛的功效，是补血调经的常用药。红花是菊科植物红花的干燥花，味辛，性温，归心、肝经，能活血而通调经脉，散瘀而消症止痛，常用来治疗因瘀血阻滞、血瘀有寒而导致的痛经、血滞经闭等症。香附，味辛、微苦，性平，可以疏肝理气，调节痛经。这四味药的结合，对由气滞血瘀而导致的痛经和月经不调有很好的效果。

胡灵和王芳在服用这个药一段时间后，月经就逐渐恢复了正常，周期恢复到了 30 天 1 次，痛经的症状也有明显的改善。

吃维生素 E，改善原发性痛经

16 岁的青青有比较严重的痛经，妈妈带她去医院看病，被诊断为“原发性痛经”。前面提到过，原发性痛经多发生在未婚女性身上。所谓的“原发性痛经”，就是指从经期前 1～2 天至经期后 1～2 天，出现的小腹疼痛、下腹坠胀等情况，严重影响生活，但经医师检查后又无器质性病变，即痛经不是由于子宫内膜异位症、子宫腺肌病、盆腔炎等妇科疾病引起，而是由其他因素引起的月经问题。

原发性痛经主要是由五方面的因素引起的：

第一，遗传因素，患有痛经病的女人，其染色体中有特定的基因，可以遗传给个别女儿。

第二，精神心理因素，情绪不稳定、经常有厌恶情绪的女人容易患此病。

第三，体质因素，营养不良、过度疲劳、贫血可引起痛经。

第四，阻塞性或解剖因素，宫颈内口狭小或子宫极度曲折等，可影响痛经。

第五，内分泌因素，经血中含有过量的前列腺素等，也是产生痛经的一个重要原因。

妇科医师给青青详细讲解了什么是原发性痛经，并告诉她不要害怕，原发性痛经是有办法治好的。只要做一下详细检查，确定到底是哪一种因素引起的原发性痛经，就可以找到相应的治疗方法。经过检查，确定青青的原发性痛经是由于内分泌出现问题导致的。医师针对她的情况，提供了一个简单的治疗方法，那就是吃维生素 E。具体做法是：在月经来潮前两天开始吃，一直到月经第 3 天结束，一共 5 天的时间，每天都吃 1 粒维生素 E（400IU），若病情严重也可以吃 2 粒（800IU）。

内分泌出现问题导致的原发性痛经，主要是因为痛经患者体内的“不良前列腺素”含量明显较高。人体内有很多种前列腺素，其中大部分前列腺素对人体是有益的，但有两种前列腺素——PGF2α 和 PGE2 却是对人体不利的。这些“不良前列腺素”会刺激女性子宫平滑肌发生强烈收缩，造成剧烈的疼痛。吃维生素 E 就是为了降低并清除“不良前列腺素”，因为“不良前列腺素”在体内合成、产生，需要磷脂酶 A2 和环氧化酶进行加工，而维生素 E 恰恰能够抑制这两种酶的活性，减少不良前列腺素的产生，降低其含量，从而防止痛经发生。

青青听医师解释完这些原理，就放心了。医师还告诫她，在月经前一周左右饮食方面要注意，不要吃奶制品和肉类，最好以素食为主。因为“不良前列腺素”是由“花生四烯酸 AA”这个原料加工而来的，而“花生四烯酸 AA”主要存在于奶制品和肉类中，所以应提前在饮食中避免或减少这类食品。青青按照医师的嘱咐做了之后，当月的痛经症状就明显减轻了。

益母草、艾叶泡脚，可治痛经

女性在经期一般都比较烦躁，有的女性在月经期间可能还会出现腰痛、腹痛的现象，从而影响女性正常的工作、学习和休息。对于这些病症，女性除了可以通过服用药物来治疗外，还可以尝试用中药泡脚的方法来治疗。

小灿是一位商场营业员，今年 34 岁，患有痛经已经很多年了。每次一到月经期间，她的腰就十分酸痛，小腹还会出现冷痛感。她曾经服用过一些止痛药，刚开始还有一点作用，但止痛药吃得多了，似乎身体就对它产生了免疫力，也就没有什么明显的止痛效果了。对于一位商场营业员来说，痛经是一件无比痛苦的事情，这不仅是因为痛经很痛，还因为商场营业员的工作需要长期站立，这会使月经期变得更加难捱，让小灿苦不堪言。

某天，小灿从一个朋友那儿得知泡脚可以治疗痛经，又经过咨询医师了解到这个方法是可行的，就采用了这个草药泡脚方治疗痛经。

益母草

这个用中药泡脚的方法很简单，取艾叶、益母草、延胡索各 20～30 克，将药材洗净，一同放入锅中，加入 1000 毫升清水，等到煎沸 10 分钟后，将药液倒入脚盆内，待温度适宜时就可将双脚浸泡在盆内。泡脚之前也可以先用热气熏蒸一会儿脚部，再用热水浸泡。每天泡脚 1 次，煎煮过的中药可以反复利用。这个方法有两种用法，一个是在月经前 1 周开始治疗至月经停止；另一个是每天 1 剂，头煎内服，第 2、第 3 煎用来泡脚。

在泡脚时有四点需要注意：

第一，盆中药液量应该浸没踝关节，如果药液不足量，可适量加温水。

第二，泡洗的过程中最好是能泡至全身微微渗汗。

第三，脚应在药中不停地活动，让足底接受药渣轻微的物理刺激，最好同时用手擦揉脚趾，刺激脚趾上的穴位，尤其要注意擦揉大脚趾。

第四，每次泡脚要坚持 30 分钟以上。

采用中药液泡脚的方法治疗痛经，是因为热水可以加速腰腹部血液循环，从而改善痛经的症状，再加上药物的作用就可以更好地治疗痛经。艾叶是菊科植物艾的干燥叶，味苦、辛，性温，归肝、脾、肾经，能够温经脉、理气血从而达到止痛的目的，对经寒痛经尤其有疗效，对经寒月经不调、带下、宫冷不孕及脘腹痛等症也有很好的疗效。益母草是唇形科植物益母草的干燥地上部分，味辛、苦，性微寒，归心、肝、膀胱经，善于活血化瘀调经，是治疗妇科经产病的重要草药，所以叫作“益母”。它还能够利尿消肿、清热解毒，虽然是治疗水肿及热毒疮肿的常用药，但对于血瘀互阻型水肿最为适用。热水通过加速血液循环可以更好地使药物作用于患者，从而达到疗效。

用过这个中药泡脚方之后，小灿的痛经就不那么痛了，月经期间她也就不再那么怕上班了。需要提醒的是，不同体质的女性适合不同的药方，所以女性在使用中药之前一定要咨询医师。

血滞经闭，不妨喝点黑豆红花汁

闭经不是一日得的，造成闭经的原因也不是单一的。造成闭经的原因大致可分为两类，一类是不能通过药物治疗的，例如先天性无子宫、无卵巢这类情况；一类是通过药物可以治疗的，这类往往是内分泌失调导致的。另外，像盆腔结核、垂体肿瘤、生殖器畸形、卵巢功能衰退等脏器疾病也可导致闭经。所以，出现闭经情况一定要到医院进行检查，查明病因，以免耽误治疗。

中医认为闭经分为实证和虚证两类，实证多是身体内的气血不畅通导致的，分为气滞血瘀型和痰湿阻滞型；虚证多是身体内的精血不足导致的，分为肾气亏虚型、气血虚弱型、阴虚血燥型。

读大学二年级的小敏有个小烦恼：以前每个月都按时报到的“大姨妈”已经有 2 个月没来了。除此之外她还经常感到腰酸、腿软，非常容易疲劳，经常犯困，严重影响了她的学习。更令她烦恼的就是白带增多，只能一直用卫生护垫，有时候甚至用卫生护垫也不能解决问题。而对于这种情况她自己又羞于去校医院看病，只好打电话找妈妈倾诉。这可把她妈妈给急坏了，因为闭经的情况可大可小，连忙让小敏请假回家看病。

经过中医的诊断，小敏属于气滞血瘀型闭经。气滞血瘀型闭经，或者是心情不好导致肝气郁结，气滞则血瘀；或者是在生产的时候，身体受寒，血液因受寒而瘀；或者热邪伤阴造成血瘀。听过医师关于气滞血瘀闭经的解释，小敏明白了自己应该是前段时间准备英语考试压力太大，心情总是不好导致了气滞血瘀。

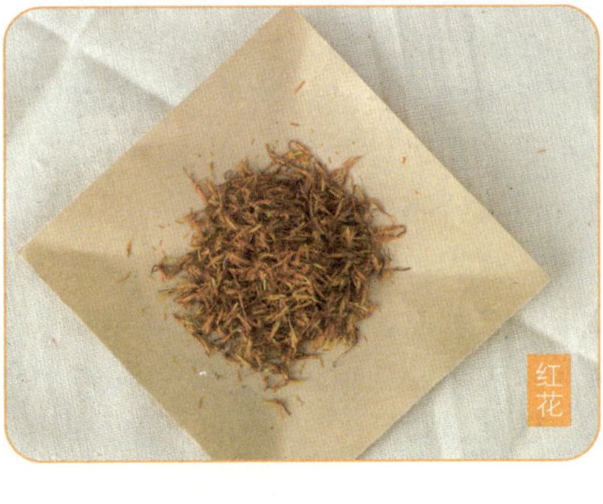

医师根据小敏的情况给她开了一个简便实用的药方，叫作黑豆红花汁。每一剂需要准备 30 克黑豆、6 克红花和适量的红糖。在熬制之前先将黑豆用清水泡透，因为黑豆不容易煮熟。再将泡好的黑豆和红花一同放入锅中，加水熬制，待到黑豆和红花煮烂，取汤汁调入红糖

红花

食用。每天服用 1 剂，每剂分 2 次服用。这个小偏方的好处在于材料简单，便于操作而且没有药味，即使是讨厌药味的女性也可以服用。

红花是一味活血化瘀的中药，它具有活血通经、祛瘀止痛的功效。关于黑豆，在李时珍的《本草纲目》中记载“逐水胀，除胃中热，伤中露淋，下瘀血，散五脏结积内寒”，“去心胸烦热，热风恍惚，明目镇心，温补。久服，好颜色，变白不老”，“治肾病，利水下气，治诸风热，活血，解诸毒”。也就是说，黑豆有活血、温补、利水、祛风、解毒等功效。红花和黑豆的搭配可以解气滞化血瘀，使经血通畅，同时还可以去火，使身体阴阳达到平衡。另外，红糖有补血、滋养身体的功效，在通经活血的同时使女性的身体得到滋补。

回到家后，小敏在妈妈的细心照料下服用黑豆红花汁，腰酸、腿软的毛病很快就好了，而且人也变得精神多了，不那么容易疲劳了，白带也恢复正常了。1 个月后，小敏的月经便准时来了。

治疗肝肾亏虚型闭经，吃点栗子核桃仁

赵女士 28 岁，已经闭经 3 个月了。她的闭经症状有些奇怪，因为她已经很久不哺乳了，可是双乳却溢出了乳汁。而且，每次溢乳量并不算少，经常把她的内衣弄湿，每天她都要换几次内衣。在 3 个月前，赵女士的家里发生了令她痛不欲生的事情，她年仅 3 岁的儿子，在路边玩的时候被一辆汽车撞死了。从此以后赵女士就陷入了悲伤之中，但更多的是自责，责备自己为什么没有看好孩子。在极度压抑的情绪中，赵女士的身体也开始出现异样。她的精神状态一直不好，总是显得疲乏无力，经常需要家人陪伴，没有几天整个人就消瘦了不少。赵女士根本无心在意自己的身体，还是在家人的劝说下才勉强来到医院看病。

在医师的细心开导下，赵女士意识到如果就此让自己的身体垮掉，她就再也无法拥有自己的孩子了，心里开始有些着急。医师告诉赵女士，她得的叫作闭经溢乳综合征，在中医中属于“月经不调”“乳泣”“闭经”的范畴，是一种内分泌失调的病症。中医认为，这种闭经溢乳综合征是由肝肾亏虚导致的。肾为月经的根本，肾中有精气，精气可运化血液；月经的调节取决于肝，肝中藏血，主疏泄。肝气顺畅，那么肝的疏泄功能就好，肝的疏泄功能好则肾气就会充盈，气血就会调和，血脉就会通畅，月经才能恢复正常。

赵女士由于伤心过度，导致肝气郁结，肝肾精亏，气血不调和。经血

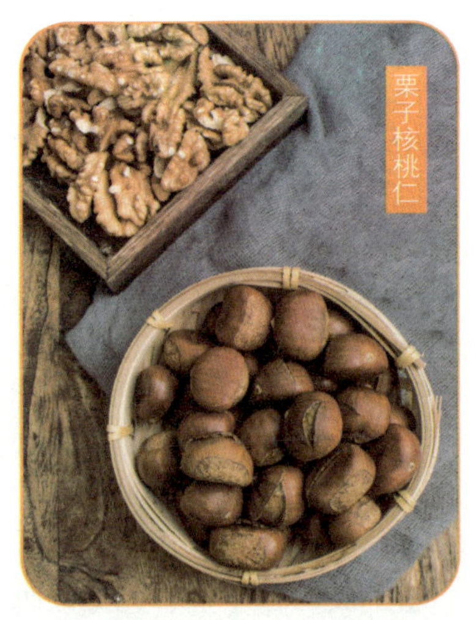

与乳汁同源，乳房属胃，乳头属肝，肝气不调达，那么气血就会逆乱，血反逆上乳房，迫乳外溢。所以，针对赵女士的情况，只要调理她的情绪，解开肝气郁结，改变肝肾亏虚的状况就可以了。

医师给赵女士开完药方之后，又给她推荐了一个既可以补肝又可以补肾的小秘方，即多买点栗子和核桃，每天准备 50 克的核桃仁和 60 克的栗子，将栗子放入锅中炒熟，剥去皮壳，再与核桃仁一同捣碎研末，加入白糖，用温开水冲服即可。每天只吃一次就可以了。

栗子是女性平时生活中经常吃的一种干果，其实它还具有药用价值。栗子具有养胃健脾、补肾强筋、活血止血的功效。核桃有“长寿果”的美誉，具有补肾固精、温肺定喘、润肠通便的功效，是一种深受喜爱的滋补佳品。总体来说，这个小秘方重在补肾、补肝。除此之外，栗子和核桃中含有的磷脂、亚油酸、赖氨酸、钙、铁等营养成分，对心脑血管系统也有好处。

女性也可以用核桃和栗子做一些美食来享用，例如栗子炒香菇、栗子炖鸡、栗子烧牛肉等。这里推荐一道用核桃做的美食，叫作核桃粥，具有补肾健脾的功效。具体做法非常简单，就是将 100 克核桃捣碎，同 100 克粳米一同放入锅中煮粥，口味偏甜的女性还可根据自己的口味加入一些红糖。

肝肾不足引发闭经，不妨喝点鳖肉汤

小王是一名会计，平日里总喜欢和同事说说笑笑，在朋友眼里她是个开朗的女孩。可是有一段时间她的精神却极度抑郁，总是一个人闷闷地坐在办公桌前发呆。原来小王前些天和相恋三年的男朋友分手了，面对这场失败的爱情，小王有些生气，有些悲伤，有些委屈，总是不能从过去的阴影中走出来。就这样，她开始失眠，即便睡着了也会做噩梦。这样一天天的，小王的身体也出现了问题。在月经期的前一周，她的小腹开始出现胀痛，甚至腰也出现了酸痛。她本以为是月经要来的原因，结果月经却连续两个月都没有来。

在一次和闺蜜的谈心过程中，小王就将自己闭经的情况讲了出来。小王的闺蜜懂些中医理论，分析了一下她的情况，然后给她推荐了一个简单的食疗方子——鳖肉汤。

这道鳖肉汤的材料只需 1 只鳖和 100 克猪瘦肉。先将鳖宰杀，去除头和内脏，洗净后放入沸水中烫透，去掉黑膜。最后将切好的鳖肉和猪肉一同放入砂锅中煮汤，调味后就可以食用了。每天服用一次即可，每个月最好连续服用几天。

鳖肉汤

鳖，又叫作甲鱼、元鱼、脚鱼、团鱼、神守，是一种营养丰富，对人体有滋补作用的食物。鳖属于鳖科动物，多生于湖泊、小河和池塘的泥沙里，全国大部分地区有产。鳖肉是一道食用起来味道鲜美、滑嫩的佳肴，因为它可以滋阴补虚，所以对阴虚火旺的女人十分适用。我国传统医学很早就懂得应用鳖的营养和药用价值，鳖的肉、甲和血均可药用。《名医别录》中说它“主伤中益气，补不足”,《随息居饮食谱》说它“滋肝肾之阴，清虚劳之热”。中医认为鳖肉味甘，性平，入肝经；而鳖甲味咸，性平，入肝、脾经。鳖肉具有滋阴凉血的功效，因此可以治疗骨蒸劳热、久疟、久痢、崩漏带下、瘰疬等症。鳖甲具有养阴清热、平肝息风、软坚散结的功效，可以治疗劳热骨蒸、阴虚风动、经闭经漏、小儿惊痫等症。

猪肉是女性喜爱食用的肉类之一，它肉质细嫩，味道纯正，新鲜猪肉应无任何异味。《本草备要》中写道：“猪肉其味隽永，食之润肠胃，生津液，丰肌体，泽皮肤。”猪除了用来食用之外，它还可以入药。猪肉味甘、咸，性平，入脾、胃、肾经，具有滋阴、润燥的功效，能够治疗热病伤阴、消渴羸瘦、燥咳、便秘等症。猪肉煮汤可急补由于津液不足引起的烦躁、干咳、便秘和难产。需要注意的是，湿热痰多的女性应尽量少食用猪肉。

鳖肉和猪肉一起食用的最好方法就是熬汤喝，既可以使两种肉的味道更鲜美，也可以充分发挥它们的药效，对于肝肾不足所导致的闭经有不错的疗效。小王在食用鳖肉汤后身体就逐渐恢复了，不仅闭经被治好了，连情绪也好了很多。

治闭经，可艾灸三阴交、合谷、气海穴

闭经也可以通过针灸、按摩等方法医治，其原理就是通过对人身体表面的刺激达到对体内脏腑进行刺激，调节脏腑的功能。

小白自从做了一次人工流产后，身体就出现了不适。她的月经稀稀拉拉地来了一个月，这可愁坏了她，她赶紧去看医师，但是吃了几服中药后病情并未好转。可碰巧这段时间他们公司的业务繁忙需要小白出差，小白只好带着病去了外地。出门在外的日子并不好过，又碰巧赶上下暴雨。旅途的劳累加上淋雨受寒，小白的病情加重了。从外地出差回来后，小白的月经就停止了，并且常常感到小腹胀痛。

小白为了治好病，到处打听擅长治疗妇科病的医师，最终找到了一个擅长治闭经的老中医。医师为她诊断，决定用中医针灸方法给她治疗。

医师给小白分析了她的病症，并告诉她只要用艾条灸三阴交、合谷和气海这三个穴位，她的病就能治好。小白有些不太相信，吃汤药都治不好的病，为什么用艾条灸一灸就能痊愈呢？

三阴交位于内踝骨上三寸处，胫骨的后缘，取穴时只要将三根手指放于内踝骨的上方就能找到穴位。女性朋友应当充分注意这个穴位，经常按揉这个穴位可以治疗月经不调、痛经等妇科常见病。此外通过这个穴位还可以治疗脚底肿胀、过胖、过瘦、不孕等疾病。

合谷穴也是治病经常用到的一个穴位，它位于第 1、第 2 掌骨之间，将一手的拇指指尖关节横纹，放在另一只手拇指和示指之间的缘上，然后屈指，拇指指尖下便是合谷穴。合谷穴关系到很多疾病的治疗，例如头痛、发热、咳嗽气喘、热病无汗、多汗、腹痛、便闭、经闭、滞产、疔疮、隐疹、疟疾、小儿惊风、牙关紧闭、半身不遂等。所以女性平时可以常按合谷穴。

气海穴是治疗妇科疾病的重要穴位，它非常好找，位于肚脐下 1.5 寸的地方。气海穴顾名思义，是诸气之海的意思。刺激气海穴可以调理女性身体气滞的状况，从而使全身血脉畅通。

医师用艾条分别在这 3 个穴位上灸了 10 分钟，给小白做了个示范，并告诉小白这个治疗方法可以自己在家做，不过要坚持，否则就无效了。小白买了艾条，回家后坚持灸，后来月经果然来了，尽管刚开始月经量比较少。之后小白又继续坚持艾灸了几个月，慢慢地月经就恢复了正常。

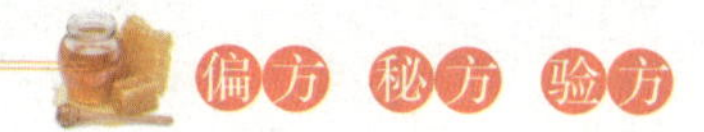

喝点莲子薏苡仁蚌肉汤，巧治外阴瘙痒

外阴瘙痒是一种常见的妇科疾病，它成病的原因有很多种，大致可分为五个方面，分别是：虫菌感染、药物感染或化学物品的刺激、外阴的营养不良、全身疾病和心理因素。总之，导致外阴瘙痒的原因很复杂，但是治疗外阴瘙痒的方法并不复杂，传统中医中有很多小秘方可以很好地治愈外阴瘙痒。

婷婷最近很烦恼，因为她的外阴瘙痒又复发了。每天她都坐卧不宁，在家里还好些，可是一到单位上班，她就需要整天坐着，瘙痒症状就会加剧。她曾经用过药店里卖的清洗药液，可是只能缓解症状，却不能根除，过一段时间后反而会更加严重。她也曾去医院找大夫医治，用了大夫开的药确实管用，但是药用完了，外阴瘙痒就又复发了。婷婷想：难道自己这辈子就要靠药物过活吗？

正巧这时她的好朋友打来电话找她闲聊，她就把自己的苦水全部倒了出来。朋友一听，感同身受，因为她也曾为外阴瘙痒的问题而苦恼过，但朋友现在已没有这种烦恼，因为她使用了一种秘方——莲子薏苡仁蚌肉汤。

这个秘方的具体做法就是：将 120 克蚌肉、60 克莲子、60 克薏苡仁一同烹制。先将莲子去皮，再将蚌肉切薄，然后将所有材料一同放入锅中，加入 750 毫升的水，用小火煮一个小时就可以食用了。

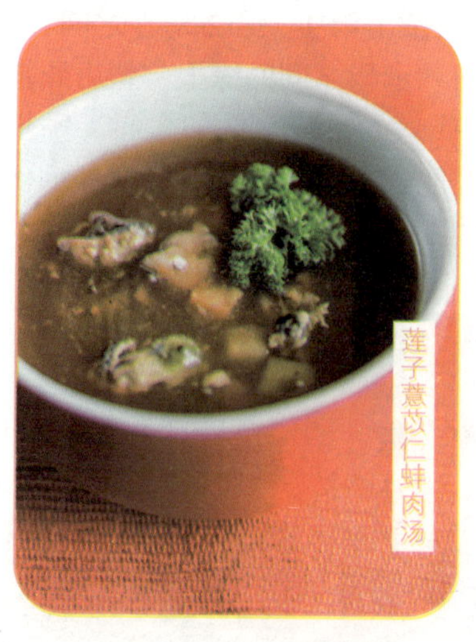
莲子薏苡仁蚌肉汤

听了朋友的讲解，婷婷迫不及待地要喝这道汤，当天中午就做了。她一连喝了十天，阴痒果真没那么严重了。她怕停止后阴痒会复发，就又继续喝莲子薏苡仁蚌肉汤，结果阴痒慢慢地消失了。见此状，她就尝试着停止喝汤，结果外阴瘙痒的病也没有再复发。

这个小秘方主要利用了蚌肉滋阴清热的功效，莲子补脾利肾的功效，薏苡仁健脾益胃、补肺清热的功效，从体内脏器入手治疗外阴瘙痒。需要注意的是，在喝莲子薏苡仁蚌肉汤的同时，尽量避免食用葱、姜、蒜、辣椒等刺激性食物，因为食用这些食物可能导致外阴瘙痒复发。本来像葱、姜、蒜、辣椒等刺激性食物就有可能是引发外阴瘙痒的原因，所以得了外阴瘙痒的女人也应尽量避免食用这些食物。

外阴瘙痒，试试扁豆椿白皮止痒方

外阴瘙痒是一种女性很常见的症状，就是这种很常见的症状让女性非常痛苦。它的症状时轻时重，痒起来很难忍，更难过的是“无处下手”。有外阴瘙痒症状的女性大多坐卧不安，这严重影响了她们的生活和工作。

刘女士就是一位外阴瘙痒的受害者，对于她来说不只是痒得让她难受，她的白带也很多，还经常会感到尿频、尿急。她也用过很多方法治疗，什么洗的、吃的、注射的药物，虽然也都有一些效果，可就是不能根除。

经过多方打听，刘女士找到了一位名老中医。经老中医诊断，刘女士的外阴瘙痒属于湿热下注型外阴瘙痒。从中医角度来讲，湿热下注型外阴瘙痒主要是肝经湿热下注，郁久生风化燥，湿毒互结而导致的。所以，针对此病最重要的是清除肝热。老中医针对刘女士的病情给她开了一服中药，让她按时服用，又给她推荐了一个小秘方，在吃完药之后可以起到巩固疗效的作用。很多女性都反映这个小秘方很管用，甚至觉得病情较轻者只用这个秘方即可。

这个秘方需要准备 12 克椿白皮和 9 克扁豆，具体做法是：将椿白皮和扁豆洗净，用纱布包好，放入锅内，同时加入 200 毫升的水，等到水煮到只剩下 150 毫升时就可以服用了。每天吃 1 次，连续服用 5～7 天就可以看到效果了。

为了治病，刘女士忍着药苦，按时将中药吃完，接着又开始服用扁豆椿白皮汤，过了六七天之后，她的病果真好了，身体变得清爽了许多，精神也随着变得更好了。

椿白皮，也叫椿根白皮、香椿皮、椿皮，药材取自香椿树皮去掉栓皮的部分。在北方农村，很多人家的院子里都种有香椿树，每年到了春天就会采摘香椿树叶食用，却很少有人知道香椿的树皮可以入药。中医认为，椿白皮有清热燥湿、收涩止带、止泻、止血的功效，可以用来治疗赤白带下、崩漏等疾病。需要注意的是，脾胃虚寒的女人不适合食用椿白皮。

扁豆是我们日常生活中常食用的蔬菜之一，它具有丰富的营养，例如蛋白质、脂肪、糖类、碳水化合物、粗纤维、钙、磷、铁、锌、维生素 B_1、

维生素 B_2、维生素 B_3，还有胡萝卜素、氨基酸等。中医认为，扁豆性温，味甘，无毒，是甘淡温和的健脾化湿药，能健脾和中、消暑清热、解毒消肿，适用于脾胃虚弱、体倦乏力、白带异常等病症。

在此方中，椿白皮和扁豆主要起到一个清热化湿的作用。

在日常生活中，女人多吃些扁豆和香椿是有好处的。扁豆中高钾低钠，经常食用可以保护人体心脑血管，调节血压。香椿适宜肠胃功能不好的女性，例如患有肠炎、痢疾、蛔虫病等。

生姜艾叶水熏洗阴部，有效止痒消炎

有不少女性都有过坐立不安的感受，原因就在于外阴瘙痒。前面提到过外阴瘙痒的五方面原因，其中由全身疾病引起的外阴瘙痒是不可以忽视的。这种引起外阴瘙痒的全身疾病包括：甲状腺疾病、血糖的变化以及卵巢功能的失调。所以，如果女人存在外阴瘙痒症状的同时，还出现了脖子变粗、血糖升高或者脾气变坏等症状，一定要去医院做详细的检查，以免耽误疾病的治疗。

最近，陈女士就被外阴瘙痒折磨得几乎崩溃。她用过很多方法医治，可就是没有明显的好转，在医师的建议下她查了一下血糖，结果她的血糖有些偏高。医师告诉她，血糖升高可以导致外阴瘙痒，因为外阴瘙痒是高血糖的并发症。同样，外阴瘙痒也可引起高血糖，当外阴瘙痒严重到引起患者饮食、生活、起居变化的时候，血糖也会随之升高。

医师建议陈女士从降血糖和治疗外阴瘙痒两个方面来治疗。医师给陈女士开了一些降血糖的药，又给她推荐了一个治疗外阴瘙痒的小秘方，就是用生姜艾叶水熏洗阴部。

具体方法是：一次多买些生姜和艾叶备用，每次用时取出 120 克生姜和 90 克艾叶；先将生姜洗干净带皮打碎，再同艾叶一同放入锅中，加入 1500 毫升的水煮沸，煮沸后 20 分钟，去掉残渣，将药液倒入一个干净的盆内；先坐在盆上让热蒸气熏阴部，等到水温适宜时，再开始用汤汁清洗阴部，清洗 10～15 分钟就差不多了；每天至少清洗 1 次，如果情况较为严重，可清洗 2 次，连续洗 3 天，阴痒一般就能消失。

生姜性温，能够解除风邪寒热，解各种菌毒；艾叶性温，有散寒调经的作用，它含有挥发油、黄酮类、桉叶烷类等成分，有抗菌的作用。生姜和艾叶结合能够杀菌消炎，从而治疗外阴瘙痒症。但需要注意的是，在治疗期间和愈后半个月内，不要食用辛辣、油炸、煎炒等刺激性食物，严禁喝酒及房事，否则阴痒就会复发，再想治好也会更难一些。

那为什么在治疗外阴瘙痒的同时要忌吃刺激性食物呢？因为像辣椒、酒、油炸性食品、葱、姜、蒜、茶、咖啡等，它们会刺激到人体的内分泌系统，导致人体内的不平衡。应该有不少女性有过这样的经历，那就是每次外阴瘙痒发作时，如果食用刺激性食物就会导致瘙痒加重，难以忍受。这就是因为刺激性食物使体内的内分泌系统发生了变化。易得外阴瘙痒疾病的女性，应当学会忌口，否则外阴瘙痒治好后也容易复发。可以多吃些蔬菜和水果，增加抵抗力，同时也可以补充维生素 A、B 族维生素，能够有效防止外阴瘙痒的复发。

外阴溃疡，可用青黛止痒消炎方

外阴瘙痒这种疾病有时候带来的不仅仅是瘙痒，如果在患这种病期间受到某些刺激，就会出现病情恶化的情况。这种刺激有可能是饮食方面的，也可能是心理方面的，还有可能是受到衣物纤维的刺激。轻者会使瘙痒加重，重者会出现溃疡和红肿等症状。所以女性平时一定要注意保护自己，避免受到刺激。

西医认为，外阴溃疡是妇女外阴部皮肤黏膜在细菌、病毒的刺激下，或者是因梅毒、性病淋巴肉芽肿及癌症而引起皮肤破溃。外阴溃疡能够出现在外阴的各个部位，以小阴唇和大阴唇内侧居多，其次就是前庭黏膜及阴道口周围。由于外阴与尿道、肛门邻近，行动时又受两腿摩擦，所以尿道和肛门的炎症均可波及外阴。按外阴溃疡的病程，可分为急性外阴溃疡与慢性外阴溃疡两种。除了外阴瘙痒可以引起外阴溃疡之外，其他疾病也可引起外阴溃疡，如非特异性外阴炎、单纯疱疹病毒感染、贝赫切特综合征、外阴结核、梅毒性淋巴肉芽肿、外阴癌等。

风铃是一位在资料公司工作的文员，她就曾患有外阴瘙痒。风铃说她在患有外阴瘙痒时非常痛苦，白天工作时，由于是在众人面前要顾及形象，不敢挠，晚上回到家后就用高锰酸钾或洁尔阴洗液清洗，但是无济于事。面对这种情况，风铃没有到医院及时治疗，最终转变成了外阴溃疡。当发现自己患上外阴溃疡时，风铃感到后悔莫及。幸运的是，风铃遇到了一位好医师，这位医师给风铃推荐了一个小秘方，叫作青黛止痒消炎方，对治疗外阴溃疡很有效。

这个小秘方的具体做法是：准备 10 克黄檗、6 克儿茶、0.03 克冰片，珍珠、青黛、雄黄各准备 3 克，将这些药材研成细末后混合，外擦于患处，坚持每天 1 次。

这个小秘方风铃只用了一个星期，病情就有了明显好转，接着她又用了一个星期，外阴溃疡就全部好了。

青黛是一种味咸、性寒的药，具有清热解毒、凉血止血、清肝泻火的功效。它的化学成分主要有靛玉红、靛蓝和异靛蓝等。药理研究表明它具有抗肿瘤、抗细菌、抗真菌和保护肝脏等作用。现代临床用它来治疗急性咽喉炎、口腔溃疡、黄疸性肝炎、银屑病、流行性腮腺炎、风疹、麻疹、水痘等病。儿茶是豆科植物儿茶树的去皮枝、干的干燥煎膏。味苦、涩，性凉，具有收湿敛疮、生肌止血的功效。临床上主要用它来治疗湿疮流水、溃疡不敛、牙疳口疮以及外伤出血等症。这个小秘方中的药材大都是具有清热消炎功效的，因此将它们合起来用就具有止痒、消炎的作用，适用于外阴瘙痒较严重，白带色黄且多，而且有溃疡的患者。

外阴红肿严重，可用黄柏赤芍洗液

外阴瘙痒是一种让遭受其痛苦的女性们坐立难安的疾病。而外阴红肿是一种伴随外阴瘙痒产生的病症，也是外阴瘙痒越来越严重的一种表现。所以面对妇科炎症，女性朋友一定不要难以启齿，要力求科学地解决问题，避免病情恶化，达到难以治疗的地步。

李女士今年 28 岁，她患有外阴瘙痒已经有 1 年的时间了，在这一年的时间里她的病情反复发作。李女士曾用醋酸去炎松尿素软膏、四环素软膏等药品治疗，但都以无效告终。经过妇科检查，发现李女士的大小阴唇充血水肿，阴道内的分泌物颜色发黄，量多且有气味，情况比较严重。

后来李女士从朋友那里得到了一个治疗外阴瘙痒的小秘方。李女士的这位朋友和她是同病相怜，她的朋友也得过外阴瘙痒，而且情况比李女士还严重，就是用这个小秘方治好的。这个小秘方叫作黄柏赤芍洗液，它需要的药材比较多，分别是蛇床子 18 克，知母、黄柏、当归、制何首乌、泽泻、地骨皮各 12 克，生地黄、白鲜皮各 15 克。将这些药材共同用水煎煮，取汁洗清外阴，每天 2 次。

李女士朋友推荐的这个小秘方确实管用，用过没多久李女士的外阴瘙痒就好了。不过李女士的朋友提醒她不可以大意，要继续使用，巩固一段时间才可以。于是李女士又使用了一段时间，之后她的外阴瘙痒就再也没有复发。

这个小秘方适用于外阴瘙痒并伴有干涩、灼热和红肿等症状，也适用于白带发黄、经量稀少的患者。黄檗和赤芍是这个小秘方中起主要作用的材料。黄檗是芸香科植物黄檗、黄皮柯的树皮，具有解热、清火、解毒、清湿热等功效，可适用于伤寒、痢疾、黄疸、耳内流脓等病的治疗，又可适用于小便淋漓不爽利等症。赤芍是毛茛料植物芍药或川芍药的干燥根，味苦，性微寒，归肝经，是清泄行散的佳品，既善清肝火除血热而凉血，又善活血化瘀而止痛。因此，它对血滞经闭、痛经、产后瘀阻、症瘕、跌打肿痛等病有很好的疗效。这些药结合起来，主要起到清火、除湿的功效，从而改善外阴红肿和外阴瘙痒的状况。

外阴瘙痒伴白带腥臭，快用苍术白鲜皮洗液

张女士今年 37 岁，是一名普通工人。由于工作辛苦、压力大，她患上了外阴瘙痒症。经中西医多次治疗，疗效都不是很显著，最终医师建议她从减压入手来治疗外阴瘙痒。可是对于减压，张女士一点办法都没有，结果病情就一点一点地加重。瘙痒越来越严重，白带发出了腥臭味。

在一个偶然的机会里，张女士从一位有经验的老中医那里获得了一个小秘方，叫作苍术白鲜皮洗液。据老中医自己讲他这个秘方非常管用，专门治疗伴有白带腥臭症状的外阴瘙痒，很多女人用了这个方子后都治好了病。

这个秘方用到的药材比较多，共有 13 味药。它们分别是苦参 15 克，防风 6 克，白鲜皮、滑石各 18 克，红藤、薄荷、蒲公英、苍术、萆薢、薏苡仁、黄檗、赤芍、蝉蜕各 12 克。将这些药材用水煎煮，取汁清洗外阴部位，每天清洗 2 次。

张女士抱着试一试的态度用了这个苍术白鲜皮洗液。起初这个方子并没有什么效果，她就开始有所怀疑，但又坚持用了一段时间，病情慢慢好转，她才放了心。为了不让病情复发，张女士继续使用了一段时间，症状再也没有复发，这才让她真正安了心。

从秘方的名字——苍术白鲜皮洗液，就可以知道在这个秘方中苍术和白鲜皮是起主要功效的。

苍术是菊科植物茅苍术或北苍术的干燥根茎，味辛、苦，性温，归脾、胃经。苍术辛苦温燥，因此，内能燥湿而健脾，外能散风寒而除痹发表，具有燥湿健脾、祛风湿、发汗、明目的功效。所以，它经常被用来治疗湿

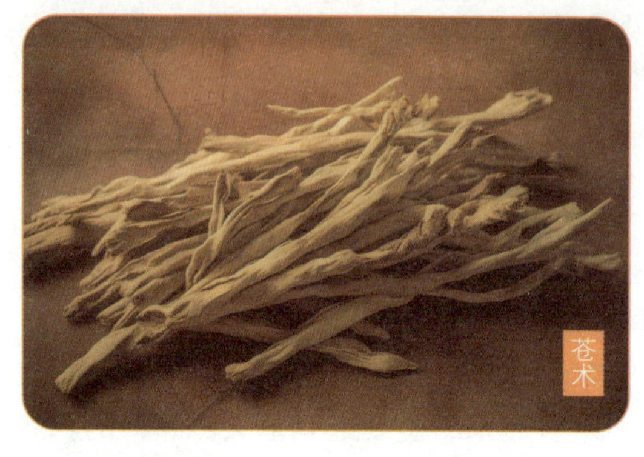

阻中焦证、风寒湿痹证、湿热下注证、夜盲症等。但是，在使用苍术时需要注意，苍术辛苦温燥，所以阴虚内热、气虚多汗的女性忌服。

白鲜皮是芸香料植物白鲜的干燥根皮，味苦，性寒，具有清热解毒、祛风燥湿、止痒的功效，常用来治疗湿热疮毒、湿疹、疥癣瘙痒、湿热黄疸、风湿热痹等症。不过，脾胃虚寒的女人最好不要服用白鲜皮。

这个偏方主要适用于外阴瘙痒较为严重，且白带异常伴有腥臭的患者。除了这些症状外，这类患者还会出现心烦易躁、口苦咽干等症状，这个偏方可以很好地改善这些状况。

喝点米酒蚌肉汤，让白带不再多

白带过多真的是一件令女性非常头疼的事情，不仅仅是白带过多给女人带来的潮湿感，有时候伴随白带过多还会有其他症状出现，比如说腰酸腿软、头晕耳鸣等等。

张女士今年 34 岁，整日工作繁忙，对自己的身体疏于照顾。她的体形偏胖，这与长期伏案工作，缺乏锻炼有关。她患有带下病，已经有两年多了，一直都没有花时间好好地看一下，结果病情越来越严重。后来，张女士的白带不仅量多、带有腥臭味，还出现了外阴瘙痒的症状，让她坐卧不安。除此之外，她还经常感到腰酸腿软、头晕耳鸣、心烦意乱、夜不能寐，以至于工作都不能很好地完成。为了不耽误工作，张女士决定把自己的病好好治一治。

经过打听，她找到了一位老中医，老中医给她把完脉后，就大致明白了。张女士是长期工作累出的毛病，虽然身体偏胖，但是她体质虚弱，尤其是肾不好，她这种状况在中医里叫作肾阴虚。李女士一直都觉得自己的身体很结实，不知道什么时候就虚了。于是，她就想让老中医除了给她开些药吃，再给她推荐些调理身体的方法。老中医给她推荐了一个米酒蚌肉汤。这个小偏方既可以当做治病的汤药，平时也可作为一道调养身体的美食来享用。

具体做法如下：取 150 克蚌肉，再准备少许米酒和生姜。将蚌肉洗净，生姜榨汁（也可直接买些现成的姜汁），备用。先在锅中放入适量的花生油，再将蚌肉放入锅中翻炒，等到炒出香味后，向锅中加入 2～3 匙米酒和 1 匙姜汁，再加入适量清水，最后用少许盐调味即可食用。

张女士按照医师的方法，进行药物治疗的同时辅以食疗，很快她的白带就恢复正常了，身体也变得健康了许多，像腰酸腿软、头晕耳鸣的症状也都消失了。

蚌肉可以滋阴清热、明目解毒、滋养肝肾、补益虚损、凉血清热，非常适用于阴虚内热、久病虚损的女性食用。因此，蚌肉经常被用于治疗虚热心烦、消渴、血崩、带下、痔血等症。

其实，关于蚌肉的食疗方子很多，蚌肉对很多病症都有疗效。蚌肉是一种适于煮食和炒食的肉，蚌肉金针菜汤对咳嗽、火眼、胃热呕吐有很好的疗效，蚌肉与葱花、香菇一同煮食，可以用来治疗痔漏和带下。需要注意的是，有脾胃虚寒、肠滑便泻症状的女性不适宜食用蚌肉。

白带黄浊，不妨吃点马齿苋

白带能在第一时间提示女性朋友身体的一些变化，是妇科诊病中一项重要的参考信息。

白带的多少是与脏腑经络的功能息息相关的，尤其是与脾肾的功能相关，因为脾肾在人体内主要是管运化的，如果脾肾失调，那么体内的运化就会失调，导致身体白带增多。

其实，健康的女性也是有白带的，不是说没有白带就健康，有白带就不健康，只要白带是无色、无黏、无异味的，就是健康的。有时候女性也会因为生理原因而白带增多，例如在月经前期、排卵期、怀孕期等，不过不用担心，这是阴液旺盛的表现。所以，并不是所有的白带增多都是疾病引起的。

但是，如果白带的色、质、气都随着白带的量而发生了变化，就一定要引起重视了，因为这样的白带可能预示着身体内出现了阴阳不平衡，会进一步引起身体的其他疾病，也可能预示着身体内的某些部位已经发生了病变。

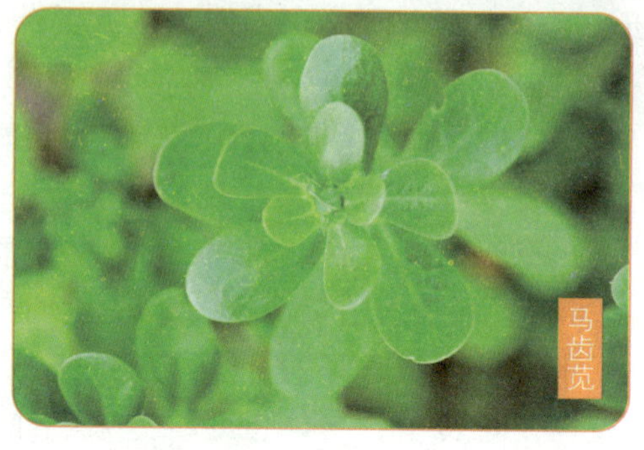
马齿苋

何丽白带黏稠发黄还有异味，到医院诊断后，发现病根在于脏腑气血失调、湿热蕴毒、淤积于下，治疗上要以清热解毒、除湿止带为主。医师给她开了药方，还让她多吃一些马齿苋，因为马齿苋非常有利于清热解毒、除湿止带。回去之后，何丽就从网上找了两个用马齿苋治疗白带过多的小秘方，一个是马齿苋木槿花汤，一个是马齿苋加蛋清。

马齿苋木槿花汤的具体做法是：用 50 克鲜马齿苋和 30 克鲜白木槿花，洗净，用水煎两次，每次加入 300 毫升水，时间为半个小时。将两次煎得的汁混合，分两次服用。

马齿苋加蛋清的具体做法是：将 100 克鲜马齿苋洗净，捣烂，取汁，将汁倒入碗中，再加入 2 个鸡蛋清，最后食用时加入温水。每天服用 1～2 次。

鸡蛋清性寒，也具有清热解毒的功效，另外，鸡蛋清中含有溶菌酶，有很强的抑菌作用。白木槿花性微寒，能够除湿热。这二者分别搭配马齿苋，能够很好地治疗像何丽这样的白带异常。

乌梅肉红糖水，主治虚热型崩漏

崩漏是一种症状很可怕的病，经历过的女性都知道。一般崩漏都会出现在非月经期，所以让人防不胜防，而且有时会大量出血，让出门在外的女性很难堪。有时崩漏可能出血量并不多，但是出血持续、淋漓不断，也会给女性带来不便，长期出血会造成女性失血过多，体质虚弱。在中医中，那种来势急、出血量多的症状被称为“崩”；那种来势缓，但淋漓不尽持续时间长的症状被称为“漏”。另外，西医中无排卵型功能失调性子宫出血也属于崩漏的范畴。

在中医中导致崩漏的原因有很多种，大致可以分为四类，分别是脾虚型崩漏、肾虚型崩漏、血热型崩漏和血瘀型崩漏。每一种类型都有不同的症状，所以在医治时也要根据不同的情况选择相应的方法。

崩漏是一种容易反复发作的病，因此中医中对于急症就选择先缓解症状，而对于慢症则选择长时间调理。中医中有很多小偏方，可以对崩漏进行长期调理，防止反复发作。

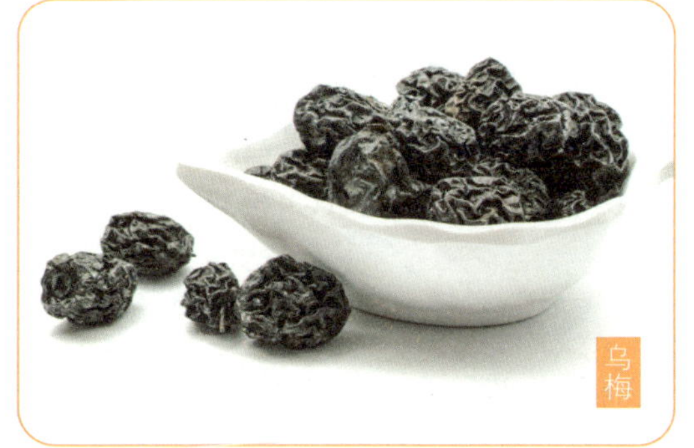
乌梅

林女士结婚已经7年多了，有一个活泼可爱的儿子。林女士在结婚前就有痛经的毛病，但是在生完孩子之后她的痛经就好了，她觉得这一切非常幸运。林女士一直以来就有个毛病，那就是，她的脾气不是很好，性情非常急躁，经常会因为一些小事与丈夫发生争吵。一次在与丈夫吵完架后，林女士就一直堵着这口气，心里怎么也过不去。几天后，林女士发现内裤上出现了好多血，她本以为月经期提前了，可是这次月经过了好久都没结束，有时候量很多，有时候量又很少，经血中还常出现小血块。与这些一同出现的还有林女士身体上发生的变化，她经常口干舌燥，喝多少水也缓解不了，只是增加上厕所的次数。她还经常感到心烦胸闷，所以她在家尽量少跟丈夫说话，怕一说话自己又跟丈夫吵起来。

因为身体状况越来越不好，林女士只好去看医师。医师建议她去做个B超，检查一下子宫和附件是否出现异常。幸运的是，林女士的子宫和附件并没有出现问题，那就只需要药物治疗和调理就可以了。

医师在给林女士开药的同时，让她用乌梅红糖水进行辅助调理。乌梅红糖水好喝，且容易做，也可以作为平时的饮品。具体做法是：每次准备15克乌梅，放入500毫升的水中煎，煎到水剩下300毫升的时候，就可以了。在煎乌梅的同时要在水中放红糖，至于放多少，可以根据自己的口味来定，喜欢酸一点的可以少放些，喜欢甜一点的可以多放一些。煎一次的量要分两次服用。经过调理，林女士的问题得到缓解。

乌梅又叫作酸梅，商店里有很多用乌梅加工成的小零食。乌梅也可以入药，它具有敛肺止咳、涩肠止泻、安蛔止痛、生津止渴的功效。在《本草纲目》中记载："乌梅主治下气，除热烦满，安心，止肢体痛，偏黏不仁，去青黑痣，蚀恶肉。去痹，利筋脉，止下痢，好睡口干。水渍汁饮，治伤寒烦热。止渴调中，去炎治疟瘴，止吐逆霍乱，除冷热痢。治虚劳骨蒸，消酒毒，令人得睡。"现代医学认为，乌梅含有丰富的营养成分，例如糖类、柠檬酸、苹果酸、琥珀酸、谷甾醇、维生素C等，具有有效的抗菌作用。因此，乌梅红糖水具有很好的收敛止血功效，从而能够治疗崩漏出血的疾病。

其实，乌梅红糖水不仅对崩漏非常有疗效，它对伤风感冒也非常有效。平时在家里可以多准备些乌梅，将乌梅红糖水做成饮品，随时享用。注意，在选择乌梅的时候，要注意选择个大核小、肉质厚实、不破裂露核、味酸的。

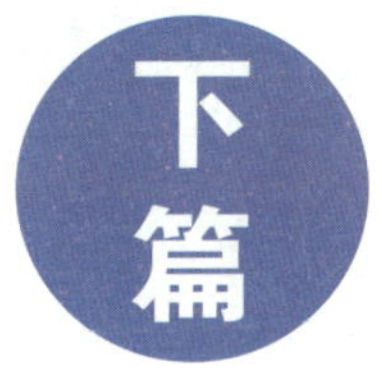

验方

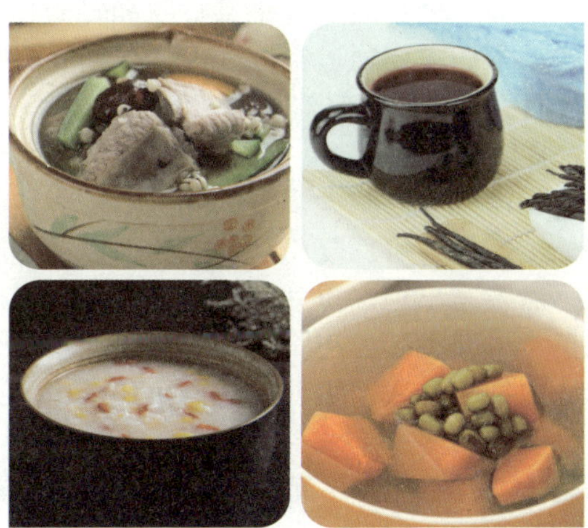

第一章 常见传染病

流行性感冒

流行性感冒简称流感，是由流感病毒引起的急性呼吸道传染病。由于对流感一无所知，曾使人们误以为这种病是上帝的惩罚，并把它命名为“Influenza”，意即“被魔鬼侵入”。本病临床特点为起病急，病程短，有高热、恶寒、头痛、乏力、全身酸痛等中毒症状和轻微呼吸道症状，有的也可出现消化道症状。本病主要通过空气、飞沫传播，具有高度传染性，且常发生抗原性变异而引起流感反复流行和大流行。本病一年四季均可发病，以冬春季节多见。临床分典型流感、轻型流感、肺炎型流感、胃肠型流感、中毒型流感、神经型流感等。绝大多数的病人表现为典型流感，人群普遍易感，病后无持久免疫力，可反复患病。老年人以及患有各种慢性病或者体质虚弱者患流感后容易出现严重并发症，病死率较高。临床血常规检查显示白细胞总数正常或减少，淋巴细胞相对增加，嗜酸性粒细胞消失；如合并细菌感染时，白细胞计数及中性粒细胞可显著增多；病毒抗原检查有助于早期诊断。

本病属于中医学“时行感冒”范畴。临床上可分为外感风寒、外感风热、外感暑湿、外感风燥四个证型。

1. 外感风寒型：症见恶寒重，发热轻，无汗，头痛乏力，鼻塞流清涕，喷嚏，咽痒，痰少色白，舌淡红、苔薄白，脉浮紧。治宜辛温发散，宣肺解表。

2. 外感风热型：症见发热重，微恶风寒，微汗出，头身疼痛，咳嗽，痰黄稠，鼻塞，流黄涕，咽喉肿痛，口干微渴，舌质红、苔薄黄，脉浮数。治宜辛凉解表，清热宣肺。

3. 外感暑湿型：症见身热，微恶风寒，无汗或汗出不畅，头昏脑胀，肢倦酸痛沉重，咳嗽痰稠，鼻流浊涕，胸闷心烦，口渴不饮，或口中黏腻，脘痞，泛恶，小便短赤，或大便溏薄，舌苔薄黄或腻，脉濡数。治宜祛暑解表，化湿和中。

4. 外感风燥型：症见发热头痛，微恶风，口干鼻燥，咽痛声哑，干咳少痰或夹血丝，胸胁疼痛，乏力易倦，舌质干红、苔少，脉浮数。治宜辛凉清解，润燥肃肺。

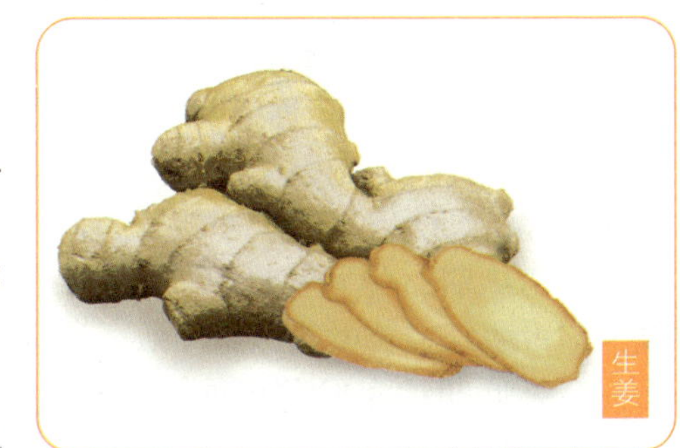

验方　葱姜汤

【组成】葱白连须 3～5 根，生姜 5 片，红糖适量。

【用法】取上药加水煎 300 毫升。顿服。

【功效】调和营卫，发表散邪。

【主治】流行性感冒，属外感风寒型，恶寒重，发热轻，无汗，流清涕，打喷嚏，咽痒，痰少色白。

麻　疹

麻疹是由麻疹病毒所引起的急性呼吸道传染病。主要症状有发热、上呼吸道炎、眼结膜炎等，以皮肤出现红色斑丘疹和颊黏膜上有麻疹黏膜斑为特征。麻疹传染性极强，人类为唯一自然宿主。急性患者为本病最重要的传染源。多发于冬春两季，小儿多见。临床分为三期。

1. 疹前期：3～5 日。症状有发热及上呼吸道卡他症状，发热低到中等，亦有突发高热伴惊厥者。流鼻涕、刺激性干咳、眼结膜充血、流泪、畏光等日渐加重，精神不振、厌食、肺部可闻到干啰音。幼儿常有呕吐、腹泻，在软腭、硬腭弓出现红色细小内疹。第 2～3 日可于双侧近臼齿颊黏膜处出现细砂样灰白色小点，绕以红晕，称麻疹黏膜斑，为本病早期特征，也可见于下唇内侧及牙龈黏膜，偶见于上腭，一般维持 16～18 小时，有时 1～2 日，多于出疹后 1～2 日内消失。发热至疹点开始出现，约 3 天。

2. 出疹期：3～5 日后，全身症状及上呼吸道症状加剧，体温高达 40℃，精神萎靡、嗜睡、厌食。出疹顺序：耳后发际、面颈部、胸、背、腹及四肢，2～3 日内遍及手心、足底，此时头面部皮疹开始隐退。皮疹 2～3 毫米大小，初呈淡红色，散在，后渐密集呈鲜红色，再转为暗红色，疹间皮肤正常。出疹时全身淋巴结、肝、脾可肿大，肺部可闻干粗啰音。疹点开始出现至透发完毕，约3天。

3. 恢复期：皮疹出齐后按出疹顺序隐退，留有棕色色素斑，伴糠麸样脱屑，存在2～3周。随皮疹隐退全身症状减轻，热退，精神、食欲好转，咳嗽痊愈。10～14天。病后产生持久免疫力，很少第二次患病。预防本病采用麻疹减毒活疫苗接种。孩子得了麻疹如无并发症应在家中隔离。隔离时间为5天，有并发症者需延长至10天。

中医名麻疹，又称痧子，属温病范畴，早在公元2世纪的医学著作《金匮要略》中已有记载。中医学认为本病系内蕴疫毒，外感时疫，热毒侵犯肺、脾二经所致。临床一般分为初热期、见形期、收没期三期。

1. 初热期：症见发热，干咳，泪多，畏光，颊黏膜上散布灰白色小点，量少，舌淡红、苔微黄，脉浮数。治宜辛凉透表，宣毒泄热。

2. 见形期：症见发热重，皮肤出现稀疏不规则的红色斑丘疹，疹间皮肤正常，始见于耳后、颈部，沿着发际边缘一天内向下发展，遍及面部、躯干及上肢，皮疹压之褪色，口干，尿赤，舌红、苔黄，脉数或滑数。治宜清热解毒，透疹外出。

3. 收没期：症见于出疹3～4天后，疹出热渐退，皮疹亦开始消退，消退顺序与出疹顺序相同，退疹后，皮肤留有糠麸状脱屑及棕色色素沉着，肢倦体乏，舌红、苔黄或白，脉细数。治宜养阴清热，扶正祛邪。

验方1 红萝卜芫荽汤

【组成】红萝卜50～100克，芫荽（香菜）30克。

【用法】将红萝卜、芫荽同煎汤。每日2次，适量饮服。

【功效】清热透疹。

【主治】适用于各型麻疹疹前期，症见发热，干咳，泪多，畏光，颊黏膜上散布灰白色小点，量少，舌淡红、苔微黄，脉浮数。

验方2 荸荠萝卜汁

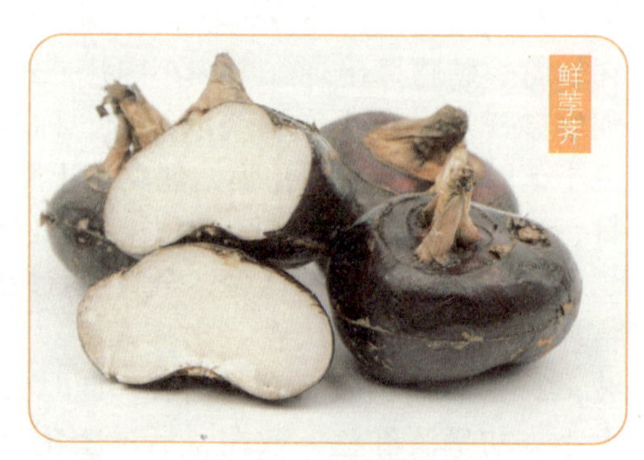
鲜荸荠

【组成】鲜荸荠10个，鲜萝卜汁500克，白糖适量。

【用法】将鲜荸荠削皮与鲜萝卜汁一同煮开，加白糖适量，空腹温热服。

【功效】清热养阴，解毒消炎。

【主治】适用于疹后伤阴，疹出

热渐退，皮疹亦开始消退，肢倦体乏，舌红、苔黄或白，脉细数。

流行性腮腺炎

流行性腮腺炎俗称“痄腮”，是由流行性腮腺病毒引起的急性呼吸道传染病。一年四季均可发病，但以冬春季节较多见。本病病毒通过直接接触、飞沫、唾液污染食具和玩具等途径传播；多见于4～15岁的儿童。全年均可发病，在温带地区以春冬季最多，夏季较少，但也可发生流行。临床上以耳下部腮腺的非化脓性肿胀疼痛为特征，一侧先肿胀，但也有两侧同时肿胀者；一般以耳垂为中心，向前、后、下发展，状如梨形而具坚韧感，边缘不清。局部皮肤紧张发亮，表面灼热，但多不红，有轻触痛。同时可见发热、头痛咽痛、食欲不佳、恶心、呕吐、全身肌肉疼痛等。常见的并发症有三种即：脑炎、急性胰腺炎和睾丸炎。临床血液常规化验提示白细胞计数大多正常或稍增加，淋巴细胞相对增多。有并发症时白细胞计数可增高，偶有类白血病反应。血清和尿淀粉酶测定：90%患者的血清淀粉酶有轻至中度增高，尿中淀粉酶也增高。预防免疫可使用鸡胚减毒活疫苗，但不能用于孕妇、先天或获得性免疫低下者以及对鸡蛋蛋白过敏者。本病是一种自限性疾病，抗病毒药物无效，高热、头痛、呕吐等可予对症治疗，并发症按病情处理。病儿应卧床休息隔离至腮腺肿胀完全消退。这样可以预防睾丸炎、脑炎等并发症的发生。

中医称本病为大头瘟，又名“大头病”“大头伤寒”“大头风”，因感受风温时疫邪毒所致，临床可分温毒袭表、热毒蕴结两型。

①温毒袭表：恶寒发热、头痛、一侧或两侧腮部出现肿胀疼痛，舌淡红苔薄白或黄，脉浮数。治宜疏风清热，散结消肿。

②热毒蕴结：高热头痛，口渴思饮，腮部胀肿，局部发硬，灼热疼痛，大便干结，小便短赤，舌红苔黄腻，脉滑数。治宜清热解毒，软坚散结。

验方　白花败酱草

【组成】白花败酱草适量。

【用法】水煎服。1～3岁：15～20克；4～15岁：20～40克；16岁以上：40～60克。

【功效】清热，解毒，消肿。

【主治】适用于流行性腮腺炎。

病毒性肝炎

病毒性肝炎是由多种肝炎病毒引起的传染病。已知的肝炎病毒有甲、乙、丙、丁、戊5种类型。近年报道，又有己型和庚型肝炎。各型肝炎之间无交叉免疫力。甲肝多发于儿童及青少年，乙肝发病年龄广泛，丙肝以成人多见。虽然病毒的种类不同，但其肝脏病理改变基本相同，主要是弥漫性肝细胞变性、坏死和增生，以及间质增生和炎性浸润。临床上主要表现为乏力、食欲减退、恶心、呕吐、肝肿大及压痛和肝功能损害，部分患者可有黄疸和发热。急性肝炎大多数在6个月内恢复，少数可演变为慢性，极少数呈重症，部分可转变为肝硬化，并和肝癌有关。外周血象检查：白细胞总数正常或稍低，淋巴细胞相对增多，偶见异常淋巴细胞；重症肝炎白细胞总数及中性粒细胞增高；慢性肝炎可见血小板降低。肝功能检查：急性肝炎或慢性肝炎活动期，ALT、AST均可增高；慢性肝炎时，ALT可反复不正常；血清白蛋白测定：慢性肝炎血清白蛋白可降低，球蛋白升高，甚则白、球蛋白比例倒置。胆红素测定：急性肝炎或慢性肝炎活动期，尿胆红素、尿胆原均可阳性；淤胆型肝炎时，尿胆红素强阳性而尿胆原阴性。血清结合和非结合胆红素在黄疸型肝炎均可升高；淤胆型肝炎时血清结合胆红素明显增高。乙肝五项检查可了解乙肝感染的病毒状况。预防：注意个人饮食卫生，控制医源性感染，注射乙肝疫苗、丙种球蛋白等。

根据临床症状，本病可分属于中医“黄疸”“急黄”“瘟黄”“胁痛”“虚损”等病证范畴。依据病情及病程，本病可分为急性肝炎、急性重型肝炎、慢性肝炎三型。

1. 急性肝炎：分为热重于湿、湿重于热、湿热并重三型。

（1）热重于湿型：症见身目俱黄，黄色鲜明，纳呆厌油，恶心呕吐，肝脏肿大，且触、叩痛明显，大便秘结或不爽，小便黄赤，舌红、苔黄腻，脉弦数。可见于急性黄疸型肝炎。治宜清热化湿，疏肝利胆。

（2）湿重于热型：症见两胁肋胀满疼痛，恶心厌油，纳呆腹胀，大便不畅或溏垢，小便黄赤，舌淡、苔白厚腻或微黄腻，脉濡数。多见于无黄疸型肝炎。治宜化湿清热，运脾疏肝。

（3）湿热并重型：症见身目俱黄，纳呆，腹胀，两胁胀痛，大便溏、不爽或干结，小便黄赤，舌红、苔黄腻，脉弦滑或濡数。治宜清热化湿，利胆退黄。

2. 急性重型肝炎：分为疫毒入血、湿毒困脾二型。

（1）疫毒入血型：症见起病急骤，黄疸迅速加深，恶心，频繁呕吐，胁痛，腹胀，尿少，齿、鼻衄血，便血或皮肤出现紫斑，舌质红绛、苔黄燥，或苔焦燥黑，脉弦数或滑数。治宜清营解毒，凉血救阴。

（2）湿毒困脾型：症见目睛黄染，颜面、肌肤暗黄，脘痞腹胀，肢体沉重，肠鸣腹泻，下肢轻度浮肿，舌淡、苔白腻，脉象濡缓。可见于重型肝炎病程迁延，阳黄转为阴黄的病程中。治宜健脾助运，化湿解毒。

3. 慢性肝炎：分为肝郁气滞、痰瘀互结、肝郁脾虚、肝肾阴虚、脾肾阳虚五型。

（1）肝郁气滞型：症见有胁肋痛，胸脘痞满，时欲叹息，恶心纳呆，嗳气，咽中似物梗阻，舌淡、苔薄白，脉弦。治宜疏肝理气，健运中州。

（2）痰瘀互结型：症见胁痛，倦怠乏力，口中黏腻，厌食油腻，或胸闷脘痞，恶心多痰，便溏不爽，形体肥胖，面目虚浮，或面色晦滞，目眶晦暗或青紫，舌质胖嫩、苔白厚腻，脉多细濡，或滑或弦涩。治宜涤痰化瘀，健脾调肝。

（3）肝郁脾虚型：症见两胁胀满作痛，嗳气，呃逆，腹胀，肠鸣，便溏，舌质紫暗、苔白，脉细弦。治宜疏肝理气，调肝健脾。

（4）肝肾阴虚型：症见两胁隐痛，眩晕乏力，二目干涩，口干咽燥，手足心热，少寐多梦或身有低热，齿、鼻衄，舌红、少苔，脉弦细数。治宜滋阴养血，调补肝肾。

（5）脾肾阳虚型：症见面色萎黄无华，乏力短气，食少，腹胀便溏，肢肿足冷，男子阳痿，女子带下量多，质稀色白，肝脾肿大且质较硬，舌质淡胖、苔薄白，脉沉缓。治宜温补脾肾，利水祛湿。

验方1　茵板合剂

【组成】茵陈 20 克，板蓝根 15 克。

【用法】每剂水煎 2 次，将药汁一起浓缩至 200 毫升，加白糖 50 克，即为“茵板合剂”。每次 100 毫升，每日 2 次。每日 1 剂。肝功能恢复正常后继续服 20 天，以巩固疗效。

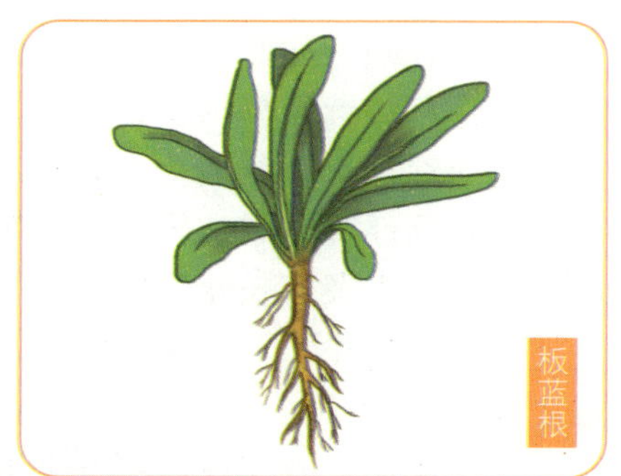

【功效】清热祛湿，利胆退黄。

【主治】急性病毒性肝炎，属湿热并重型，身热，面目俱黄，舌苔黄腻，脉数。

验方2　三金清肝汤

【组成】金钱草 30 克，金荞麦 30 克，郁金 12 克。

【用法】取上药加水300毫升同煎，武火煎沸后，改用文火续煎30分钟，药汁一次服完。每剂煎服2次，每日1剂。重者每日2剂。连服3个月。

【功效】清热化湿，疏肝利胆。

【主治】急性病毒性肝炎，属热重于湿型，身目俱黄，黄色鲜明，纳呆厌油，恶心呕吐，肝脏肿大，且触、叩痛明显，大便秘结或不爽，小便黄赤。

百日咳

百日咳是由百日咳杆菌所致的急性呼吸道传染病。婴幼儿多见。临床上以阵发性痉挛性咳嗽、鸡鸣样吸气吼声为特征。病程可长达2～3月，故名百日咳。患者是本病唯一的传染源。主要通过飞沫传播。人群普遍易感，但幼儿发病率最高。母体无足够的保护性抗体传给胎儿，故6个月以下婴幼儿发病较多。病后可获持久免疫力，第二次发病者罕见。典型经过分为三期。

1. 卡他期（前驱期）：自起病至痉咳出现，为7～10天。初起类似一般上呼吸道感染症状，包括低热、咳嗽、流涕，喷嚏等。3～4日后其他症状好转而咳嗽加重。此期传染性最强，治疗效果也最好。

2. 痉咳期：咳嗽由单声咳变为阵咳，连续十余声至数十声短促的咳嗽，继而一次深长的吸气，因声门仍处收缩状态，故发出鸡鸣样吼声，以后又是一连串阵咳，如此反复，直至咳出黏稠痰液或吐出胃内容物为止。每次阵咳发作可持续数分钟，每日可达十数次至数十次，日轻夜重。阵咳时患儿往往面红耳赤，涕泪交流，面唇发绀，大小便失禁。少数病人痉咳频繁可出现眼睑浮肿、眼结膜及鼻黏膜出血，舌外伸被下门齿损伤舌系带而形成溃疡。成人及年长儿童可无典型痉咳。婴儿由于声门狭小，痉咳时可发生呼吸暂停，并可因脑缺氧而抽搐，甚至死亡。此期短则1～2周。长则可达2月。

3. 恢复期：阵发性痉咳逐渐减少至停止，鸡鸣样吼声消失。此期一般为2～3周。若有并发症可长达数月。如无并发症，愈后一般良好，患病后可获得持久免疫力。早期诊断，早期隔离，以防止本病扩散，隔离期间从起病之日计算7周，从痉咳开始计算4周。预防：可接种百日咳、白喉、破伤风制剂。

中医称本病为顿咳，又名“顿呛”“顿嗽”“天哮呛”。临床可分为初咳期、痉咳期、恢复期三型。

1. 初咳期：症见咳嗽、打喷嚏、流涕，或有发热等，咳嗽以入夜为甚，舌淡、苔薄白或薄黄，脉浮数。治宜疏风宣肺，止咳解毒。

2. 痉咳期：症见阵发性咳嗽，频频阵作，咳后有回吼声，反复不已，入夜为甚，痰多而黏，大便干，小便黄，舌红、苔微厚，脉数有力。治宜清热泻肺，化痰镇咳。

3. 恢复期：症见咳声低而无力，痰少，神疲乏力，大便清薄，小便清，舌淡、苔薄，脉弱无力。治宜养阴润肺，益气健脾。

验方1　鸡胆

【组成】新鲜鸡胆汁。

【用法】上药加白糖适量调成糊状，蒸熟服。按每日每岁 1/2 只鸡胆汁计算，最多不超过 3 只，分 2 次服，连服 5～7 日。如无鸡胆，用猪胆、牛胆、鸭胆均可，用量参照鸡胆量的比例计算。

【功效】消炎，止咳，祛痰，解毒。

【主治】适用于百日咳痉咳期。

验方2　大蒜白糖饮

【组成】大蒜 15 克，白糖 30 克。

【用法】先将大蒜剥皮捣烂置杯中，加入白糖，冲入白开水浸泡或稍煮，分 3 次饮服。连服 5 日。

【功效】宣肺止咳。

【主治】适用于百日咳初咳期和痉咳期。

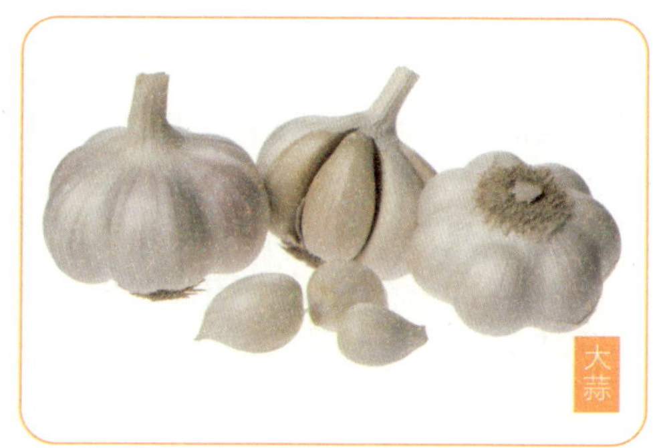

第二章　内科常见疾病

消化系统疾病

（一）便秘

便秘是指大肠传导功能失常，导致大便秘结，排便周期延长；或周期不长但粪质干结，排出艰难；或粪质不硬，虽有便意，但便而不畅的病症。便秘分器质性便秘和功能性便秘两大类。需要先明确诊断，排除需要外科治疗的器质性便秘，方可应用下列内治方法，以免贻误诊治。

便秘为病，古已有之。目前一般将便秘分为实秘与虚秘两大类。其中实秘包括热秘、气秘两个证型。

1. 热秘：症见大便干结，腹胀或痛，按之痛甚，面红心烦，口渴欲冷饮，口干口臭，唇疮，小便短赤，舌苔黄燥，脉滑数。治当清热润肠。

2. 气秘：症见排便困难，大便干结或不干，胁腹痞闷胀痛，嗳气频作，纳食减少，舌苔淡白、脉弦。治当顺气导滞。

虚秘包括气虚、血虚、阳虚、阴虚四个证型。

1. 气虚便秘：症见大便不一定干硬，虽有便意而临厕努挣乏力，难于排出，挣则汗出短气，面色㿠白，神疲气怯，肢倦懒言，舌淡嫩苔白，脉弱，治当补气健脾。

2. 血虚便秘：症见大便多日一行，临厕努挣，难于排出，面色萎黄，唇色淡，头昏心悸，舌淡苔白，脉细涩。治当养血润燥。

3. 阳虚便秘：症见大便干或不干，排出困难，小便清长，面色青白，腹中冷痛，手足不温，喜热怕寒，舌淡苔白，脉沉迟，治当温润通便。

4. 阴虚便秘：大便干结，形体消瘦，或见颧红，眩晕耳鸣，心悸怔忡，腰膝酸软，大便如羊屎状，舌红少苔，脉细数，治当滋阴补肾。

验方1　白术散

【组成】白术适量。

【用法】取生白术适量，粉碎成极细末，每次服用白术散10克，每天3次。大便正常后即可停药，以后每星期服药2～3天，即可长期保持大便正常。

【功效】补气健脾助运。

【主治】适用于气虚便秘。

验方2　松子仁蜂蜜粥

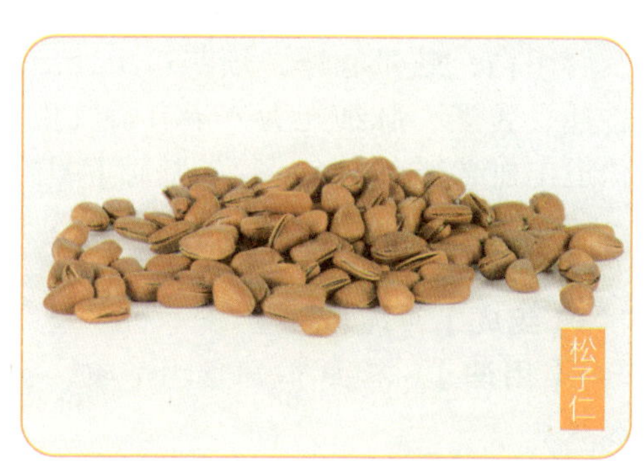

松子仁

【组成】松子仁30克，糯米50克，蜂蜜适量。

【用法】将松子仁捣成泥状，加入糯米煮粥，粥成待温冲入蜂蜜，分早晚空腹服食。

【功效】润肠通便。

【主治】适用于阴虚便秘。

（二）上消化道出血

消化道是指从口腔开始到肛门的一个管道系统，是一个连续的中空性器官，包括口腔、咽、食道、胃、十二指肠、小肠、大肠、肛门以及开口于此管道的腺体，如胰腺、胆道系统等。在解剖上，人们以屈氏韧带为界，将其以上从口腔到十二指肠一段称为上消化道。一般食管、胃、十二指肠、肝、胆、胰等病变引起的出血及上段空肠病变引起的出血称为上消化道出血。急性上消化道出血的主要临床表现是呕血与黑便，以及大量失血而引起的一系列全身症状。急性上消化道出血是临床常见的急症，其严重程度取决于出血的部位、失血数量以及失血速度。死亡率10%左右，误诊率20%以上，上消化道出血病人一经发现，应立即送医院急诊。

中医称上消化道出血为吐血，认为其血由胃而来，从口而出，甚至倾盆盈碗。若血随呕吐而出，血色紫暗，或有食物残渣，亦称呕血。中医将上消化道出血分为胃中积热、肝火犯胃、肠道湿热、脾虚不摄、气虚血脱五型。

1. 胃中积热型：见吐血紫暗或呈咖啡色，甚则鲜红，常混有食物残渣，大便色黑如漆，口干而臭，渴喜冷饮，或胃脘胀闷灼痛，舌红、苔黄厚而干，脉滑数。治宜清胃泻火，化瘀凉血止血。

2. 肝火犯胃型：症见吐血鲜红或紫暗，大便色黑如漆，口苦目赤，胸胁胀痛，心烦易怒，失眠多梦，或有黄疸，或见赤丝蛛缕，痞块，舌红、苔黄，脉弦数。治宜清肝泻火，凉血止血。

3. 肠道湿热型：症见下血鲜红，肛门疼痛，先血后便，大便不畅，舌质红、苔黄腻，脉滑数。治宜清化湿热，凉血止血。

4. 脾虚不摄型：症见吐血暗淡，时发时止，大便漆黑稀溏，面色苍白，头晕乏力，神疲、腹胀，纳呆，四肢乏力，心悸，头晕，舌淡苔薄白，脉细弱。治宜健脾摄血。

5. 气虚血脱型：突然发病，症见吐血量多，大便溏黑甚则紫红，面色及唇甲白，眩晕心悸，烦躁口干，冷汗淋漓，四肢厥冷，尿少神志恍惚或昏迷，舌淡，脉细无力。治宜益气摄血，固脱回阳。注意大量急迫的上消化道出血必须在急诊治疗的基础上，配合下列小方调理缓治。

验方 鲜莲藕汁

【组成】鲜莲藕适量。

【用法】（不去节）磨汁1碗，凉服。

【功效】清热止血。

【主治】本方适用于上消化道出血属于胃中积热型。

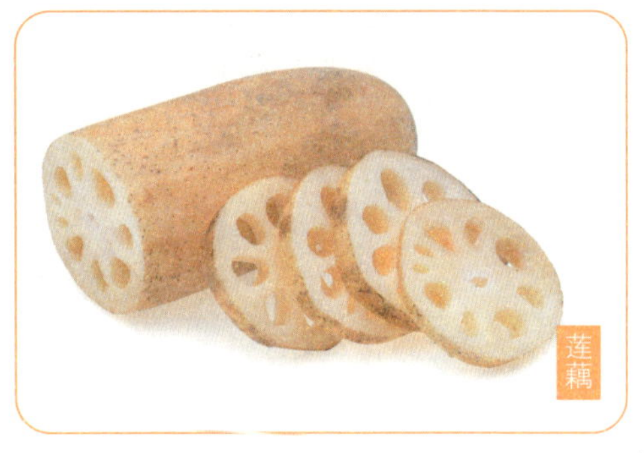

（三）慢性胃炎

慢性胃炎是指由各种原因引起的慢性胃黏膜变化的一种常见病，慢性胃炎一般无黏膜糜烂，故常称为慢性非糜烂性胃炎。慢性胃炎有原发与继发两种情况，本节主要讨论原发性慢性胃炎。慢性胃炎按病情的严重程度分为慢性浅表性胃炎、慢性萎缩性胃炎与慢性肥厚性胃炎等。按病变部位分为胃体胃炎和胃窦胃炎。慢性胃炎的临床表现，一般都不典型，病程缓慢，常反复发作，除胃部不适或疼痛外，各类型的慢性胃炎临床表现有所不同，浅表性胃炎一般表现为饭后上腹部不适，有饱闷及压迫感，嗳气后自觉舒服，有时还有恶心、呕吐泛酸及一时胃痛，无明显体征，萎缩性胃炎主要表现为食欲减退，饭后饱胀，上腹疼痛以及贫血、消瘦、疲倦和腹泻等全身虚弱症状。肥厚性胃炎则以顽固性上腹部疼痛为主要表现，食物和碱性药物能使疼痛缓解，但疼痛无节律性。部分病人可有上腹部及左上腹轻度压痛，亦有表现为反复上消化道出血。由于本病没有特异性症状和体征，所以胃镜和活组织检查是诊断本病的主要方法。

本病在中医学中属于“胃脘痛”“痞满”“嘈杂”“吞酸”等范畴。本病的病因病机，多由烦劳紧张，思虑过度，暗耗阳气，损伤阴液而引起；亦可因长期饮食失节，缺少调养，致使后天损伤而发病；还可因先天不足，后天失养，大病失调所致。其常分以下六型。

1. 湿热型：症见胃脘痞满或胀痛，不思饮食，口苦口黏，大便不爽，肛门灼热，舌边尖红、苔黄腻，脉弦。治当清热化湿，通降气机。

2. 瘀血型：症见胃脘刺痛或刀割样痛，痛处固定、拒按，或见吐血、黑便、面色晦暗，舌质紫暗或有瘀斑，脉涩。治当活血化瘀，通络止痛。

3. 肝胃不和型：症见胃脘、胸胁胀满疼痛，食纳呆滞，嗳噫频作或嘈杂吞酸，郁闷烦躁，善太息，苔薄或黄、脉弦。治当疏肝理气，健脾和胃。

4. 气虚型：症见胃脘痞闷，似胀非胀，食少纳呆，食后胃脘发堵，倦怠乏力，舌质淡或胖淡、苔薄白，脉沉弱。治当补中益气。

5. 阴虚型：症见胃脘隐痛或灼痛，饥不欲食，口干舌燥，或有手足心热，舌红、少苔或有裂纹，或花剥苔，脉细数。治当养阴清热。

6. 阳虚型：症见胃脘隐痛或胀满，遇冷加重，食少便溏，畏寒肢冷，神疲乏力，舌质淡嫩、边有齿痕，脉沉细或迟，治当温中散寒，健脾助运。

验方1　鲫鱼糯米粥

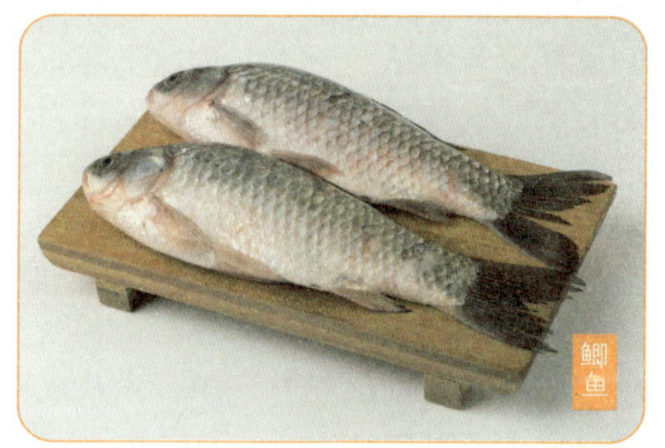
鲫鱼

【组成】鲫鱼1～2条，糯米50～100克，调料适量。

【用法】将鲫鱼去肠杂，洗净，与糯米同入锅，加水煮粥，粥熟后去掉鱼刺，加入调料即可食用。每日1剂。

【功效】补中益气，健脾和胃。

【主治】治脾胃虚寒所致的慢性胃炎。

验方2　良附粥

【组成】良姜、香附各9克。

【用法】水煎，滤汁去渣，加粳米100克及适量水，共煮成粥。1天内分2次服食。

【功效】温中理气。

【主治】适用于慢性胃炎证属胃寒或兼气滞者。

验方3　复方橘皮茶

【组成】橘皮、佛手各9克，玫瑰花3克。

【用法】橘皮、佛手各9克，切为细丝，玫瑰花3克开水沏，代茶饮。

【功效】疏肝理气和胃。

【主治】适用于慢性胃炎气滞型。

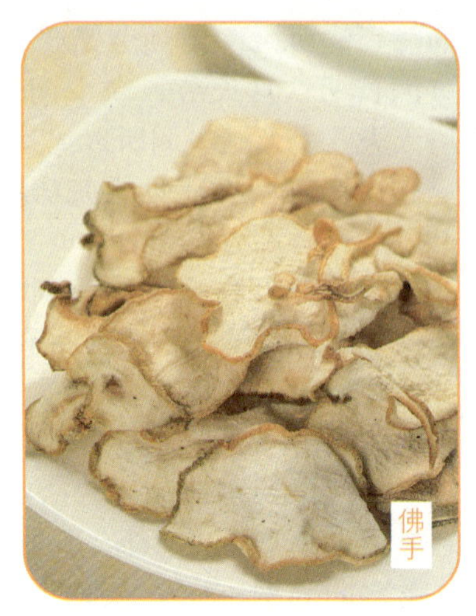

（四）慢性肝炎

肝脏发生炎症及肝细胞坏死持续6个月以上称为慢性肝炎。慢性肝炎可由各种不同原因引起，因此不是一个单一的疾病，而是临床和病理学的综合征。慢性肝炎的临床表现轻重不一，可毫无症状，有轻微不适直至严重肝功能衰竭。实验室检查可表现为轻度的肝功能损害直至各项生化指标的明显异常。慢性肝炎一般分为慢性迁延性肝炎及慢性活动性肝炎两类，人们常说的慢性肝炎就是指的前者，多为乙型肝炎病毒引起。此外，酒精、药物、寄生虫等也可引起与病毒性肝炎相同的症状及肝损害。慢性肝炎多见于30～50岁的男性，常见的症状是间歇性全身不适、乏力、食欲下降、肝区隐痛。病重时可出现黄疸、厌食、恶心呕吐、体重下降、低热、面部常呈黝黑，巩膜可黄染，可见到蜘蛛痣、肝掌、男性乳房发育。本病为一种常见性疾病，因可转变为肝硬化、肝癌，对人类健康危害极大。慢性肝炎的西医治疗，至今尚未找到特效的治疗方法，无论是营养、休息、药物都不能显示出明显的疗效，还是强调以综合治疗为主。

中医学对本病早有认识，本病属中医“胁痛”“黄疸”“虚劳”等范畴。常分以下五型辨证治疗。

1. 肝胆湿热型：症见两胁或右胁胀痛，脘腹满闷，恶心厌油，痞满嗳气，身目发黄或无黄，小便黄赤，大便黏腻臭秽不爽，低热，舌质红，舌苔黄腻，脉弦滑数。治当清利湿热，凉血解毒。

2. 肝郁脾虚型：症见胁肋胀痛，精神抑郁或烦躁，面色萎黄，纳食减少，脘痞腹胀，大便溏薄，舌体胖，舌淡、苔白腻，脉弦或弦细而濡。治当疏肝解郁，健脾和中。

3. 肝肾阴虚型：症见头昏耳鸣目眩，两目干涩，口燥咽干，两胁隐痛或热痛，失眠多梦，五心烦热，腰膝酸软，便干溲赤，女子经少经闭，舌体瘦，舌质红或绛、苔少或有裂纹，脉弦细数。治当养血柔肝，滋补肝肾。

4. 脾肾阳虚型：症见畏寒喜暖，少腹腰膝冷痛，食少腹胀便溏，食谷不化，肠鸣腹泻，全身浮肿，甚则滑泄失禁，下肢水肿，舌质淡胖有齿痕，苔薄白或白腻，脉沉迟无力。治当温补肝肾。

5. 气滞血瘀型：右胁胀痛或刺痛，痛有定处，胁下微积，肝大，或有脾大，面色灰黑或黝黑，或乳房结块，或面、颈部有蜘蛛痣，可有鼻衄、齿衄或吐血，舌质紫暗苍老，舌苔薄或无苔，脉弦涩。治当活血化瘀，疏肝健脾。

验方 茵陈栀子仁粥

【组成】茵陈 30～60 克，栀子仁 3～5 克，香附 6 克，鲜车前草 30 克，粳米 50～100 克。

【用法】上药取白糖适量。将四味药加水共煎为汤液，与粳米一起加水煮成粥，最后加糖。每日 2～3 次，适量服用。必要时可连服 2～3 周。

【功效】清利湿热，凉血解毒。

【主治】适用于慢性肝炎肝胆湿热型。

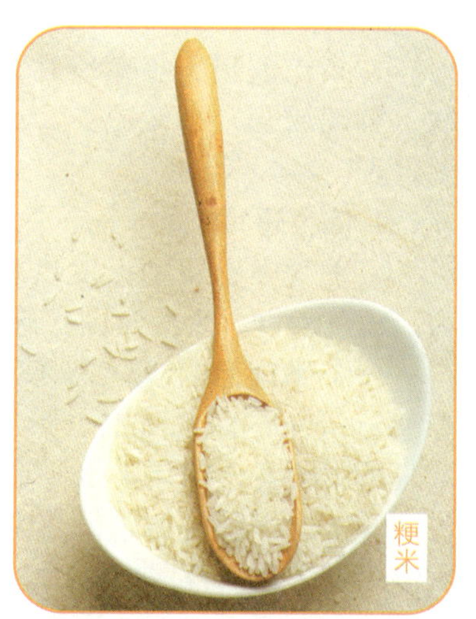
粳米

呼吸系统疾病

（一）上呼吸道感染

上呼吸道感染俗称感冒，90%以上是由病毒引起，少数由细菌引起。是指细菌或病毒对鼻腔、咽、喉黏膜所造成的炎症，病程为 3～7 天，四季均可发病。据统计成年人每年发病 3～4 次，儿童则多达 6 次以上。临床以鼻塞、流涕、喷嚏，咽痛、声音嘶哑、时有咳嗽，以及畏寒、发热、头痛、四肢腰背酸痛为主要表现，如有细菌感染，白细胞总数及中性粒细胞增高，病毒感染时白细胞总数及中性粒细胞不增高，X 线检查一般无特征。本病治疗的关键在于预防，应锻炼身体，提高人体的御寒能力，并保持室内外卫生和个人卫生，流行期间应尽量避免集体活动，也可应用流感疫苗。呼吸道病毒目前尚无特效抗病毒药物，以对症或中医治疗为常用措施。如有细菌感染，可选用适合的抗生素，单纯的病毒感染一般可不用抗生素。

本病中医称为“感冒”，病情轻者又称为“伤风”“冒风”“冒寒”，重者称为“重伤风”，流感则称为“时行感冒”。临床可分为风寒感冒、风热感冒、暑湿感冒和体虚感冒四种证型。

1. 风寒感冒型：症见鼻塞声重，鼻痒喷嚏流涕，咽痒，咳嗽痰多清稀，无汗头痛，肢体酸痛，舌淡、苔薄白，脉浮紧。治宜辛温解表，宣肺散寒。

2. 风热感冒型：症见发热恶风，或微恶寒，咳嗽痰黄，口干渴，咽喉红肿疼痛，鼻塞流浊涕，舌边尖红，苔薄黄，脉浮数。治宜辛凉解表。

3. 暑湿感冒型：多见于夏季，症见身热，微恶风，少汗，肢体酸痛或疼痛，头昏重胀，咳嗽痰黏，鼻流浊涕，心烦口渴，或口中黏腻，渴不多饮，胸闷泛恶，小便短赤，或大便不爽，舌苔黄腻，脉濡数。治宜清暑祛湿解表。

4. 体虚感冒型

（1）气虚感冒型：发热恶寒，头身疼痛，咳嗽鼻塞，自汗出，倦怠无力，短气懒言，舌淡苔白，脉浮而无力。治宜益气解表，调和营卫。

（2）阳虚感冒型：恶寒重而发热轻，头疼身痛，自汗出，咳吐白痰，鼻塞流清涕，面色㿠白，形寒肢冷，语声低微，舌淡胖苔白，脉沉无力。治宜助阳解表，宣肺止咳。

（3）血虚感冒型：发热微恶寒恶风，无汗头痛，面色无华，唇甲色淡，心悸头晕，舌淡苔白，脉细。治宜养血解表，疏风散寒。

（4）阴虚感冒型：身热微风寒，头痛无汗，头晕心烦，口渴咽干，手足心热，咳嗽少痰，舌红脉细数。滋阴解表，疏风宣肺。

验方1 姜丝萝卜汤

【组成】生姜25克，萝卜50克。

【用法】生姜切丝，萝卜切片，两者共放锅中加水适量，煎煮10～15分钟，再加入红糖适量，稍煮1～2分钟即可。每日1次，热服。

【功效】解表祛风散寒。

【主治】风寒感冒。

验方2 白菜根葱白汤

【组成】大白菜根3个，葱白连须2根，芦根10克。

【用法】上三物以水煎煮10～15分钟即可。每日1剂，趁热分2次服用。

【功效】辛散解毒，清热祛湿。

【主治】风热感冒。

验方3 绿豆粥

【组成】绿豆50克，粳米100克，冰糖适量。

【用法】绿豆、粳米洗净煮粥，待粥熟时加入冰糖，搅拌均匀即可食用。可作早晚餐食用。

【功效】清热解暑。

【主治】暑湿感冒。

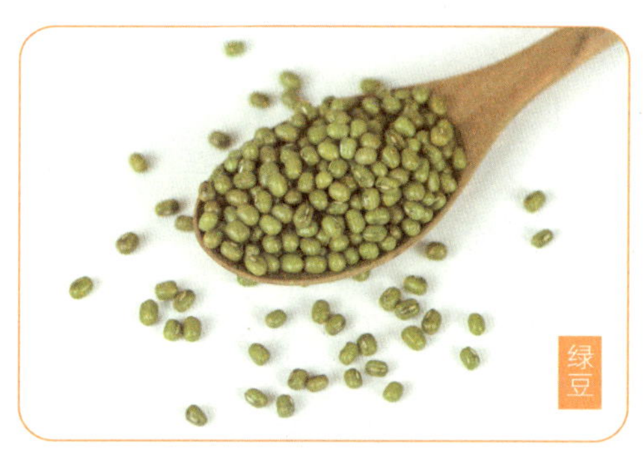

（二）急性支气管炎

急性支气管炎是病毒和细菌感染，物理、化学刺激或过敏反应等对气管、支气管黏膜所造成的急性炎症，一般为自限性疾病。起病较急，发病多见于寒冷季节，或气候突变之时，或过度劳累之后。初起多有上呼吸道感染症状，如鼻塞流涕、咽痛、声音嘶哑等，临床以咳嗽、咯痰为主要表现，呈刺激性、阵发性咳嗽，1～2 天后咳出少量黏痰或稀薄痰，并逐渐转为黄胶痰或白黏痰，可持续数周，全身症状轻微，仅有轻微的畏寒、发热、头痛、全身酸楚等。肺部听诊两肺呼吸音增粗，散在干、湿性啰音。病毒感染时，血白细胞数正常；细菌感染时，血白细胞数及中性粒细胞可升高；胸部 X 线检查无异常，或仅见肺纹理增粗。预防本病在于积极防治上呼吸道感染，避免接触花粉、粉尘、烟雾及刺激性气体。

中医称本病为“咳嗽”，多属外感暴咳，临床上可分为风寒袭肺、风热犯肺、燥热伤肺三个证型。

1. 风寒袭肺型：起病较急，症见咳嗽，声重，气急，咽痒，咯痰稀白或黏，伴有鼻塞流涕，头痛，恶寒发热，周身酸痛，舌苔薄白，脉浮。治宜疏风散寒，宣肺止咳。

2. 风热犯肺型：症见咳嗽不爽，咯痰色黄稠或白黏，口干咽痛，鼻流黄涕或有发热，头痛恶风，汗出，苔薄黄，脉浮数。治宜疏风清热，肃肺化痰。

3. 燥热伤肺型：症见咳呛胁痛，痰少质黏，不易咯出，或咳嗽痰中带血，口咽干成舌红、苔薄黄，脉细数。治宜清肺润燥，化痰止咳。

验方1 桑杷煎

【组成】桑白皮、枇杷叶各 12 克。

【用法】水煎服，每日 1 剂。

【功效】清肺降气，止咳平喘。

【主治】适用于风热犯肺型急性支气管炎，症见咳嗽不爽，咯痰色黄稠或白黏，口干咽痛，鼻流黄涕或有发热，头痛恶风，汗出，苔薄黄，脉浮数。

验方2 贝母蒸梨

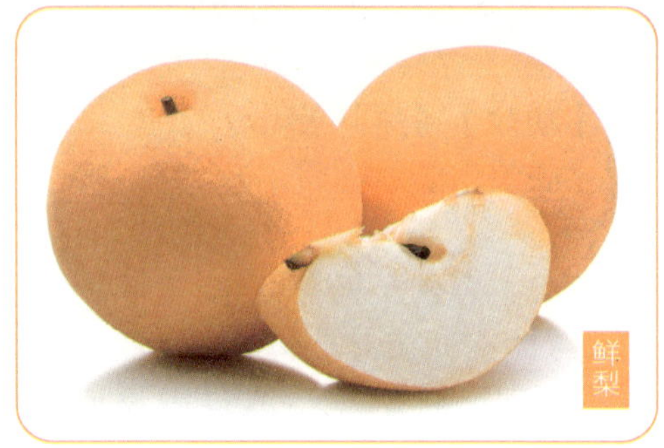

【组成】鲜梨1个，贝母粉5克。

【用法】取鲜梨1个，切开梨盖挖去梨核，装入贝母粉5克，扣上梨盖，放入蒸笼或饭锅内蒸熟食，早晚各1次。

【功效】清热润肺，止咳化痰。

【主治】适用于燥热伤肺型急性支气管炎，症见干咳少痰。

（三）支气管哮喘

支气管哮喘（简称哮喘）是由肥大细胞、嗜酸粒细胞、T淋巴细胞等多种炎症细胞参与的气道慢性炎症性疾病。这种炎症使易感者对各种激发因子具有气道高反应性（BHR），并引起气道缩窄。临床上表现为发作前有先兆症状如打喷嚏、流涕、咳嗽、胸闷等，继而出现反复发作的喘息、呼气性呼吸困难、胸闷、咳嗽等症状，常在夜间和/或清晨发作。常常出现广泛多变的可逆性气流受限，多数患者可自行缓解或经治疗缓解。病因较复杂，大多认为是一种多基因遗传病，受遗传因素和环境因素的双重影响。全球约有1亿6千万患者，各地患病率为1%～5%，我国患病率接近1%。本病可发生于任何年龄，半数在12岁以前发病，成人男、女患病率大致相同。约20%的患者有家族史。临床特点为反复发作性胸闷、咳嗽，多带有哮鸣音的呼气性呼吸困难，持续数分钟、数小时或更长，可自行缓解。发作时胸部听诊两肺满布哮鸣音，血白细胞总数增加，嗜酸性粒细胞增高，合并感染时中性粒细胞增高，血清总IgE（免疫球蛋白的数量）在外源性哮喘者身上增高，X线检查见肺部无病灶（病久或老年人可有肺气肿改变）。支气管哮喘的形成与过敏体质、气候环境、生活条件、职业等多种因素有关，常有一定的诱发因素，因而，预防本病应首先积极寻找病因，再予以针对性措施。此外，本病患者应采取低盐饮食，因为盐负荷可恶化症状和肺功能，并能增加抗哮喘药物的用量。哮喘持续状态（是指哮喘急性严重发作）时应用一般平喘药物仍不能缓解在24小时以上者，此时应尽量送至医院给予积极治疗。在哮喘的防治工作中，务必作好宣教工作、控制环境促发因素、监测病情和系统的合理治疗。哮喘的防治原则是消除病因、控制急性发作、巩固治疗、防止复发。

本病属于中医“哮证”“痰饮”范畴，其主要病理因素为“痰饮”，因痰饮内伏于肺，再感新邪而发。临床上常分为发作期（冷哮、热哮）和缓解期。

1. 发作期（冷哮型）：症见初起恶寒，发热，头痛，无汗，喉痒，鼻痒或身痒，鼻流清涕如水样，继则喘促加剧，喉中痰鸣如水鸡声，咳吐稀痰，不得平卧，胸膈满闷如窒，面色苍白或青灰，背冷，口不渴，或渴喜热饮，舌质淡、苔白滑，脉浮紧。治宜温肺散寒，豁痰平喘。

2. 发作期（热哮型）：症见发热、头痛、有汗，气促胸高，喉中哮鸣，声若曳锯，张口抬肩，不能平卧，痰色黄而胶黏浓稠，呛咳不利，胸闷，烦躁不安，面赤，口渴喜饮，大便秘结，或有发热，舌边尖红、苔黄腻，脉滑数。治宜清热宣肺，化痰平喘。

3. 缓解期肺脾气虚型：症见咳嗽短气，痰液清稀，倦怠无力，面色苍白，食少纳呆便溏，头面四肢浮肿，舌淡边有齿痕、苔白，脉濡弱，治宜健脾益气，补土生金。

4. 缓解期肺肾两虚型：可见咳嗽短气，动则喘促，腰膝酸软，盗汗遗精，脑转耳鸣，舌淡、苔白，脉弱，治宜肺肾双补。

验方　五味子蛋

【组成】五味子 250 克，鸡蛋 20 只。

【用法】五味子 250 克，水 3500 毫升，煮 30 分钟，待凉时用新鲜鸡蛋 20 只，浸入汤内。7 天后，待蛋壳变软，鸡蛋饱满胀大而有弹性，即可取出，放锅内隔水蒸熟服食，早晚各 1 只。

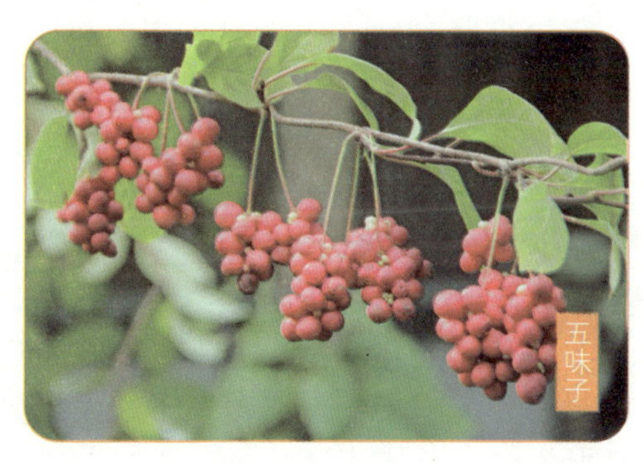
五味子

【功效】敛肺滋肾。

【主治】适用于支气管哮喘缓解期之肺肾两虚型，咳嗽短气，动则喘促，腰膝酸软，盗汗遗精，脑转耳鸣，舌淡、苔白，脉弱。

心血管系统疾病

（一）高血压病

高血压是最常见的血管疾病，不仅患病率高，而且可引起严重的心、脑、肾并发症，是脑卒中、冠心病的主要危险因素。高血压是指循环动脉压升高，收缩压≥ 140mmHg，舒张压≥ 90mmHg，具有二者之一，即可诊断为高血压。在绝大多数患者中，高血压病因不明，称为原发性高血压，在约 5% 患者中，血压升高是某些疾病的一种表现，称为继发性高血压。高血压发病因素与遗传、膳食因素、肥胖等均有关系。根据临床特点可分缓进型高血压及急进型高血压。缓进型多于中年以后发病，起病缓慢多数无明显症状，少数有头痛眩晕，失眠乏力，健忘等高级神经功能失调的表现，病程后期血压持续在高水平，可出现脑、心、肾、眼底器质性损害和功能障碍，并出现相应的临床表现。急进型高血压多见于青年和中年人，病情严重，进展较快，舒张压持续大于 130mmHg，眼底出血及渗出，常引起心衰、肾功能不全、高血压危象或高血压脑病。早期高血压病，实验室及心电图 X 线检查可无异常，后期实验室检查尿液可有蛋白、红细胞，还有可能伴血脂、血糖异常，心电图可见左室高电压、劳损或传导异常。本病 40 岁以后患病率增高，并随年龄递增，女性在绝经期前低于男性，绝经期后则高于男性，城市发病率高于农村，脑力劳动者较体力劳动者发病率高，嗜盐量多、大量吸烟、有高血压家族史者患病率高。因而平时应调节饮食结构，低盐低脂，多吃蔬菜豆制品，戒烟酒，控制体重，保持情绪稳定，劳逸结合，选择不同类型的降血压药。

本病属于中医“眩晕”“头痛”等范畴。临床可分为肝阳上亢、肾精不足、气血亏虚、痰浊中阻、瘀血阻络五个证型。

1. 肝阳上亢型：症见头痛发胀，眩晕头昏，项强耳鸣，面红目赤，急躁易怒，失眠多梦，口苦口干，大便秘结，舌红、苔黄，脉弦滑数。治宜清肝泻火，平肝潜阳。

2. 瘀血阻络型：症见头痛眩晕，心悸，胸闷或胸痛，精神不振，失眠健忘，言语蹇涩，肢体麻木，舌质紫暗，脉弦涩或细涩。治宜活血化瘀，通脉和络。

3. 痰浊中阻型：症见眩晕、倦怠或头重如蒙，胸闷或时吐痰涎，少食多寐，舌胖苔浊腻或白厚而润，脉濡或弦滑。治宜化痰降浊。

4. 气血亏虚型：眩晕，动则加剧，劳累即发，神疲懒言，气短声低，面白少华，或萎黄，或面有垢色，心悸失眠，纳减体倦，舌色淡，质胖嫩，边有齿痕，苔少或厚，脉细或虚大。治宜补益气血，健运脾胃。

5. 肾精不足型：症见眩晕，精神萎靡，腰膝酸软，或遗精，滑泄，耳鸣，发落，齿摇，舌瘦嫩或嫩红，少苔或无苔，脉弦细或弱或细数。治宜补益肾精，充养脑髓。

验方1 钩藤汤

【组成】钩藤 30 克。

【用法】取上药加水 400 毫升，武火煎沸后，改用文火续煎 10 分钟，药汁一次服完。每剂煎服 2 次，每日 1 剂。

【功效】平肝潜阳。

【主治】适用于高血压病属肝阳上亢型，头重发胀，眩晕耳鸣，头昏项强，脉弦滑。

验方2 玉米须香蕉皮饮

【组成】玉米须 50 克，香蕉皮 50 克。

【用法】将玉米须、香蕉皮分别洗净，切碎后同入砂锅，加水 600 毫升，用小火浓煎成 300 毫升，以洁净纱布过滤取汁即成。

【功效】清热解毒，利尿降压。

【主治】主治各型高血压病。

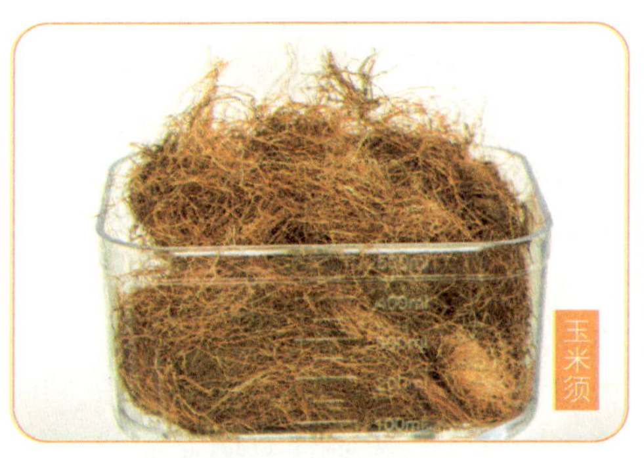
玉米须

（二）低血压

低血压是指成年人收缩压低于 90mmHg，舒张压低于 60mmHg 时，称为“低血压”，老年人低于 100/70mmHg，也称为低血压。医学调查显示，2/5 的中风患者、1/4 的心肌梗死患者是由低血压引起的。低血压可分为急性和慢性两种，前者表现为晕厥与休克，后者又分为原发性、继发性低血压两种类型。平时我们讨论的低血压多为慢性低血压，即血压长期偏低，并伴有头晕、头昏、乏力、易疲劳等症状。慢性低血压一般可分为体制性、体位性、继发性三类。

1. 体质性低血压：一般认为与遗传和体质瘦弱有关，多见于 20～50 岁的妇女和老年人，轻者可无明显症状，重者出现精神疲惫、头晕、头痛，甚至昏厥。夏季气温较高时更明显。

2. 体位性低血压：体位性低血压是患者从卧位到坐位或直立位时，或长时间站立出现血压突然下降超过20mmHg，并伴有明显症状，这些症状包括头昏、头晕、视力模糊、乏力、恶心、认知功能障碍、心悸、颈背部疼痛。体位性低血压与多种疾病或区药物有关，如多系统萎缩、糖尿病、帕金森病、多发性硬化、更年期综合征、血液透析、手术后遗症、麻醉、降压药、利尿药、催眠药、抗精神抑郁药等，或其他如：久病卧床，体质虚弱的老年人。

3. 继发性低血压：由某些疾病或药物引起的低血压，如脊髓空洞症，风湿性心脏病，降压药，抗抑郁药和慢性营养不良，血液透析等。

据统计，低血压发病率为4%左右，老年人群中可达10%。医学上低血压又分为生理性低血压和病理性低血压两大类。生理性低血压者除动脉血压低于上述值外，无任何自觉症状。经长期随访，人体各系统器官无缺血和缺氧等异常，也不影响寿命。生理性低血压状态常见于年轻妇女，尤其是体型瘦长者，经常从事较大运动量的运动员和重体力劳动者也不少见。其低血压的产生常与迷走神经紧张性较高有关。病理性低血压（低血压病）除动脉血压低于正常外，常伴有全身乏力、头晕、易疲倦、出汗、心悸等症状，当长时间站立或者由卧位（或坐位、蹲位）转为立位时，上述症状更为明显，甚至昏倒。低血压以女性及老年人为多见，临床上表现为头痛、眩晕、耳鸣、乏力、气短、自汗、手足发冷、健忘，部分患者可没有自觉症状。平时应避免过度精神紧张，按医嘱服药，积极治疗原发病，锻炼身体，增强体质。低血压患者轻者如无任何症状，无需药物治疗。主要治疗为积极参加体育锻炼，改善体质，增加营养，多喝水，多喝汤，每日食盐略多于常人。重者伴有明显症状，必须给予积极治疗，改善症状，提高生活质量，防止严重危害发生。

本病属于中医之“眩晕”“虚劳”“厥证”范畴。临床上可分为气虚证、血虚证、气血两虚证、脾肾阳虚证、气阴两虚证五型。

1. 气虚证：头晕目眩，少气懒言，倦怠乏力，自汗，舌淡，脉虚无力。治宜健脾补气。

2. 血虚证：头昏眼花，脸色苍白，唇甲淡白，心悸失眠，手足麻木，舌淡，脉细无力。治宜补血养心。

3. 气血两虚证：上述气虚证加血虚证。治宜补气养血。

4. 脾肾阳虚证：脸色萎黄或虚浮，畏寒肢冷，大便溏泄，食欲减退，舌淡胖，脉沉弱无力。治宜温补脾肾。

5. 气阴两虚证：除上述气虚症状以外，尚有阴虚表现。如口干、五心烦热、便秘、尿少、乏力，舌红苔少脉弦细等症状。治宜益气养阴。

验方 桂肉枣草汤

【组成】桂枝 9 克，肉桂 3 克，大枣 3 枚，甘草 6 克。

【用法】每日一剂，泡开水代茶饮。

【功效】益气补血，调和营卫，温通心阳。

【主治】适用于低血压属于气血两虚型。

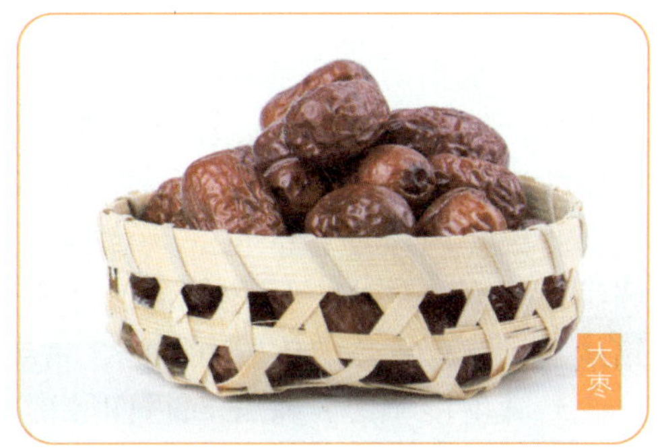
大枣

泌尿系统疾病

（一）急性肾小球肾炎

急性肾小球肾炎简称急性肾炎，是一组不同病因所致的感染后免疫反应引起的急性弥漫性肾小球炎性病变。临床以浮肿、尿少、血尿及高血压为主要表现。急性肾炎多发生于儿童及青少年，以 3～7 岁多见，2 岁以下罕见，男女比例约为 2 ∶ 1，男性略多。绝大多数为链球菌感染后所致，其链球菌感染灶以上呼吸道或脓皮病为主，感染后 1～3 周急性起病。急性肾炎临床表现各个病例轻重悬殊，轻者甚至无临床症状，仅于尿检时发现异常；重者在病期两周以内可出现循环充血、高血压脑病、急性肾功能衰竭而危及生命。水肿先自眼睑浮肿，渐及全身，为非凹陷性，同时出现尿少。随着尿量增多，浮肿逐渐消退。肉眼血尿时呈洗肉水样或茶色。镜下见大量红细胞，轻者仅镜下血尿，肉眼血尿多在 1～2 周消失，少数持续 3～4 周，而镜下血尿一般持续数月，运动后或并发感染时血尿可暂时加剧。发病后 1 周左右高血压比较多见，大多在第 2 周后随尿量增多而降至正常。预防本病应增强体质，改善身体防御机能，保持环境卫生，减少上呼吸道感染、咽炎、扁桃体炎等疾患。注意清洁，减少化脓性皮肤病的发生。在上述疾病发生时应积极治疗，并采取措施清除慢性感染灶，如屡发的扁桃体炎、鼻窦炎等。本病为自限性疾病，无特异疗法。主要是对症处理，加强护理，注意观察严重症状的出现并及时治疗。本病预后良好，发展为慢性肾炎罕见。患儿及家长应了解预防本病的根本方法是预防感染，一旦发生上呼吸道或皮肤感染，应及早应用青霉素（或红霉素）彻底治疗。

中医称本病为“水肿”“血尿”。临床可分为风水相搏，湿热内侵，脾虚湿困三个证型。

1. 风水相搏型：症见多从眼睑开始浮肿，继则四肢甚则全身皆肿，皮肤光亮，按之凹陷即起，伴有尿少色赤，或血尿，并有发热、恶风，咳嗽，肢体酸痛，舌红、苔薄白，脉浮。治宜疏风宣肺，利水消肿。

2. 湿热内侵型：症见起病急剧，肢体面目浮肿明显，皮肤绷紧，腹大胀满，尿血，尿少，尿色黄赤，恶心食少，大便秘结，精神萎靡，甚则神错谵语，伴有发热，皮肤有脓疮，舌红、苔黄腻，脉滑数。治宜清热利湿。

3. 脾虚湿困型：症见面目四肢虚浮，下肢尤甚，时肿时消，劳后盛或午后加重，纳谷不香，倦怠乏力，身重肢沉，腹胀便溏，面色萎黄，小便短少，舌淡胖有齿痕、苔白腻，脉濡或沉无力。治宜健脾助运，祛湿利水。

验方 大戟红枣汤

【组成】鲜大戟根60～90克，红枣20～30枚。

【用法】将鲜大戟根洗净后切片，与大枣一起加水500毫升，煎至200毫升，加黄酒200毫升，再文火煎至200毫升为第1汁，每剂煎2次，混合，上午1次顿服，第1周服2剂，第2～4周每周服1剂。

【功效】利尿、消肿、健脾。

【主治】适用于急性肾小球肾炎水肿期。使用注意：服药后5～10分钟可出现恶心呕吐，2～4小时开始腹泻，无须处理，如吐泻严重时可适当对症处理。

（二）慢性肾炎（慢性肾小球肾炎）

慢性肾小球肾炎简称慢性肾炎，系指各种病因引起的不同病理类型的双侧肾小球弥漫性或局灶性炎症改变，是由多种原发性肾小球疾病所致的一组长病程（一至数十年）的，以蛋白尿、水肿、高血压为临床表现的疾病。最终多发展成渐进性慢性肾功能衰竭。仅少数慢性肾炎是由急性肾炎发展而来（病情不愈直接迁延或临床痊愈若干时间后重出现），而绝大多数慢性肾炎是由病理类型决定其病情必定迁延发展，起病即属慢性肾炎，与急性肾炎无关。它不是一种独立性疾病，而是任何原发或继发性肾小球肾炎在进入终末期肾衰前的进展阶段。于患病2～3年或20～30年后，终将出现肾功能衰竭。慢性肾小球肾炎大多数隐匿起病，病程冗长，病情多缓慢进展，多发生于中青年，一般有水肿、蛋白尿、血尿和管型尿，后期有贫血、高血压和肾功能不全，终至尿毒症，多数预后较差。根据临床表现特点可分为四个亚型：普通型、高血压型、急性发作型、肾病型。对于本病的预防，关键在于积极、彻底地治疗急性肾炎。按照医师的指导服用药物，不要自己乱用药，以免损害肾脏。症状缓解后，应注意饮食，慢性肾炎病人饮食要清淡，少吃刺激性和不易消化的食物，有水肿和高血压以及腹水时，要少食盐和酱油，并适当少喝水。避免劳累和感染，以免复发或迁延至慢性肾炎。并应积极治疗扁桃体炎、慢性鼻炎、皮肤疮疡等感染，对有肾炎家族史及常腰酸乏力者，应定期检查尿常规，以便早发现、早治疗。

中医常将本病归属“水肿”“虚劳”“腰痛”等范畴。临床可分为脾虚湿渍、脾肾阳虚、阴虚阳亢、气滞血瘀等四个证型。

1. 脾虚湿渍型：症见面目四肢虚浮，下肢尤甚，时肿时消，劳后或午后加重，纳谷不香，舌淡、苔白略腻，脉细或濡。治宜健脾助运，祛湿利水。

2. 脾肾阳虚型：症见水肿腰以下为甚，按之凹陷不起，时肿时消，甚则全身浮肿，病程迁延，面色萎黄或苍白，形寒肢冷，腰酸腹胀，便溏尿少，舌淡有齿印、苔白，脉沉细。治宜温肾助阳，健脾利水。

3. 阴虚阳亢型：症见头晕目眩，面红热，口干咽痛，五心烦热，腰酸乏力，遗精早泄，二目干涩，视物模糊，手足微肿，时有麻木，小便短赤，舌红、少苔，脉细数。治宜平肝潜阳，养阴清利。

4. 气滞血瘀型：症见面色黧黑，肌肤甲错，腰痛腹胀，两胁不舒，舌质紫暗或有瘀斑，脉弦细涩。治宜理气活血。

验方1　绿豆附子汤

【组成】绿豆30克，制附子30克。

【用法】绿豆30克，制附子30克，水煎煮熟食豆，次日再加绿豆30克煮熟食豆，第3天则另用二药煎煮如前。适用于水肿，忌生冷、盐、酒60日。

【功效】温肾助阳。

【主治】适用于慢性肾炎水肿偏于阳虚者。

验方2　大蓟薏苡根

【组成】大蓟根15克，薏苡仁根30克。

【用法】水煎服。

【功效】清热利湿，凉血利尿。

【主治】治慢性肾炎，消蛋白尿。

（三）急性肾盂肾炎

急性肾盂肾炎又名急性上尿路感染，是指细菌（极少数可由真菌、原虫、病毒）侵入一侧或两侧肾盂和肾实质所引起的急性化脓性炎症。临床引起肾盂肾炎的致病菌以大肠埃希菌为常见，部分为副大肠埃希菌、变形杆菌、产气杆菌、粪链球菌、肠球菌和铜绿假单胞菌等所致。急性肾盂肾炎好发于女性，男女之比为3～5∶1，其中以生育年龄妇女以及小婴儿发病率为高。临床表现有三方面。①全身表现：起病大多数急骤、常有寒战或畏寒、高热、体温可达39℃以上，全身不适、头痛、乏力、食欲减退、有时恶心或呕吐等。②尿路系统症状：最突出的是膀胱刺激症状即尿频、尿急、尿痛等，每次排尿量少，有淋漓不尽的感觉。大部分病人有腰痛或向会阴部下传的腹痛。③轻症患者可无全身表现，仅有尿频、尿急、尿痛等膀胱刺激症状。临床尿常规检查显示尿液混浊，典型的如米汤样，偶见肉眼血尿，可伴尿蛋白少量。尿沉淀显微镜检查可见大量白细胞或脓细胞，有时可见到白细胞管型。预防本病的关键在于增强体质，注意个人卫生，保持阴部清洁，忌食海鲜发物，多饮开水，饮食清淡，并尽量避免不必要的导尿或尿路内器械检查，须置导尿管者应定期更换和预防用药。无尿路梗阻等各种不利因素的急性肾盂肾炎患者，如果诊断及时，治疗恰当，则预后良好，可迅速治愈而不遗留任何后遗症。

本病属中医“热淋”“腰痛”范畴，其辨证属实证、热证，主要与肾、膀胱有关。肾虚、膀胱湿热是其主要病机，可分为膀胱湿热、热毒内蕴二型。

1. 膀胱湿热型：小便频数，点滴而下，急迫不爽，尿色黄赤，灼热刺痛，小腹胀满或痛引脐中，大便秘结，小便时哭闹不安，舌质红，苔黄，脉滑数或濡数。治宜：清热利湿，通利膀胱。

2. 热毒内蕴型：症见高热寒战，烦渴引饮，腰痛，小便频涩短赤，滴沥刺痛，舌红、苔黄腻，脉弦数有力。治宜清热解毒，利湿通淋。

验方 鲜车前草

【**组成**】鲜车前草50～100克。

【**用法**】水煎服，频服。

【**功效**】清热利尿。

【**主治**】适用于急性肾盂肾炎属于膀胱湿热型。

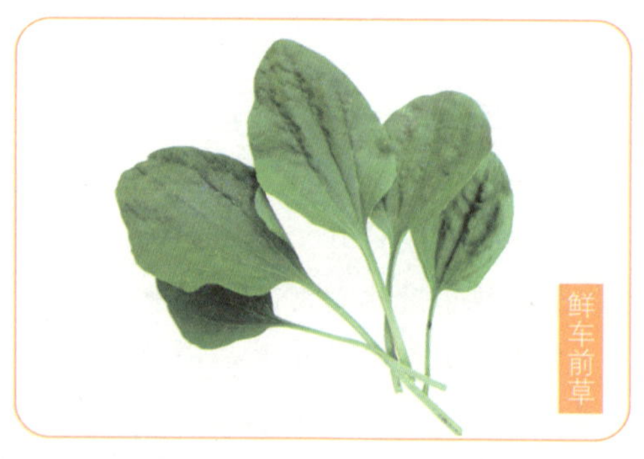
鲜车前草

血液系统疾病

（一）缺铁性贫血

缺铁性贫血是指体内可用来制造血红蛋白的贮存铁已被用尽，影响血红蛋白合成所引起的红细胞生成障碍所致的一种小细胞低色素性营养不良性贫血。特点是骨髓、肝、脾及其他组织中缺乏可染色铁，血清铁蛋白浓度降低，血清铁浓度和血清转铁蛋白饱和度亦均降低。本病是世界各地包括我国贫血中最常见的一种。本病发病率甚高，几乎遍及全球，无论城市或乡村，儿童、成年或老年人均可发生。在钩虫病流行地区，发病率特别高。据世界卫生组织调查报告，全世界约有 10% ～30%的人群有不同程度的缺铁。男性发病率约 10%，女性大于 20%。亚洲发病率高于欧洲。本病在育龄妇女（特别是孕妇）和婴幼儿中发病数很高。

临床症状：本病发病缓慢，一般有疲乏，烦躁，心悸，气短，头晕，头疼。儿童表现生长发育迟缓，注意力不集中。部分病人有厌食、胃灼热、胀气、恶心及便秘等胃肠道症状。少数严重病人可出现吞咽困难、口角炎和舌炎。除贫血外貌外，有皮肤干燥皱缩，毛发干枯易脱落。指甲薄平，不光滑，易碎裂，甚至呈匙状甲（见于长期严重病人）。少数病人有异食癖，喜欢吃生米、泥土、石子等。

实验室检查：贫血者红细胞和血红蛋白降低。本病的形成是由于铁的需要量高而摄入不足，铁的吸收不良以及慢性失铁。对缺铁性贫血，应坚持“预防为主”的方针。预防主要是在孕妇及婴儿的食品中加入药物性铁，对婴儿坚持母乳喂养，因母乳中铁的吸收利用率较高。及时添加含铁丰富的辅食（如蛋黄、鱼泥、肝泥、肉末、动物血等）。及时添加绿色蔬菜、水果等富含维生素 C 的食物，促进铁的吸收。做好寄生虫病的预防工作，药物治疗可以给予铁剂口服或注射，对于病情重者，可予以输血治疗。

本病属于中医“虚劳”“萎黄”“黄胖”“黄肿”等范畴，临床上可分为脾胃虚弱、心脾两虚、肝肾阴虚、脾肾阳虚四个证型。

1. 脾胃虚弱型：面黄无华或苍白，食欲缺乏，体倦乏力，或大便溏薄，形体消瘦，舌质淡，舌苔薄白，脉细弱。治则：健运脾胃，益气养血。

2. 心脾两虚型：面色萎黄或苍白，头发稀黄易脱，头晕心悸，气短音低，夜寐不宁，体倦乏力，纳少，唇口色淡，指甲淡白，或有头面及下肢浮肿。舌质淡红，舌苔薄白，脉细软。治则：补脾养心，益气生血。

3. 肝肾阴虚型：头晕目眩，两目干涩，耳鸣盗汗，颧红潮热，面色苍白，腰膝酸软，毛发焦枯，指甲易脆，发育迟缓，舌质红，少苔或无苔，脉细数。治则：滋养肝肾，补益精血。

4. 脾肾阳虚型：面色㿠白，唇口黏膜苍白，纳呆食少，肢倦乏力，或大便溏薄，精神萎软，发育迟缓，囟门迟闭，方颅发稀，畏寒肢冷。舌质淡，苔白，脉沉细。治则：温补脾肾，益气养血。

验方1 花生红枣汤

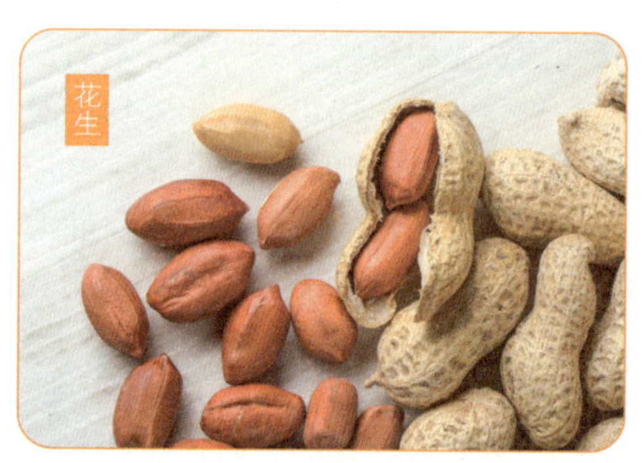

【组成】连衣花生200克，红枣30~50克。

【用法】红枣、花生同放锅中加水适量煮至花生烂熟即可。吃红枣、花生，喝汤。

【功效】温补脾胃。

【主治】适用于缺铁性贫血属于脾胃虚弱型，面黄无华或苍白，食欲缺乏，体倦乏力，或大便溏薄，形体消瘦，舌质淡，舌苔薄白，脉细弱。

验方2 养血饮

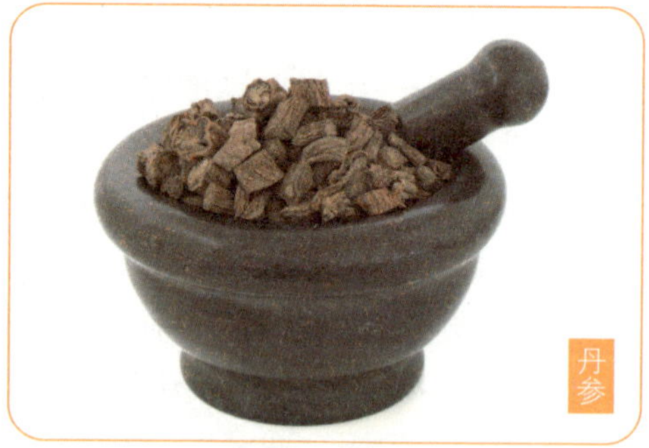

【组成】土大黄30克，丹参15克，鸡内金10克。

【用法】取上药加水600毫升同煎，武火煎沸后，改用文火续煎30分钟，药汁一次服完。每剂煎服2次，每日1剂。

【功效】补气生血。

【主治】缺铁性贫血属气血两虚型，面黄肌瘦，饮食减少，食欲缺乏，心悸失眠，头昏目眩，神疲乏力，舌质淡、苔薄白，脉细弱。

（二）慢性再生障碍性贫血

再生障碍性贫血（简称再障），又称全血细胞减少病，是由化学、物理、生物因素或不明原因所引起的骨髓干细胞、微环境损伤，以及免疫机制改变，红髓脂肪化，导致骨髓造血功能全部或部分衰竭，出现以全血细胞减少为主要表现的一种综合征，临床以贫血、出血、发热（反复感染）、全血细胞减少为特征，常无肝脾或淋巴结肿大。一般将全血细胞减少性再障分为先天性和后天性两大类。后天性获得性再障又可分为特发性和继发性两类，以不明原因的特发性居多，又可分为急性和慢性。各年龄组均可发病，但以青壮年多见；男性发病率略高于女性。慢性再生障碍性贫血起病缓慢，以贫血为首起和主要表现；出血多限于皮肤黏膜，且不严重；可并发感染，但常以呼吸道为主，容易控制，临床上表现为倦怠无力，劳累后气促，心悸头晕，面色苍白。若治疗得当，坚持不懈，不少患者可获得长期缓解以至痊愈，死亡率较低。但也有部分病人迁延不愈，甚至病程长达数十年，少数到后期出现急性再障的临床表现，称为慢性再障急变型。血液常规检查提示全血细胞减少为最主要的特点，血红蛋白可以低于2～3g/dL，贫血属于正常细胞正常色素型，网织红细胞计数大多极低；骨髓检查镜下至少要有一个部位增生不良；如增生良好，晚幼红细胞（炭核）比例常增多，其核不规则分叶状，呈现脱核障碍，但巨核细胞明显减少。骨髓涂片肉眼观察油滴增多，骨髓小粒镜检非造血细胞和脂肪细胞增多，一般在60%以上。本病的形成，部分病例是化学、物理或生物因素对骨髓的毒性作用所引起，另约半数以上病例找不到原因。因此在周围环境中凡有可能引起骨髓损害的物质均应除去，避免接触，禁用一切对骨髓有抑制作用的药物。治疗措施有防止感染、止血及输血等支持疗法，其他可予以免疫抑制剂、切除脾脏、骨髓移植等，促进骨髓造血功能，增加血细胞产量。

再障属中医“虚劳”“亡血”“血虚”“血枯”“髓枯”等范畴。临床上可分为脾肾阳虚、气血两虚、肾阴亏虚三型。

1. 脾肾阳虚型：症见面色㿠白，形寒肢冷，食少便溏，腰膝酸软，精神萎靡，阳痿，舌质淡胖或有齿痕，苔薄白，脉沉细。治宜温肾健脾，填精补血。

2. 气血两虚型：症见面色萎黄或苍白，头昏心慌，疲倦乏力，气短食少，爪甲色淡，舌质淡、苔薄，脉细弱。治宜益气生血，健脾助运。

3. 肾阴亏虚型：症见形体消瘦，头眩耳鸣，面色无华，午后潮热颧红，五心烦热，腰膝酸软，遗精盗汗，口燥咽干，失眠多梦，或见皮肤紫斑，齿、鼻出血，舌红、少苔，脉细数或虚数。治宜滋阴补肾，填髓生血。

验方 羊肝芝麻散

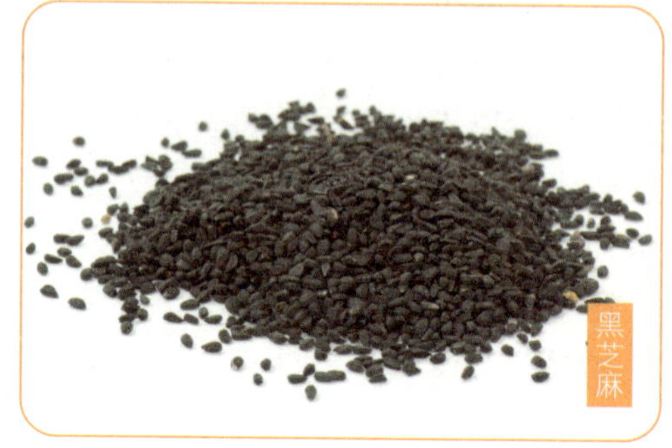

【组成】羊肝1具，黑芝麻100克。

【用法】先把羊肝蒸熟，竹刀切片，瓦上熔干，去筋杂；黑芝麻炒黄。2味共研细粉，每日早晚各服10克。

【功效】滋养肝肾，补益精血。

【主治】适用于慢性再生障碍性贫血属肾阴亏虚型，形体消瘦，头眩耳鸣，面色无华，午后潮热颧红，五心烦热，腰膝酸软，遗精盗汗，口燥咽干，失眠多梦，舌红、少苔，脉细数或虚数。

神经、精神系统疾病

（一）失眠

失眠是最常见的睡眠障碍，失眠症是一种持续相当长时间的睡眠的质和量令人不满意的状况。失眠者随着年龄增加而增加。失眠类型有入睡困难和续睡困难或早醒。患者次日感到体力恢复不佳，甚至有焦虑、紧张不安或压抑感，严重者有心率加快，体温增高，周围血管收缩等自主神经症状，其表现为入睡困难，入睡时间长达30～60分钟，睡眠中至少觉醒一次以上。觉醒后仍有疲怠不快，头脑昏沉等不适感。其病因可分为四类：

1. 躯体原因：如关节病的疼痛，心源性或肺源性气急，甲状腺功能亢进的心悸，各种病因引致的尿频，以及瘙痒、咳嗽等，均常导致失眠。

2. 环境原因：由于工作或生活上的变化，如上夜班，乘坐车船，航空旅行的时差，以及寝室中亮光、噪声等，也都影响睡眠，一般能在短期中适应。

3. 精神原因：兴奋和焦虑最易造成短期的失眠，入睡困难常为主要现象，长期失眠多见于忧郁症和神经衰弱，忧郁症病人苦于常觉醒和晨醒过早。神经衰弱病人亦常诉失眠。脑电图记录可见睡眠总时间并不减少，而觉醒的次数和时间略有增加。和正常睡眠的主要区别在于神经衰弱病人记得各个觉醒期中所听到的或看到的环境刺激，并因此而感到烦恼不安，而正常人不加注意，或者遗忘。

4. 药物原因：许多药物如苯丙胺、咖啡碱、麻黄素、氨茶碱等，均能引致失眠。长期服用一般安眠剂也可使快速眼动期失眠相对减少，停服后又可因快速眼动期的反跳现象而产生噩梦。

失眠的诊断：失眠的主观标准（临床标准）为：主诉睡眠生理功能障碍；白天疲乏无力、头胀、头昏等症状系由睡眠障碍干扰所致；仅有睡眠量减少而无白日不适（短睡眠者）不视为失眠。

失眠的客观标准是根据多导睡眠图结果来判断：睡眠潜伏期延长（长于 30 分钟）；实际睡眠时间减少（每夜不足 6 小时半）；觉醒时间增多（每夜超过 30 分钟）。

治疗无疑应尽量针对病因。治疗失眠最重要的应是消除导致失眠的各种因素，如消除心理紧张、改变睡眠环境、注意劳逸结合，增进全身健康，避免睡前服用影响睡眠的食物或药物、保持睡眠——觉醒规律、有效地治疗各种神经精神及内科疾病。当然，较理想的是综合采用多方面的治疗。对病人作适当的解释工作，以减少其对失眠的顾虑也常常必要。除急性焦虑和兴奋状态外，安眠药如安定等均不宜长服。

“失眠”中医称为“不寐”。指脏腑机能紊乱，气血亏虚，阴阳失调，导致不能获得正常睡眠的常见病。临床常分为阴虚火旺、心肾不交、痰热内扰、心脾两虚、肝郁血虚、心虚胆怯六个证型。

1. 肝郁血虚型：症见难以入睡。即使入睡也多梦易惊，或胸胁胀满，善叹息，平时性情急躁易怒，舌红，苔白或黄，脉弦数。治宜疏肝养血安神。

2. 痰热内扰型：可见睡眠不安，心烦口苦，目眩，头重，胸闷恶心，嗳气，痰多，舌质偏红，舌苔黄腻，脉滑数。治宜清热化痰，养心安神。

3. 心脾两虚型：患者不易入睡或睡中多梦，易醒，醒后再难入睡，或兼见心悸，心慌，神疲，乏力，口淡无味，或食后腹胀，不思饮食，面色萎黄，舌质淡，舌苔薄白，脉缓弱。患者目前或既往有崩漏、月经过多、贫血、大手术等病史。治宜补益心脾，养血安神。

4. 心虚胆怯型：症见夜寐多梦易惊，心悸胆怯，终日惕惕，舌淡、苔薄，脉弦细。治宜益气镇惊，安神定志。

5. 心肾不交型：心烦不寐，头晕耳鸣，烦热盗汗，咽干，精神萎靡，健忘，腰膝酸软，男子滑精阳痿，女子月经不调，舌尖红，苔少，脉细数。治宜交通心肾。

6. 阴虚火旺型：心烦失眠，入睡困难，手足心发热，盗汗，口渴，咽干，口舌糜烂，舌质红苔少，脉细数。治宜滋阴降火，清心安神。

验方 酸枣仁

【组成】酸枣仁 9 克。

【用法】捣碎，水煎，每晚睡前一小时服用。

【功效】养心安神。

【主治】适用于失眠心血虚型，心悸，心慌，虚烦不得眠。

（二）癫痫

癫痫是大脑神经元突发性异常放电，导致短暂的大脑功能障碍的一种慢性疾病。由于异常放电神经元所涉及的部位不同，可表现为发作的运动、感觉、自主神经、意识及精神障碍。它是多种原因引起的临床常见的症状之一。据国内流行病学调查，其发病率约为人群的 1%，患病率约为人群的 5%。引起癫痫的原因繁多，分为原发性和继发性两类：

1. 原发性癫痫：又称真性或特发性或隐源性癫痫。其真正的原因不明。

2. 继发性癫痫：又称症状性癫痫。指能找到病因的癫痫。癫痫的临床发作形式繁多，常见的有如下类型：

全身强直－阵挛性发作：又称大发作。按其发展过程可分如下三期：

1. 先兆期：约半数患者有先兆，指在意识丧失前的一瞬间所出现的各种体验。常见的先兆可为特殊感觉性的幻视、幻嗅、眩晕，一般感觉性的肢体麻木、触电感。

2. 痉挛期：继先兆期后，随即意识丧失，进入痉挛发作期。首先为强直性发作（强直期），表现突然尖叫一声，跌倒在地，全身肌肉强直，上肢伸直或屈曲，手握拳，下肢伸直，头转向一侧或后仰，眼球向上凝视。持续约一分钟。

3. 昏睡期：抽搐停止后患者进入昏睡、昏迷状态，然后逐渐清醒，部分患者在清醒过程中有精神行为异常，表现为挣扎、拒抗、躁动不安。

失神发作：又称小发作。通常有如下几种类型：

1. 简单性失神发作：又称典型失神发作。临床表现为突发突止的意识障碍，可在工作、活动、进食和步行等情况下发生。

2. 复杂性失神发作：又称失神发作自动症。除表现发作性意识丧失外，在发作期间还可有类似颞叶自动症的一些表现，如咂嘴、无目的摸索、双手摩擦、徘徊等一些刻板动作。

3. 肌阵挛性失神发作：又称肌阵挛性小发作。表现为两侧对称性眼、面、颈、四肢或躯干短暂肌阵挛发作，不伴有或伴有短暂意识障碍。

4. 运动不能性发作：又称失张力性猝倒发作。突然出现短暂意识障碍，肌张力丧失姿势不能维持而跌倒。脑电图表现与简单性失神发作相同。

5. 简单部分性发作：又称局限性发作。是不伴有意识障碍的运动、感觉和自主神经症状的发作。

6. 复杂部分性发作：又称精神运动性癫痫。系伴有意识障碍的部分性发作。其多数病例病灶在颞叶，故又称为颞叶癫痫（发作）。

脑电图检查是诊断癫痫极为有价值的辅助手段。避免诱发因素，注意发病前兆。坚持治疗。目前，总的有效控制率已达80%左右。另外还有10%左右的癫痫病人通过手术治疗使发作得到控制。总之，大多数癫痫病人的预后是好的。

中医将癫痫称为“痫证”，俗称“羊痫风”。本病是一种发作性病症，临证时需辨明病因与症候属性，分清寒热虚实、标本缓急。一般发作时多以风、火、痰、瘀等标实症候突出，间歇期则以本虚或虚实夹杂症候为主，常见肝肾亏虚、心血不足、脾虚痰蕴等证。痫证发作时应以豁痰熄风、开窍定痫为法；间歇期当以调和脏腑阴阳、平顺气机为主。临床常见证型有瘀血内阻型、肝郁化火型、肝肾阴虚型、脾虚痰蕴型。

1. 瘀血内阻型：症见平时头痛头晕，痛有定处，发作时常伴单侧肢体抽搐，多继发于脑外伤或先天性脑发育不全，舌黯红，或有瘀斑，舌苔薄白，脉沉细或涩。治宜活血化瘀，通络熄风。

2. 肝郁化火型：可见精神运动性兴奋症状，又伴有癫痫大发作，意识丧失，口眼歪斜，两目上吊，颈项强直，手足抽搐，大小便失禁，头胀头痛，急躁易怒，行为冲动，面红耳赤，舌红，脉弦。治宜安神止痉，平肝息风。

3. 肝肾阴虚型：症见痫证频发，两目干涩，头晕目眩，手足心热，心烦失眠，腰膝酸软，舌质红，少苔，脉细数。治宜补益肝肾，育阴熄风。

4. 脾虚痰蕴型：症见痫证发作日久，神疲乏力，气短懒言，面色不华，纳呆食少，头晕目眩，大便溏薄，或恶心呕吐，咳吐痰涎，舌质淡，苔薄白，或白腻，脉濡弱。治宜健脾和胃，化痰熄风。

验方 代白散

【组成】 白胡椒，代赭石。

【用法】 配方比例为1∶2，共为细末，备用。每次服1～3克，每日服2～3次，白萝卜汤或白开水送服。

【功效】 镇惊定痫。

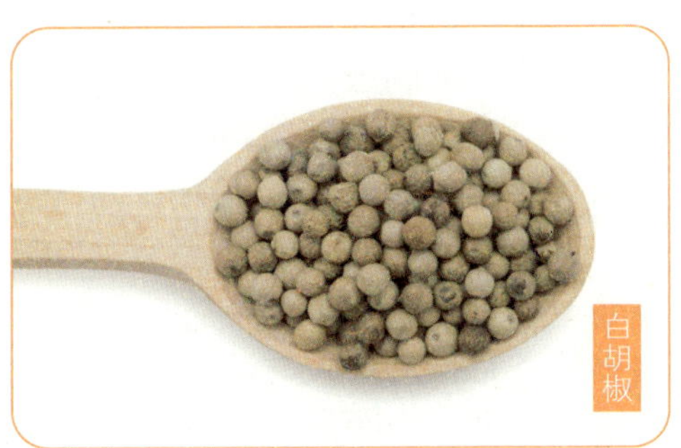
白胡椒

【主治】适用于惊痫。

（三）神经衰弱

神经衰弱是一种神经症性障碍，由于某些长期存在的精神因素引起大脑活动过度紧张，从而产生脑力活动能力的减弱。主要表现为精神容易兴奋和脑力容易疲乏，情绪烦恼，入睡困难。有的病人还表现为头痛、头昏、眼花、耳鸣、心悸、气短、阳痿、早泄或月经紊乱。在大多时间里患者觉得脑力和体力不足，容易疲劳，工作效率低下，常有头痛等躯体不适感和睡眠障碍，而且还可出现循环、消化、内分泌、代谢及生殖系统等功能失调的症状。患者自觉症状繁多，精神负担极重，但无器质性病变存在。因为起病时有明显的精神因素，和强烈的情感体验，病前个性常有某种缺陷，所以此病可能是精神因素和易感素质共同作用的结果。神经衰弱的发病率明显女性高于男性。神经衰弱主要表现有：

1. 容易疲劳：脑力与体力均易疲劳，常诉说整天疲惫无力，工作与学习效率减退，特别对脑力劳动，耐力甚差。

2. 容易兴奋：表现为记忆联想增多，但不伴言语动作增多。

3. 睡眠障碍：主要为入睡障碍，多梦易醒，白天思睡，夜晚兴奋难眠，以致有头昏脑胀、耳鸣、健忘、注意力不集中等表现。

4. 情绪障碍。

5. 紧张性疼痛和自主神经功能紊乱：多见于脑力劳动者，主要症状是脑力与体力容易疲劳，工作与学习效率减退，常伴失眠、注意力不集中、烦恼、头昏脑胀等表现。

一般来说，神经衰弱病人在患病前多有持久的情绪紧张和精神压力，如学生担心考试不好，夫妻、婆媳关系紧张，个人生活环境、生活规律剧变等，都可能诱发神经衰弱。神经衰弱这个病虽不危及患者的生命，不影响寿命，但在一定程度上影响了人们的身心健康和正常生活。本病在治疗上应以心理疗法为主，并配合适当的药物、物理治疗。注意不要滥用药物。此外，应重视精神预防，性格要开朗，经常保持心情愉快，避免或减少外界不良的精神刺激。生活要有规律，尤其要避免学习和工作过于紧张，合理安排工作与休息，做到劳逸结合。在饮食方面，要保持适当的营养，有烟酒嗜好者要戒除。体育锻炼对本病亦有预防作用。

本病属中医“惊悸”“不寐”“健忘”“头昏”“胁痛”“虚损”等病症的范畴。心理治疗是治疗本病最主要、最基本的方法之一。此种心理治疗的突出特点是调动病人防治疾病的主观能动性，在医师的指导下，和其他治疗进行配合。中医辨证上首先要抓住主症，结合兼症，审证求因，其次要分清病症的虚实。临床常见的证型有肝气郁结型、心脾两虚型、心肾不交型、心虚胆怯型、脾肾阳虚型、肝肾阴虚型六型。

1. 肝气郁结型：精神忧郁，情绪不稳，缺乏耐心，心烦意乱，坐立不安，常因小事与人争吵，辗转反侧而难以入睡，每因工作或紧张而头痛、失眠加重，自以为全身到处是病，或无端怀疑得了绝症，悲观失望，忧心忡忡，兼时常叹息，胸胁不适或胀满，容易疲倦，舌苔薄白，脉弦，或虚弦。治宜疏肝理气，镇静安神。

2. 心脾两虚型：多梦易醒，心悸怔忡，健忘，自觉思维迟钝，工作或学习效率下降，有疑病倾向，四肢倦怠，饮食无味，纳呆少食，食后腹胀，头晕隐痛，大便溏薄，舌质淡，苔薄白，或边有齿痕，脉象细弱，或缓弱。治宜健脾益气，养心安神为主，佐以理气解郁。

3. 心肾不交型：精神容易兴奋，回忆及联想增多，注意力难以集中，心烦焦虑，容易冲动，寐少口干，头脑空痛，善恐健忘，腰膝酸软，男子或有阳痿遗精，女子或有月经不调，舌红少苔，脉象虚数或细数。治宜补肾育阴，清心安神。

4. 心虚胆怯型：以多疑善惊，坐卧不安为主症，其多疑表现为过分注意身体的各种变化，自以为患了某种重病而四处求医，对声音、光线等刺激特别敏感，遇事易惊，梦中惊悸，紧张则自汗出，舌淡苔白，或滑腻，脉象弦细。治宜养心安神，益气镇惊为主，佐以化痰。

5. 脾肾阳虚型：在心虚胆怯见症的基础上，兼见嗜卧少动，惊恐多疑，食少腹胀，大便溏泄，腰膝酸软，动则头晕头痛，阳痿遗精，舌淡胖，苔白或滑，脉象沉细。治宜温养脾肾，安神定志。

6. 肝肾阴虚型：精神疲惫，心烦不寐，噩梦纷扰，五心烦热，眩晕心悸，健忘耳鸣，消瘦无力，遗精腰酸，咽干少津，舌红少苔，脉象弦细或细数。治宜滋补肝肾为主，佐以清肝安神。

验方1　沙参玉竹方

【组成】沙参、玉竹各15克，粳米60克。

【用法】将沙参、玉竹用布包好煎汤，去渣、入粳米煮粥食，每天1次，连服数天。

【功效】滋阴清热，宁心安神。

【主治】适用于阴虚火旺所致的神经衰弱。精神疲惫，心烦不

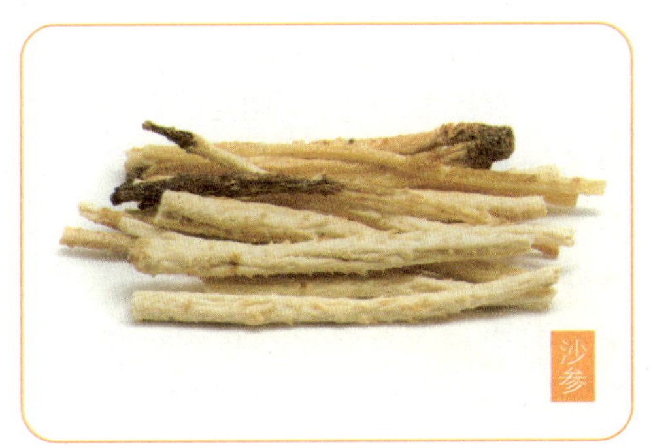
沙参

寐，噩梦纷扰，五心烦热，眩晕心悸，健忘耳鸣，消瘦无力，遗精腰酸，咽干少津，舌红少苔，脉象弦细或细数。

验方2 枸杞大枣汤

【组成】枸杞30克，大枣10枚，鸡蛋2个。

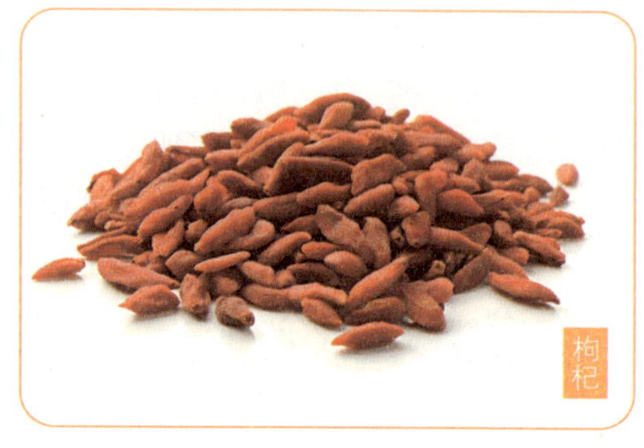

【用法】放砂锅内加水适量同煮，蛋熟后去壳再共煎片刻，吃蛋喝汤，每天1次，连服数天。

【功效】滋肾养肝。

【主治】适用于肝肾阴虚所致神经衰弱。精神疲惫，心烦不寐，噩梦纷扰，五心烦热，眩晕心悸，健忘耳鸣，消瘦无力，遗精腰酸，咽干少津，舌红少苔，脉象弦细或细数。

内分泌代谢性疾病

（一）糖尿病

糖尿病（Diabetesmellitus）是一组由遗传和环境因素相互作用而引起的临床综合征。因胰岛素分泌绝对或相对不足以及靶组织细胞对胰岛素敏感性降低，引起糖、蛋白、脂肪、水和电解质等一系列代谢紊乱。临床以高血糖为主要标志，久病可引起多个系统损害。病情严重或应激时可发生急性代谢紊乱如酮症酸中毒等。可分为胰岛素依赖型和非依赖型两种，前者多见于青少年，后者多见于成年人，发病率随年龄增长而升高。糖尿病主要临床类型胰岛素依赖型糖尿病（1型）可发生在任何年龄，但多发生于青少年。临床特点是起病急，多食、多尿、多饮、体重减轻等症状较明显，有发生酮症酸中毒的倾向，必须依赖胰岛素治疗维持生命。起病初期血中胰岛细胞自身抗体阳性率高。口服葡萄糖胰岛素释放试验可见基础胰岛素水平低于正常，葡萄糖刺激后胰岛素分泌曲线低平，显示胰岛素缺乏。非胰岛素依赖型糖尿病（2型）也可发生在任何年龄，但多见于40岁以后的中、老年。大多数病人起病缓慢，临床症状相对较轻或缺如。无酮症酸中毒倾向，但在一定诱因作用下，也可发生酮症酸中毒或高渗性昏迷。依赖胰岛素，但在饮食和口服降糖药治疗效果欠佳时，或因并发症和伴发病的存在，有时亦需要用胰岛素控制高血糖。胰岛细胞自身抗体阳性。空腹血浆胰岛素水平可正常、轻度降低或高于正常。胰岛素对葡萄糖刺激的反应可稍低、基本正常或高于正常，分泌高峰延迟。久病者常伴发心、脑、血管、肾、眼底、神经、皮肤病变，亦易并发化脓性感染、尿路感染、肺结核等。严重时或应激时可发生酮症酸中毒、高渗性昏迷、乳酸酸中毒而危及生命。预防本病须控制饮食，规律生活，忌吸烟饮酒，讲究个人卫生，预防各种感染，适当参加活动及锻炼，定期监测血糖。

中医称本病为“消渴”，既有三消（多饮、多食、多尿）症状。临床可分为肺胃燥热、气阴两虚、阴阳两虚、湿浊困脾四个证型。

1. 肺胃燥热型：症见烦渴多饮，饮不解渴，消谷善饥，口干舌燥，尿频量多，大便秘结，舌红、苔黄，脉滑数或弦细数。治宜养阴润肺，清胃增液。

2. 气阴两虚型：症见口干舌燥渴不多饮，形体消瘦，视物模糊，疲乏无力，气短懒言，舌淡红、少苔。脉细数无力。治宜益气生津，滋阴补肾。

3. 阴阳两虚型：症见尿浊如脂而量多，消瘦明显，头晕耳鸣，腰膝酸软，畏寒肢冷，阳痿，面色灰暗，舌淡红、苔白滑，脉沉细无力。治宜温阳补肾，阴阳两调。

4. 湿浊困脾型：症见脘腹胀满，渴不多饮，便溏肢肿，乏力易倦，四肢沉重，舌质淡胖、边有齿印、舌苔白厚腻，脉沉细。治宜健脾益气，利湿化肿。

验方　核桃饮

【组成】核桃 12 枚，分心木 15 克。

【用法】核桃敲破，将硬壳、分心木及核桃肉同时加水 750 毫升，文火煎 60 分钟，药汤剩 300 毫升左右，去除硬壳及分心木，将药汤及果肉分为 5 等份，于饭前半小时服 1 份，每日 5 次。

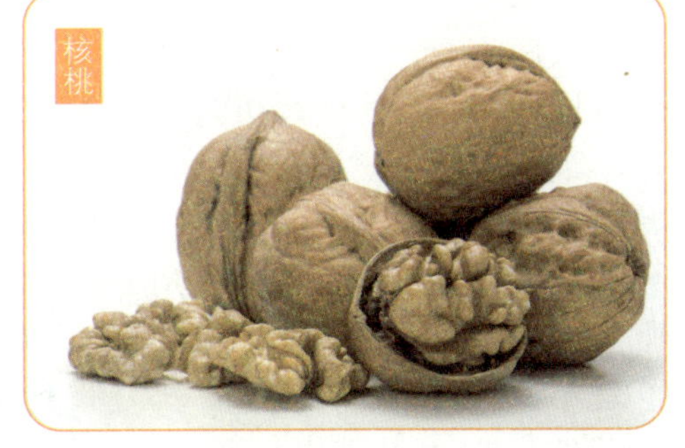

【功效】温阳补肾，阴阳两调。

【主治】糖尿病属阴阳两虚型，尿浊如脂而量多，消瘦明显，头晕耳鸣，腰膝酸软，畏寒肢冷，阳痿，面色灰暗。

（二）甲状腺功能减退症

甲状腺功能减退症（简称甲减），是由甲状腺自身免疫病损，或甲状腺手术等多种原因致甲状腺激素分泌、合成不足所引起甲状腺激素合成及分泌减少，或其生理效应不足所致机体代谢降低的一种疾病。本病临床上并不少见，各年龄均可发病，以中老年妇女多见，男女患病之比为 1 ：5，按其病因分为原发性甲减，继发性甲减及周围性甲减三类，临床上以原发性甲减常见。少数可因家庭遗传性代谢缺陷引起。包括克汀病、幼年甲状腺机能减退症及成人甲状腺机能减退症。其临床特点表现为低基础代谢率症群和黏液性水肿面容。

①在胚胎期或婴儿期发病者称之为先天性甲减：又称呆小病或克汀病。这类患者通常都有脑发育和骨发育障碍，引起肥胖症比较罕见。②成年发病者称为成人甲减，重症称为黏液性水肿：这一型的病人常常有体重增加，脂肪大量沉积在体内以及高脂血症等表现，有时容易与单纯性肥胖症发生混淆，需加以注意。

临床可见症状：①面色苍白，眼睑和颊部虚肿，表情淡漠，痴呆，全身皮肤干燥、增厚、粗糙多脱屑，非凹陷性水肿，毛发脱落，手脚掌呈萎黄色，体重增加，少数病人指甲厚而脆裂。②神经精神系统：记忆力减退，智力低下，嗜睡，反应迟钝，多虑，头晕，头痛，耳鸣，耳聋，眼球震颤，共济失调，腱反射迟钝，跟腱反射时间延长，重者可出现痴呆，木僵，甚至昏睡。③心血管系统：心动过缓，心排血量减少，血压低，心音低钝，心脏扩大，可并发冠心病，但一般不发生心绞痛与心衰，有时可伴有心包积液和胸腔积液。重症者发生黏液性水肿性心肌病。④消化系统：厌食、腹胀、便秘。重者可出现麻痹性肠梗阻。胆囊收缩减弱而胀大，半数病人有胃酸缺乏，导致恶性贫血与缺铁性贫血。⑤运动系统：肌肉软弱无力、疼痛、强直，可伴有关节病变如慢性关节炎。⑥内分泌系统：女性月经过多，久病闭经，不育症；男性阳痿，性欲减退。少数病人出现泌乳，继发性垂体增大。⑦病情严重时，由于受寒冷、感染、手术、麻醉或镇静剂应用不当等应激可诱发黏液性水肿昏迷。表现为低体温（T ＜ 35℃），呼吸减慢，心动过缓，血压下降，四肢肌力松弛，反射减弱或消失，甚至发生昏迷，休克，心肾功能衰竭。⑧呆小病：表情呆滞，发音低哑，颜面苍白，眶周浮肿，两眼距增宽，鼻梁扁塌，唇厚流涎，舌大外伸四肢粗短、鸭步。⑨幼年型甲减：身材矮小，智力低下，性发育延迟。本症确诊需要检测血清总 T3、T4 和基础代谢率，治疗需终身依赖甲状腺激素替代治疗，疗效较好，大多数病人经过治疗能生活自理坚持工作，因此，在治疗中不能自行停药或减量并积极预防应激（寒冷、感染、手术、外伤）状态发生。少数病人因黏液性水肿低体温昏迷，垂体危象而死亡。一旦发生危象必须急送医院进行抢救治疗。预防本病应注意保暖，预防感冒、感染、创伤，坚持体育锻炼，饮食忌生冷。

甲状腺功能减退症属中医的“五迟”“虚劳”“浮肿”等范畴。临床可分为脾肾阳虚、阴阳俱虚、阳气欲脱三个证型。①脾肾阳虚型：症见神疲乏力，反应迟钝，畏寒肢冷，腰膝酸痛，纳呆腹胀便溏，表情淡漠呆板，性欲减退，舌淡胖有齿印、苔白润，脉沉迟。治宜温肾壮阳，健脾益气。②阴阳俱虚型：症见畏寒肢冷，周身浮肿，腹胀纳呆，皮肤干冷多屑，毛发稀疏脱落，头晕，耳鸣，心悸，失眠多梦，神情呆钝，舌嫩红、苔薄白，脉沉细弱。治宜滋阴温阳，阴阳双补。③阳气欲脱型：症见体温骤降，神昏肢冷，面色灰白，精神萎顿，呼吸低微，肌肉松软无力，舌淡胖而脉微欲绝。治宜振奋阳气，救逆固脱。

验方　当归生姜羊肉汤

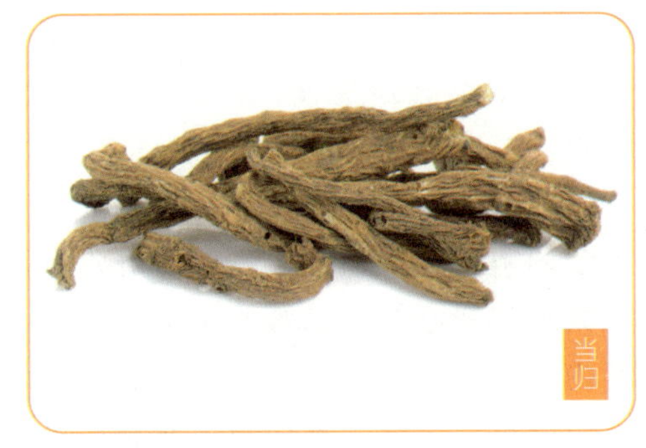
当归

【组成】当归 150 克，生姜 250 克，羊肉 500 克。

【用法】加水适量，慢火热汤，常饮。

【功效】补肾益气，滋阴填精，阴阳双补。

【主治】适用于甲状腺功能减退症属于阴阳俱虚型，症见畏寒肢冷，周身浮肿，腹胀纳呆，皮肤干冷多屑，毛发稀疏脱落，头晕，耳鸣，心悸，失眠多梦，神情呆钝，舌嫩红、苔薄白，脉沉细弱。

（三）脂肪肝

脂肪肝是一种常见的临床现象，而非一种独立的疾病。脂肪肝又称肝内脂肪变性，它是由多种因素或疾病引起的肝细胞内脂肪过度堆积的代谢性疾病，是肝纤维化和肝硬化疾病的过渡阶段。人体正常肝组织中的脂类物质一般有三类，即甘油三酯（通常称作脂肪）、磷脂和胆固醇。其中，甘油三酯约占 2%～3.5%，磷脂约占 2.5%，胆固醇约占 0.3%。当脂肪含量超过肝湿重的 5%或组织学上单位面积中有 1/3 以上肝细胞脂肪变时，就被诊断为脂肪肝。其临床表现轻者无症状，重者病情凶猛。一般而言，脂肪肝属可逆性疾病，早期诊断并及时治疗常可恢复正常。在男性人群中患脂肪肝人数可超过 5%，在超过标准体重 50% 的肥胖人群中，该病发生率可达 50% 左右，且多集中于 30～60 岁的男性。其发病率占 26.5%，常见于饮酒、肥胖之人。轻型脂肪肝可以没有任何症状，只有通过 B 型超声或 CT 检查等才被发现。脂肪肝形成后，大部分表现食欲缺乏、恶心、呕吐、体重下降、乏力、腹胀、肝区不适或隐痛，谷丙转氨酶（ALT）升高，少数病人可出现轻度黄疸。体格检查可触及肿大的肝脏（一般在右肋下 2～3 厘米以内），表面光滑，边缘圆钝，质地软或中等硬度，可有轻度压痛，部分病人有叩击痛。重症病人可出现肝硬化表现。临床表现最常见为单纯肝肿大，肝区痛及压痛，伴反跳痛，发热，白细胞增多，以及食欲减退，恶心呕吐等消化道症状和乳房发育，蜘蛛痣，闭经等内分泌失调症状。实验室检查：肝功能 ALT 正常或升高，有高脂血症表现，甘油三酯升高，超声与 CT、B 型超声显示肝脏增大，实质呈致密的强反射光点，深部组织回声减弱。血浆蛋白总量改变和白、球蛋白比例倒置，血脂明显增高，肝活组织检查能确诊。针对本病的预防，应积极治疗原发疾病，注意饮食调配，戒酒和避免使用损肝药物，增加运动以便加速脂肪的代谢，注意减肥。

中医认为脂肪肝属于“积聚”与“痰瘀”范畴，临床可分为肝郁气滞、痰湿内阻、气虚血瘀三型。①肝郁气滞型：症见胁肋胀痛，胸脘不舒，时欲太息，恶心纳呆，腹胀乏力，舌淡、苔薄，脉弦。治当疏肝理气。②痰湿内阻型：症见右胁隐痛，脘腹胀满，恶心欲吐，痰涎量多，口黏纳呆，头眩倦怠，舌淡，苔白腻，脉象弦滑，治宜理气化痰，祛湿散结。③气虚瘀结型：症见胁下刺痛，痛处固定，触按更甚，腹部胀满，下肢浮肿，红缕血痣，舌质淡暗、边有瘀斑、舌下脉淡紫，脉细涩。治宜健脾益气，疏肝化瘀。

验方1 螺旋藻橘皮茶

【组成】钝顶螺旋藻 5 克，鲜橘皮 10 克。

【用法】将钝顶螺旋藻拣去杂质，晒干，备用。将鲜橘皮外皮用清水反复洗净，切成细丝，与螺旋藻同入杯中，用沸水冲泡，加盖，焖 15 分钟即可饮用，一般可连续

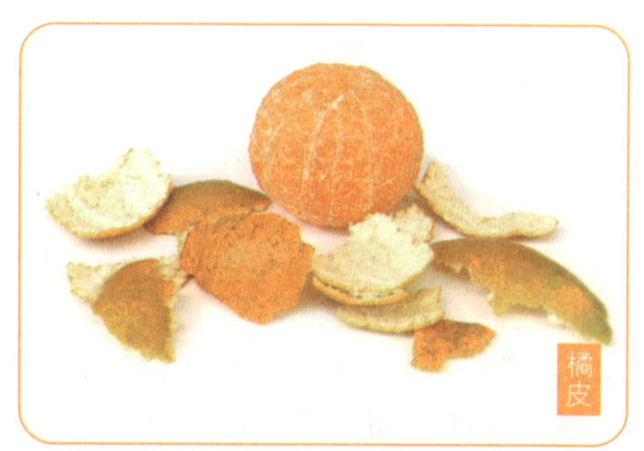
橘皮

冲泡 3～5 次。代茶，频频饮用，当日吃完。

【功效】降低血脂，健脾燥湿。

【主治】主治各种类型的脂肪肝，尤其适用于痰湿内阻型，症见右胁隐痛，脘腹胀满，恶心欲吐，痰涎量多，口黏纳呆，头眩倦怠，舌淡，苔白腻，脉象弦滑。

验方2　绞股蓝银杏叶茶

【组成】绞股蓝 10 克，银杏叶 12 克。

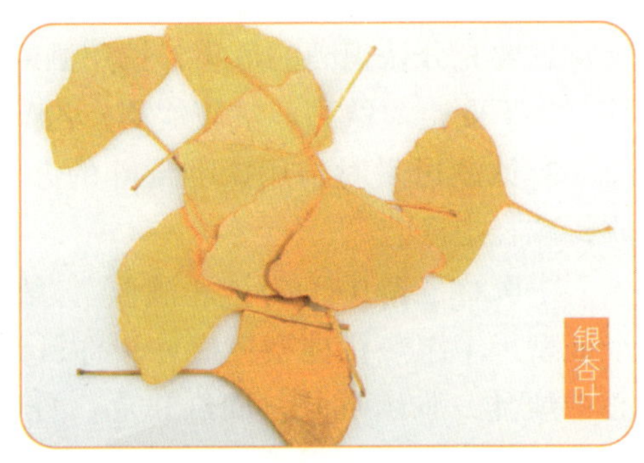
银杏叶

【用法】将绞股蓝、银杏叶分别洗净，晒干或烘干，共研为细末，一分为二，装入绵纸袋中，封口挂线，备用。每袋可冲泡 3～5 次。每日 2 次，每次 1 袋，冲泡代茶饮用。

【功效】降脂活血。

【主治】主治各种类型脂肪肝，尤其适用气虚瘀结型，症见胁下刺痛，痛处固定，触按更甚，腹部胀满，下肢浮肿，红缕血痣，舌质淡暗、边有瘀斑、舌下脉淡紫，脉细涩。

其他疾病

（一）乙醇中毒

乙醇又称酒精，乙醇中毒俗称酒醉，是因饮酒过量后所致的中枢神经系统紊乱症状，表现为兴奋或抑制状态。急性中毒一般可分三期：兴奋期、共济失调期、昏迷期。

1. 兴奋期：开始有头昏、无力、兴奋、自感欣快、颜面潮红、语言增多、说话爽直、有时粗暴无礼，喜怒无常，有时说话滔滔不绝，有时则寂静入睡。

2. 共济失调期：兴奋后出现动作笨拙，步态不稳，精神错乱，中毒性脑病。

3. 昏迷期：呕吐，二便失禁，面色苍白，皮肤发绀，口唇微紫，瞳孔正常或散大，昏迷，心动过速，呼吸缓慢而有鼾声，体温偏低，甚至因呼吸麻痹而死亡。日常生活中的酒类饮料含乙醇浓度不同，如啤酒为9%～11%，黄酒为15%～17%，葡萄酒为10%～25%；而由蒸馏形成的烈性酒，其浓度较高，如白酒、威士忌可达40%～60%。酒醉后症状轻重因饮酒量、是否空腹、个人耐受量而异。

预防乙醇中毒要注意：

1. 要充分认识酒的危害，饮用酒时，应掌握好量，切勿酗酒。

2. 不要空腹饮酒。空腹饮酒，乙醇吸收快，易引起中毒。

3. 饮酒过量时，用探咽催吐的办法尽快排出胃内乙醇，减少乙醇的吸收，减轻中毒。

中医称乙醇中毒为“恶酒候”“酒醉”，常分为湿热扰神、痰蒙神窍两个证型。①湿热扰神型：症见头昏目眩，四肢震颤，行走踉跄，步态不稳，心中烦乱，胸满呕吐，面红目赤，狂呼乱骂，妄闻妄见，伤人毁物，小便不利，苔黄腻，脉滑数。治宜解酒醒神、清热化湿。②痰蒙神窍型：症见面色苍白，神志不清，恶心呕吐，四肢不温，大小便失禁，苔白腻，脉弱无力。治当温化寒湿，醒神开窍。乙醇中毒较轻者，应注意保暖，令患者俯卧，适当加衣被，病人清醒后给温米粥调养，很快恢复。乙醇中毒较重者，可出现呼吸抑制，应立即送医院抢救，以免延误病情。

验方1 葛花

【组成】葛花10～15克。

【用法】水煎服。

【功效】解酒醒脾。

【主治】主要用于饮酒过度出现的头痛，头昏，烦渴，饱胀，呕吐酸水等伤及胃气症状。

验方2 酸枣葛花根解酒

【组成】酸枣、葛花根各10～15克。

【用法】一同煎服。

【功效】醒酒、清凉、利尿。

【主治】适用于乙醇中毒属于湿热扰神型，症见头昏目眩，四肢震颤，行走踉跄，步态不稳，心中烦乱，胸满呕吐，面红目赤，狂呼乱骂，妄闻妄见，伤人毁物，小便不利，苔黄腻，脉滑数。

（二）中暑

中暑是人体在高温和热辐射的长时间作用下，机体体温调节出现障碍，水、电解质代谢紊乱及神经系统功能损害症状的总称，是热平衡机能紊乱而发生的一种急症，大量蓄积余热使体温调节中枢功能障碍，引起体温升高、循环衰竭和水、电解质紊乱的临床症候群。可以分成三种：一种是在闷热的房间里容易出现的热射病，病人会感觉到头痛、头晕、口渴，然后体温迅速升高、脉搏加快、面部发红，甚至昏迷。第二种是日射病，如果人们在烈日下活动或停留时间过长，直接在烈日的曝晒下，强烈的日光穿透头部皮肤及颅骨引起脑细胞受损，进而造成脑组织的充血、水肿；由于受到伤害的主要是头部，所以，最开始只有头部温度增加，高的时候可以达到39℃以上，然后有剧烈头痛、恶心呕吐、烦躁不安，继而可出现昏迷及抽搐，但体温不一定升高。第三种叫热痉挛，人在高温环境中，身体会大量出汗，丢失大量盐分，使血液中的钠含量过低，引起腿部甚至四肢及全身肌肉痉挛。中暑的主要症状：发热、乏力、皮肤灼热、头晕、恶心、呕吐、胸闷、烦躁不安、脉搏细速、血压下降。重症病例可有头痛剧烈、昏厥、昏迷、痉挛。理化检查有低钠低氯血症和肌酸尿症。预防本病应注意改善劳动条件，提供清凉含盐饮料，加强卫生宣传教育。高温作业禁忌证有高血压、心脏病、贫血和肝、肾、内分泌疾病及先天性汗腺缺乏症等。一旦发生中暑，应迅速将病人抬到阴凉通风处平卧休息，头部稍抬高，然后给病人解开衣扣，用冷水毛巾敷在病人的头部和颈部，适当为患者泼些水或用30%酒精擦身降温，若有条件者可在患者太阳穴处涂擦清凉油并让病人服些仁丹或十滴水。如果病人昏倒，可用手指掐压病人的人中穴或针刺双手十指指尖的十宣穴位。当病人好转时再送往附近的医院治疗。

中医称本病为“中暑”“暑厥”“暑风”等。临床可分为阳明暑热、暑热蒙心、暑热动风、气阴亏虚、气阴耗脱五个证型。①阳明暑热型：症见高热大汗，口渴烦躁，头昏头痛，面色潮红，肌肤灼热，小便短赤，或背微恶寒，舌红少津，脉洪大。治宜清热生津。②暑热蒙心型：症见猝然昏倒，不省人事，高热烦躁，汗出胸闷，呼吸气粗，或四肢厥冷，舌红绛，脉洪数。治宜清心开窍。③暑热动风型：除有暑热蒙心的症状外，并出现肢体痉挛、抽搐甚至角弓反张，牙关紧闭，舌红绛，脉弦数。治宜凉肝熄风。④气阴亏虚型：症见身热汗出，神疲乏力，气短胸闷，不思饮食，大

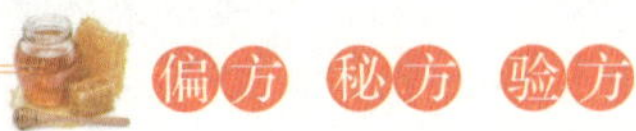

便溏泄。脉洪而缓。治宜益气养阴。⑤气阴耗脱型：症见面色苍白，四肢厥冷，汗出不止，烦躁不安，血压降低，甚至昏迷不醒。脉微细欲绝。治宜益气回阳，救脱。

验方 加味绿豆粥

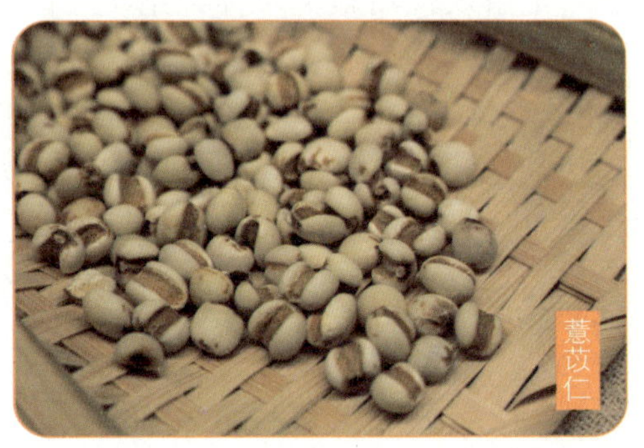

【组成】绿豆 60 克，薏苡仁 30 克，杏仁 10 克，粳米 100 克。

【用法】将配料淘净，泡发后煮成稀粥。每天 2 次，温热食。

【功效】清热利湿、宣通三焦。

【主治】适用于中暑属于暑湿弥漫三焦，对小便短赤、舌质红赤、身热面赤、胸闷脘痞有疗效。

第三章　妇科常见疾病

闭　经

闭经是妇科常见的一种症状，凡已过 18 周岁月经尚未来潮的称为原发性闭经。既往曾有过正常月经，现停经 3 个月以上的称为继发性闭经。至于青春期前、妊娠期、哺乳期以及绝经期后的无月经都属生理现象。正常月经有赖于丘脑下部－脑垂体－卵巢轴的功能协调，以及子宫内膜对性激素有周期性反应，其中任何一个环节发生故障，都可以导致闭经。按闭经发生的部位可将闭经分为：①子宫性闭经：闭经的原因在于子宫，月经调节功能正常，卵巢有功能，但子宫内膜对卵巢不能产生正常的反应，故称子宫性闭经。②卵巢性闭经：闭经的原因在于卵巢，卵巢性激素水平低下，子宫内膜不发生周期性变化而致闭经。③垂体性闭经：主要病变在于垂体。垂体前叶的器质性疾病或功能失调可影响促性腺激素的分泌，从而影响卵巢出现闭经。④丘脑下部闭经：最常见的一类闭经，由于丘脑下功能失调而影响垂体，进而影响卵巢而引起闭经。其病因复杂，可由于中枢神经器质性病变、精神因素、全身性疾病、药物和其他分泌机能紊乱而引起。病因包括有精神性因素、营养不良或慢性消耗性疾病以及长期服避孕药、闭经泌乳综合征、多囊卵巢综合征等引起的均属此类闭经。此外，甲状腺、肾上腺、胰腺等功能紊乱也可能导致闭经。总的来讲，闭经的原因有先天性子宫或卵巢发育不全、后天疾病的破坏、下丘脑－垂体－卵巢轴功能失调所致卵巢排卵障碍等。如果发现闭经，应该及时去医院查明病因，对症治疗。如果不抓紧治疗，闭经时间越久，子宫就会萎缩得越厉害，治疗效果也就越差。

中医学将本病称之为“女子不月”“月事不来”“血枯”“血隔”。以“血枯”和“血隔”分虚实。临床分为肝肾不足、气血虚弱、阴虚血燥、气滞血瘀、痰湿阻滞五个证型。①肝肾不足型：症见年逾18周岁尚未行经，或由月经后期量少逐渐闭经，体质虚弱，腰酸膝软，舌淡红，苔少，脉沉弱。治宜补肾，养肝，调经。②气血虚弱型：症见月经逐渐后延，量少，经色淡，稀薄，继而闭经，头晕眼花，心悸气短，毛发不泽，舌淡苔薄，脉沉缓。治宜补气、养血、调经。③阴虚血燥型：症见月经由少而至停闭，五心烦热，两颧潮红，盗汗，或骨蒸劳热，或咳嗽唾血，舌红少苔，脉细数。治宜养阴、清热、调经。④气滞血瘀型：症见月经数月不行，精神抑郁，胸胁胀满，少腹胀痛拒按，舌质紫暗，脉沉涩。治宜理气活血，祛瘀通经。⑤痰湿阻滞型：症见月经停闭，形体肥胖，胸胁满闷，呕恶痰多，神疲倦怠，或面浮肢肿，舌苔白腻，脉滑。治宜豁痰除湿，调血通经。

验方1 益母草煎

【组成】益母草40克，黄酒150毫升。

【用法】益母草加水300毫升，浸泡1小时，煎煮取200毫升，加入黄酒，调而温服。每日1剂。

【功效】温经，活血，调经。

【主治】闭经属气滞血瘀型，除闭经外，症见胸胁胀满，少腹胀痛，舌边紫暗，或有瘀点，脉沉涩。

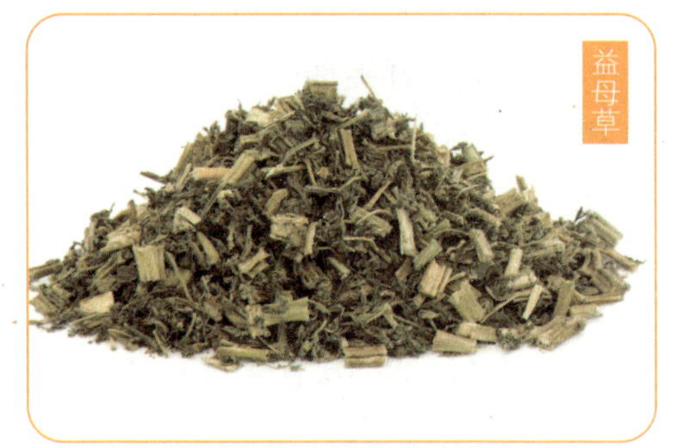
益母草

验方2 蚕沙陈醋方

【组成】蚕沙500克，陈醋200克。

【用法】将蚕沙炒热，加入陈醋，然后烤干研细末，每次服用9克药末，用糯米酒送服，日服3次。

【功效】活血调经。

【主治】适用于闭经属气滞血瘀型，除闭经外，症见胸胁胀满，少腹胀痛，舌边紫暗，或有瘀点，脉沉涩。

痛　经

痛经是指妇女在经期及其前后，出现小腹或腰部疼痛，坠胀，甚至痛及腰骶，其疼痛剧烈难以忍受。每随月经周期而发，严重者可伴恶心呕吐、冷汗淋漓、手足厥冷，甚至昏厥，给工作及生活带来影响。目前临床常将其分为原发性和继发性两种，临床上以原发性痛经为多。原发性痛经多指生殖器官无明显病变者，故又称功能性痛经，多见于青春期少女、未婚及已婚未育者。此种痛经在正常分娩后疼痛多可缓解或消失。引起原发性痛经的因素很多，诸如精神因素，经期剧烈活动，不注意风、寒、湿、冷以及内分泌紊乱等，但最主要的原因是子宫内膜产生的一种物质—前列腺素F2a过多，从而使子宫肌肉痉挛，导致宫内局部血液供应不足而引起。继发性痛经则多因生殖器官有器质性病变所致。本病属妇科临床的常见病。由于子宫内膜异位所致的痛经程度严重，常伴有不孕，日益受到重视，其诊断和研究不断深入。对于较重的不适，无论是疼痛还是仅有下腹坠胀都应该到医院就诊，以排除继发性痛经。预防本病要注意调畅情绪，避免不良刺激，可以减轻症状或减少痛经的发生。

痛经，中医学亦称“痛经”，又名“月水来腹痛”“经行腹痛”“经期腹痛”“经痛”等。其病因病机为气血运行不畅，临床常分为气滞血瘀、寒湿凝滞、湿热下注、阳虚内寒、气血虚弱、肝肾不足六个证型。①气滞血瘀型：症见每于经前经期小腹胀痛拒按，月经量少，经行不畅，色紫暗有血块，血块排出后痛减，或伴胸胁乳房作胀，舌质暗或有瘀点，脉弦或涩。治宜理气，化瘀，止痛。②寒湿凝滞型：症见经前数日或经期小腹冷痛，得热痛减，按之痛甚，经量少，经色暗黑有块，舌质淡、苔白腻，脉沉紧。治宜散寒除湿，化瘀止痛。③湿热下注型：症见经前经期小腹疼痛拒按，有灼热感，或伴腰骶胀痛，平素少腹时痛，经色暗红，质稠有块，带下黄稠，舌质红、苔黄而腻，脉弦数或濡数。治宜清热除湿，化瘀止痛。④阳虚内寒型：症见经期或经后小腹冷痛，喜按，得热则舒，经量少，经色黯淡，腰腿酸软，小便清长，舌质淡、苔白润，脉沉。治宜温经，暖宫，止痛。⑤气血虚弱型：症见经后或经期小腹隐隐作痛，或小腹及阴部空坠，喜揉按，月经量少，色淡质稀，或神疲乏力，或纳少便溏，舌质淡，脉细弱。治宜益气，补血，止痛。⑥肝肾不足型：症见经后小腹绵绵作痛，腰部胀痛，经色黯淡、量少、质稀薄，或潮热，或耳鸣，舌质淡、苔薄白或薄黄，脉细弱。治宜益肾，养肝，止痛。

验方1 参芪补膏

【组成】党参50克，黄芪、当归各30克，大枣20个，红糖100克。

【用法】将前3味药加水煎煮2次，去渣取汁500毫升；再将大枣文火炖烂取汁及枣泥，然后入药汁，加红糖做膏。每次服30克，每日3次。

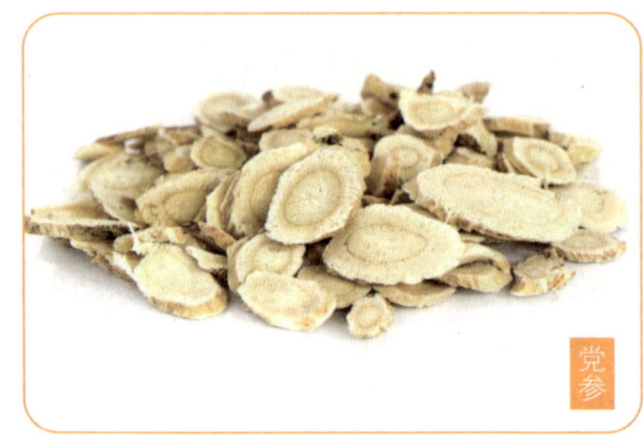
党参

【功效】补气补血。

【主治】适用于气血虚弱型痛经，症见经后或经期小腹隐隐作痛，或小腹及阴部空坠，喜揉按，月经量少，色淡质稀，或神疲乏力，或纳少便溏，舌质淡，脉细弱。

验方2 姜枣红糖汤

【组成】干姜、大枣、红糖各30克。

【用法】将大枣去核洗净，干姜洗净切片，加红糖同煎汤服。每日2次，温热服。

【功效】补脾胃，温中益气。

【主治】适用于寒湿凝滞型、气血虚弱型痛经，症见经前数日或经期小腹冷痛，得热痛减，按之痛甚，经量少，经色暗黑有块，舌质淡、苔白腻，脉沉紧。

验方3 调经草汤

【组成】肥瘦猪肉、调经草各60克，葱、姜、八角、茴香各少量，豆油、盐、糖、料酒各适量。

【用法】猪肉、调经草洗净；猪肉切2厘米见方块；调经草及八角、茴香装入纱布袋备用；炒锅内加入色拉油，油热后放入猪肉，翻炒至水气散出时，加清水1000

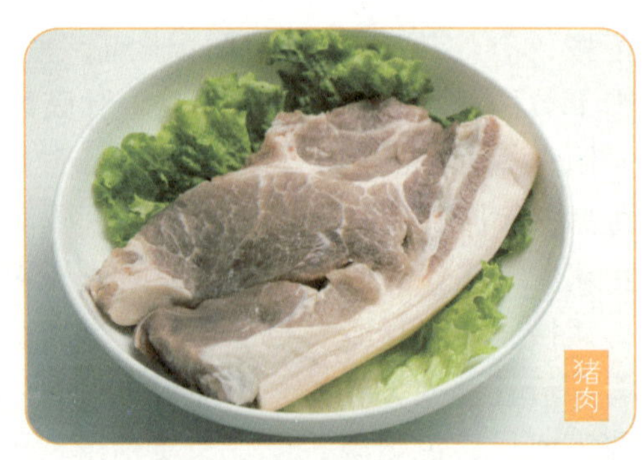
猪肉

毫升，放入盐、糖、料酒及纱布袋；汤开后改用文火煮 90 分钟即可。佐餐食。

【功效】补气行气，调经止痛。

【主治】可辅治气滞血瘀型痛经，症见每于经前经期小腹胀痛拒按，月经量少，经行不畅，色紫暗有血块，血块排出后痛减，或伴胸胁乳房作胀，舌质暗或有瘀点，脉弦或涩。

验方4　当归生姜羊肉汤

【组成】羊肉 500 克，当归 60 克，黄芪 30 克，生姜 5 片。

【用法】羊肉切块，与当归，黄芪，生姜共炖汤。加盐及调味品，吃肉饮汤。

【功效】益气养血。

【主治】适用于气血虚弱型痛经，症见经后或经期小腹隐隐作痛，或小腹及阴部空坠，喜揉按，月经量少，色淡质稀，或神疲乏力，或纳少便溏，舌质淡，脉细弱。

不孕症

不孕症是指育龄期妇女，夫妇同居 2 年以上，男方生殖功能正常，未避孕而不受孕者，称为原发性不孕；如曾经生育或流产后，无避孕而又 2 年以上不再受孕者，称为继发性不孕。夫妇一方有解剖生理方面的缺陷，无法纠正而不能妊娠者，称为绝对性不孕；夫妇一方因某种因素阻碍受孕，导致暂时不孕，一旦得到纠正仍然受孕者称为相对性不孕。女性不孕的因素，有卵巢发育异常、排卵功能障碍、黄体功能不全、内分泌功能失调、子宫内膜异位、输卵管阻塞、生殖器官炎症以及免疫因素等。

本病中医称为“不孕症”“绝产”“绝嗣”，原发性不孕症称为“无子”“全不产”，继发性不孕症称为“断绪”，绝对性不孕症称为“五不女”。肾主生殖，不孕与肾的关系密切，并与天癸、冲任、子宫功能失调，或脏腑气血不和，影响胞脉胞络功能有关。临床上常分为肾阳虚、肾阴虚、肝郁、痰湿、血瘀五个证型。

1. 肾阳虚型：症见婚久不孕，月经后期量少、色淡或月经稀少甚或闭经，面色晦暗，腰酸腿软，性欲淡漠，大便不实，小便清长，舌淡，苔薄，脉沉细。治宜温肾养血，调补冲任。

2. 肾阴虚型：症见婚久不孕，月经先期量少色红，质稍稠，形体消瘦，腰酸无力，头晕眼花，五心烦热，舌红，苔少，脉细数。治宜滋阴养血，调冲益精。

3. 肝郁型：症见婚久不孕，经行双乳、少腹胀痛，周期先后不定，经血夹块，情志抑郁或急躁易怒，胸胁胀满，舌质黯红，脉弦。治宜舒肝解郁，养血理脾。

4. 痰湿型：症见婚久不孕，经行后期，量少或闭经，面色白，形体肥胖，头晕心悸，呕恶胸闷，苔白腻，脉滑。治宜燥湿化痰，调理冲任。

5. 瘀血型：症见婚久不孕，月经后期，经量多少不一，色紫夹块，经行腹痛，块下痛减，平素小腹作痛不舒或腰骶疼痛，舌黯紫，脉弦涩。治宜活血化瘀，调理冲任。

验方1 当归芍药散

【组成】当归 10 克，白芍 12 克，茯苓 12 克，白术 12 克，泽泻 10 克，川芎 10 克。

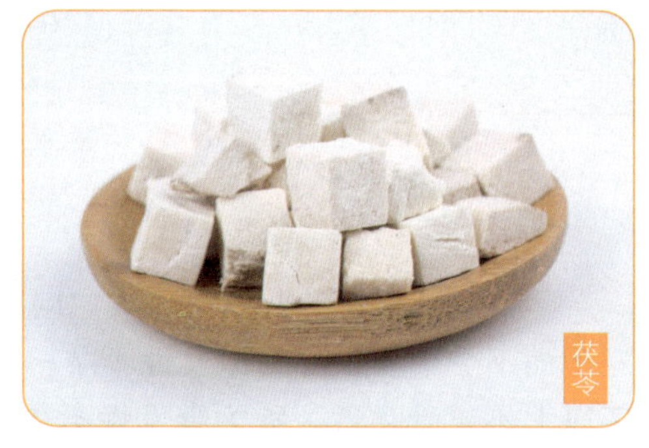
茯苓

【用法】取上药加水 800 毫升，先用武火煮沸后，改用文火续煎 30 分钟，每剂煎 2 次，每日 1 剂。

【功效】益肝健脾，调理气血。

【主治】不孕症属肝虚脾弱者，症见婚久不孕，面色少华，爪甲不荣，头昏心悸，月经不调或前或后，舌质淡、苔薄白，脉细弦。

验方2 不孕 2 号方

【组成】仙茅 10 克，淫羊藿 10 克，熟地黄 20 克，菟丝子 12 克，覆盆子 12 克，当归 9 克，白芍 10 克，香附 9 克，黄芪 15 克。

【用法】每剂煎 2 次，每日 1 剂，分 2～3 次服完。

【功效】补肾阳为主，佐以补肾阴。

【主治】不孕症属肾阳不足者，症见阳虚宫寒，婚久不孕，经血量少色淡，性欲淡漠，小便清长，舌淡、苔白，脉沉迟。

验方3　当归仙灵脾膏

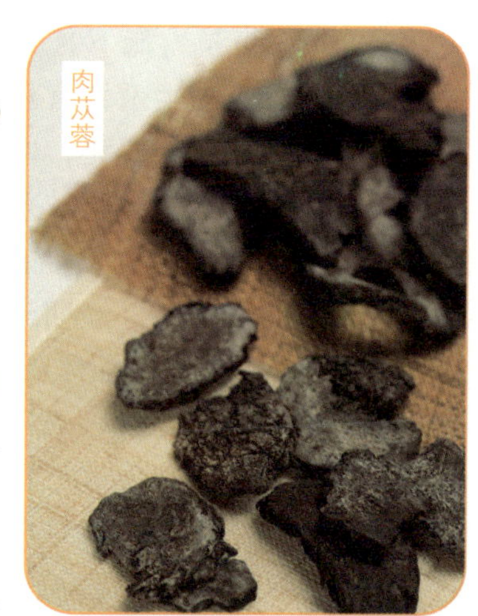

【组成】当归250克，淫羊藿（仙灵脾）250克，益母草250克，肉苁蓉250克，白糖350克。

【用法】取上药加水6000毫升，浸泡1小时，武火煮沸后，改用文火煎煮2小时，倒出药汁。药渣再加水2500毫升，煎法同前，取出药汁。合2次药液置锅内，用武火煮沸浓缩，放入白糖，文火煎熬成膏。

【功效】温肾补阳，养血调经。

【主治】不孕症属肾阳不足者，症见婚久不孕，月经周期延长，月经量少，经暗质稀，腰膝酸软。

验方4　不孕1号方

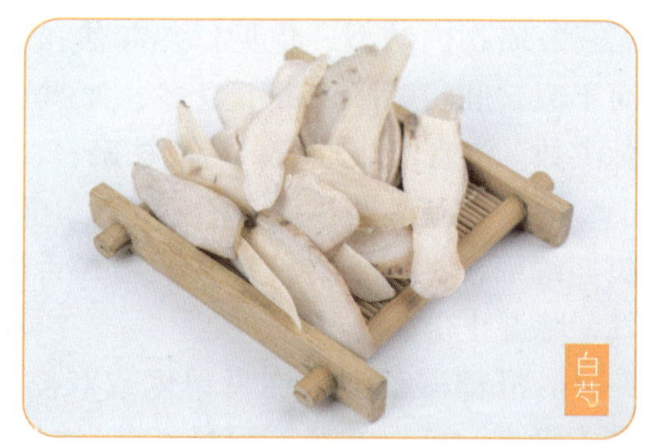

【组成】熟地黄20克，枸杞子15克，山萸肉12克，白芍9克，当归10克，桑椹12克，山药10克，丹参15克，枳壳9克。

【功效】补肾阴养血。

【主治】不孕症属肾阴虚者，症见婚久不孕，月经先期量少色红，质稍稠，形体消瘦，腰酸无力，头晕眼花，五心烦热，舌红，苔少，脉细数。

盆腔炎

盆腔炎是指女性内生殖器及其周围结缔组织、盆腔腹膜发生的炎症，包括子宫炎、输卵管炎、卵巢炎、盆腔结缔组织炎及盆腔腹膜炎。炎症可局限于一个部位，也可同时累及几个部位。可分为急性炎症和慢性炎症两种。急性盆腔炎主要是由于分娩、产褥、流产、宫腔手术时消毒不严，或在月经期机体抵抗力低下时，病原体（包括链球菌、葡萄球菌、大肠杆菌、厌氧菌等）侵入内生殖器官引起的。典型症状有：高热或伴寒战，下腹剧痛有坠胀感，伴尿频便秘，白带增多呈脓性，有臭味。急性盆脸炎治疗不及时、不彻底或患者体质较差时，炎症可迁延为慢性。慢性盆腔炎症，表现为时有低热，腰骶下腹坠痛不适，劳动后、月经前后、性交后疼痛加剧，时伴尿频、白带增多、经期延长、月经过多、痛经等，常伴不孕。预防本病应注意个人卫生，增强体质，减少不必要的宫腔手术。

本病可归于中医“腹痛”“痛经”“带下”“月经不调”“癥瘕”“不孕症”的范畴。本病急性期以湿热邪毒，气滞血瘀为主，慢性期多寒瘀交阻、正虚邪实。且病程迁延，易反复发作，久治不愈，急性盆腔炎常分为湿热瘀毒和瘀毒内结二型，慢性盆腔炎分脾虚湿盛、肝郁湿蕴和痰瘀互结三型。

1. 湿热瘀毒型：症见小腹或少腹胀痛拒按，带下量多，色黄白相兼，或如脓液而臭，阴户灼热痒痛，或发热、口渴、心烦、食欲缺乏，恶心呕吐，舌质红、苔黄腻，脉滑数。治宜清热解毒，利湿，排脓，化瘀。

2. 瘀毒内结型：症见低热起伏，下腹胀痛拒按，腰酸纳差，便结或溏而不爽，肛门坠胀，带下量多、黄稠气臭，小便短少黄赤，舌质红、苔黄，脉洪数。治宜清热解毒，活血祛瘀。

3. 脾虚湿盛型：症状病延日久，面色无华，带下色白，量多清稀无臭，腹痛绵绵，神疲乏力，食少便溏，舌质淡、苔薄白，脉濡缓。治宜健脾益气，除湿止带。

4. 肝郁湿蕴型：症见单侧或双侧少腹胀痛，附件可触及增厚或包块，带下量多，色白或黄，腥臭，月经延期，经前乳胀，经期少腹疼痛，舌苔薄腻，脉弦。治宜疏肝理气，活血利湿。

5. 痰瘀互结型：症见月经后期，量少或闭经，经行腹痛，带下量多质稠，不孕，附件包块明显，舌质黯、苔薄腻，脉涩。治宜活血通络，化痰消癥。

验方1 盆腔炎方

【组成】红藤15克，败酱草15克，赤芍10克，当归10克，莪术10克，茯苓10克。

【用法】取上药加水1000毫升，先用武火煮沸，改用文火续煎30分钟，取药汁。每剂煎服2次，每日1剂。

【功效】清热解毒，利湿化痰。

【主治】盆腔炎属湿热瘀阻者，症见小腹或少腹胀痛，拒按，带下量多，色黄如脓。

验方2　活血化瘀片

【组成】红藤30克，牡丹皮20克，元胡20克，赤芍20克。

【用法】取上药制成片剂，每次3～4片，每日3次，2周为1个疗程。亦可改用为汤剂，上药加水1000毫升，先用武火煮沸后，改文火续煎30分钟，取药汁。每剂煎服2次，每日1剂，2周为1个疗程。

【功效】活血利湿，化瘀消癥。

【主治】慢性盆腔炎属瘀毒内结者，症见下腹胀痛拒按，腰酸纳差，肛门坠胀，带下量多，黄稠气臭。

验方3　桂枝慈姑汤

【组成】桂枝10克，山慈姑10克，莪术10克，元胡10克，香附10克，鹿角片6克。

【用法】取上药加水800毫升，先用武火煮沸后，改用文火续煎30分钟取药汁，每剂煎服2次，每日1剂。

【功效】温经散寒，活血祛瘀。

【主治】慢性盆腔炎属血瘀者，症见少腹冷痛，得温则减，肛门坠胀，带下量多，月经量少，苔薄白或白腻，脉沉迟。妇检在子宫一侧可扪及增粗的条索状物、压痛，或扪及囊性包块。

阴道炎

阴道炎是妇女生殖系统炎症中的一种，系指当阴道的自然防御功能受到破坏时，病原体侵入阴道，使阴道黏膜产生炎症，所分泌的液体量、色、质出现异常，是临床常见病、多发病之一。以带下增多、外阴瘙痒为主要临床表现。阴道分泌物中常可找到病原体。依据其发病年龄和感染的病原体不同，可分为滴虫性阴道炎、念珠菌阴道炎（亦称霉菌性阴道炎）、老年性阴道炎、幼女性外阴阴道炎及细菌性阴道病。其传染方法，或经性交直接传播，或通过浴池（盆）、毛巾、衣物、厕所等间接传播，因而注意个人卫生，避免不洁的性生活及不洁物品的传播对防治本病非常重要。

本病属于中医“带下病”“阴痒”的范畴。本病的病理基础以肝、脾、肾功能失常为本，湿热、热毒、虫侵为标，其中尤其重视湿热、热毒、虫騳（相当于病原体）等外邪的致病作用。临床常分湿热、脾虚、肾虚三个证型。

1. 湿热型：症见带下量多，色黄或白，或赤白，质黏腻，有臭气，或带下量多如豆腐渣状、阴痒（真菌性阴道炎），或带下量多质稀呈泡沫状、阴部瘙痒（滴虫性阴道炎），舌质红、苔黄腻，脉濡数。治宜清热解毒、利湿止带。

2. 脾虚型：症见带下量多，绵绵不断，色白或淡黄，质稠无臭气，精神倦怠，纳少便溏，舌质淡、苔白腻，脉缓弱。治宜健脾益气，升阳除湿。

3. 肾虚型：肾阴不足者，症见带下赤白，量不多，质稍黏，阴部灼热，干涩刺痛，头晕耳鸣，五心烦热，舌质红、少苔，脉细弦数，老年性阴道炎多属此型，治宜益肾滋阴，清热止带；肾阳不足者，症见带下量多，质稀清冷，腰酸如折，肢冷感，舌质淡、苔白润，脉沉迟，治宜温肾培元，固涩止带。本病的治疗方法，有内治与外治之分，多以外治为主，或内外治合用、中西医结合。

验方1 加味赤小豆汤

【组成】赤小豆30克，当归30克，土茯苓15克，黄柏10克。

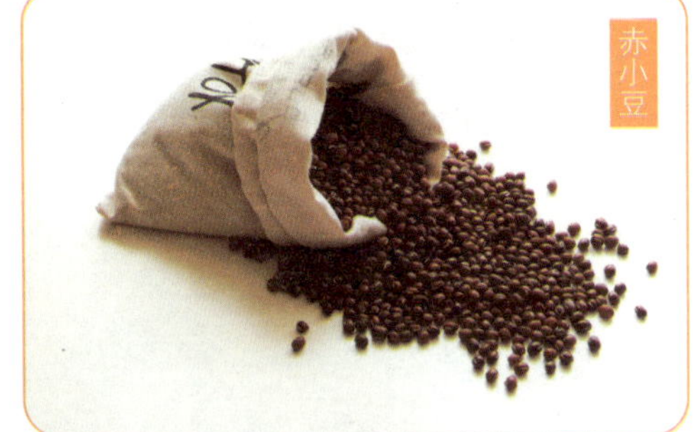
赤小豆

【用法】取上药加水800毫升，先用武文煎沸后，改用文火续煎30分钟，取药汁。每剂煎服2次，每日1剂。

【功效】清热利湿。

【主治】阴道炎属湿热者，症见带下量多，色白或黄，质黏稠，有臭气，舌苔黄腻，脉濡数。

验方2 苦蛇黄百汤

【组成】苦参30克，蛇床子30克，黄柏30克，百部30克。

【用法】把以上药物放砂锅中，加水1500毫升，煮沸15分钟后，过滤取汁。加水再煎，过滤取汁。两次汁液混匀，待凉后用此药液冲洗阴道。每日1剂，7天为1个疗程，1～3个疗程可愈。

【功效】清热解毒，杀虫止痒。

【主治】阴道炎属湿热者，多用于滴虫性或霉菌性阴道炎。

验方3　五味消毒饮加减

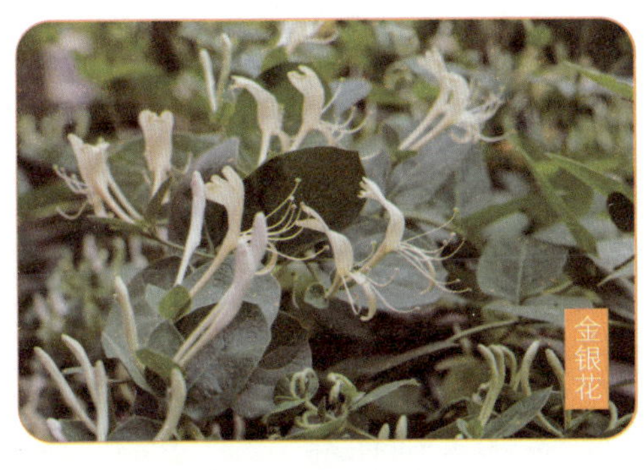
金银花

【组成】金银花、野菊花各15克，蒲公英、紫花地丁、青天葵、泽泻、黄柏、石斛、郁金各10克，土茯苓40克。

【用法】每天1剂，水煎2次，分早晚服。10天为1个疗程，一般治疗2个疗程。并用药渣复煎取药液500毫升，待适合温度时冲洗阴道，每天1次经期停用。

【功效】清热解毒，利湿止痒。

【主治】淋菌性阴道炎属湿热者，症见阴道脓性分泌物增多，臭味，外阴刺痛及烧灼感或合并尿频尿痛。

第四章　外科常见疾病

痈

痈是多个相邻的毛囊及其所属皮脂腺或汗腺的急性化脓性感染，或由多个疖融合而成。好发于皮肤较韧厚、毛囊皮脂腺丰富的部位，如颈项部、背部等。以中老年多见，尤以糖尿病患者为多。临床上以出现大片暗红色炎性浸润区，质地坚韧，境界不清，在肿块中央部的表面有多个脓栓，破溃后呈蜂窝状，局部淋巴结可肿大或疼痛，常伴有明显的全身症状为特征。本病初起如患者正气盛、治疗得当，预后最好；如患者正气衰，治疗得当，预后其次；如患者正气衰，治疗不当，预后最差，极易造成全身化脓性感染而危及生命。临床血液常规化验可见血白细胞计数及中性粒细胞计数明显升高；糖尿病患者空腹血糖可明显升高，尿糖呈阳性反应。本病的形成常由金黄色葡萄球菌等致病菌，侵及一个毛囊底引起感染开始，由于皮肤较厚，感染只能沿阻力较弱的皮下脂肪蔓延至皮下组织，沿着深筋膜向周围扩散，侵及邻近的许多脂肪柱，再向上传入毛囊群而形成具有多个“脓头”的痈。因而预防本病要特别注意个人卫生，防止抓破皮肤或感染；项、背部生疖，切忌挤压，以防蔓延并扩大；患者饮食宜清淡，忌食鱼腥及辛辣刺激等发物；糖尿病患者除低糖饮食外，尤其要重视原发病的治疗。

中医称本病为“有头疽”,《疡科心得集》曰：“对疽、发背必以候数为期，七日成形，二候成脓，三候脱腐，四候生肌。”据此临床可分为邪热壅阻、毒盛肉腐、毒炽阴虚、气血两亏四个证型。

1. 邪热壅阻型：症见患处红肿，上有粟粒样脓头，红肿范围扩大，脓头亦增多，疼痛难熬。伴有寒热头痛、食欲缺乏，舌红、苔薄白或黄，脉滑数。治宜清热利湿，和营消肿。

2. 毒盛腐肉型：症见疮面渐渐腐烂，形似蜂窝，肿块范围常超过 3 寸，伴高热口渴、便秘溲赤，舌红、苔黄，脉数。如脓液逐渐畅泄，腐肉脱落，则病情停止发展，全身症状也随之减轻或消失。治宜清热解毒，托里透脓。

3. 毒炽阴虚型：症见局部疮色紫滞，疮形平塌，根盘散漫，不易化脓，溃出脓水稀少或带血水，并且疼痛剧烈，腐肉难脱，全身症见壮热，唇燥口干，大便秘结，小便短赤，舌质红、苔黄，脉细数。治宜滋阴生津，清热解毒。

4. 气血两亏型：症见局部疮色灰暗不泽，疮形平塌散漫，化脓迟缓，腐肉难脱，脓水稀薄，色带灰绿，闷肿胀痛不显；疮口易成空壳，可伴有发热，大便溏薄，口渴不欲饮，神疲乏力，面色少华，舌质淡红、苔白腻，脉数无力。治宜补益气血，解毒祛邪。

验方1　茄子首乌汤

【组成】新鲜茄子蒂 200 克，生何首乌 100 克。

【用法】取上药加水 1200 毫升同煎，先用武火煎沸后，改用文火续煎 30 分钟，药汁一次服完，或加黄酒 50 毫升同服。每日 1 剂。

【功效】清热利湿，和营消肿。

【主治】痈属邪热壅阻者，症见患处红肿，上有粟粒样脓头，红肿范围扩大，脓头亦增多，疼痛难熬。

验方2　山甲皂角刺汤

【组成】炮山甲 10 克，皂角刺 10 克，天花粉 10 克，全蝎 10 克。

【用法】取上药共研成细末，每次服 6 克，加酒送下。每日服 2～3 次。初服出透汗，再服不必出汗。

【功效】清热解毒，托里透脓。

【主治】痈属毒盛肉腐者，症见疮面渐渐腐烂，形似蜂窝，肿块范围常超过 10 厘米，伴高热口渴、便秘溲赤。

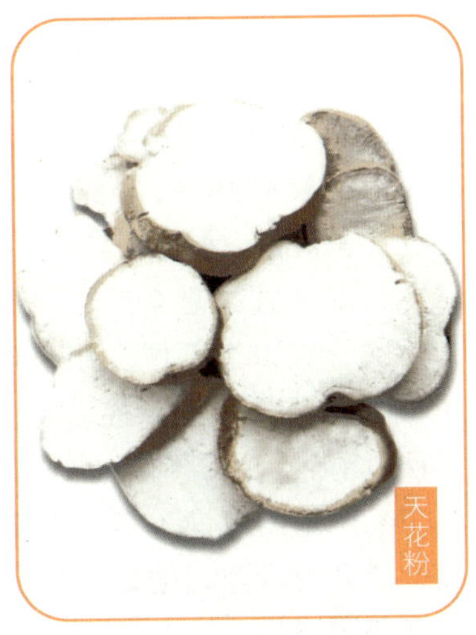
天花粉

疖

疖是单个毛囊及其所属皮脂腺或汗腺的急性化脓性感染，常扩展到皮下组织。生于毛囊和皮脂腺丰富的部位，如头面、颈部、背部、腋部、腹股沟部、会阴部及小腿。四季均发，多见于夏秋季节，且好发于儿童及产妇。临床上局部先出现红肿疼痛的小结节，继则逐渐肿大，疼痛加剧，结节中央出现黄白色小脓栓，再数日后脓栓脱落，脓液排出而逐渐痊愈。一般脓出即愈。但是头部疖肿可因治疗或护理不当而形成“头皮毛囊穿凿性脓肿”；如其反复发作、日久不愈则为“疖病”；生于“危险三角区”的疖危险性较大，随意挤压或挑刺可使细菌或脓栓进入血液，造成颅内感染而危及生命。临床血液常规化验可见血白细胞计数及中性粒细胞计数明显增高。本病可由局部皮肤擦伤，不清洁，或经常受到摩擦和刺激，引起人体局部或全身抵抗力下降，使毛囊、皮脂腺或汗腺正常存在的金黄色葡萄球菌或表皮葡萄球菌变成致病菌引起感染所致。因而预防本病要注意个人卫生；保持局部皮肤清洁，皮肤一旦擦伤可用75%乙醇或0.5%聚维酮碘局部搽擦；小儿应避免哭闹与搔抓皮肤；并积极治疗原发病，如糖尿病等。

中医称本病为“疖”，又称“疔疮”。临床可分为暑湿蕴结、热毒蕴结、湿火风邪、阴虚内热四个证型。

1. 暑湿蕴结型（多见于疖）：症见患处疖肿，根脚浮浅，范围局限，红热灼痛，溃出脓水，或有发热，胸闷心烦，便秘溲赤，舌红、苔黄，脉浮数或洪数。治宜清暑利湿。

2. 热毒蕴结型（多见于面疖）：症见颜面部出现粟粒样脓头，或痒或麻，继则红肿热痛，范围逐渐扩大，根深坚硬，状如钉子，伴恶寒发热，舌红、苔薄白，脉数。治宜清热解毒。

3. 湿火风邪型（多见于疖病）：症见疖肿虽散发于全身各处，但多发生人体胸、腹以上部位。疖呈现有头或无头，红肿灼热，根盘收束，成脓较速，脓出稠黄，可伴有恶寒、发热等全身症状，舌红、苔薄黄，脉数。治宜祛风清热，解毒利湿。

4. 阴虚内热型（多见于疖病）：症见疖肿较大，散发全身各处，易于成痈，或此处未愈，他处又起，常伴口渴唇燥，舌红少津、苔光剥，脉细数。治宜养阴清热，解毒散结。

验方1 野菊绿豆汤

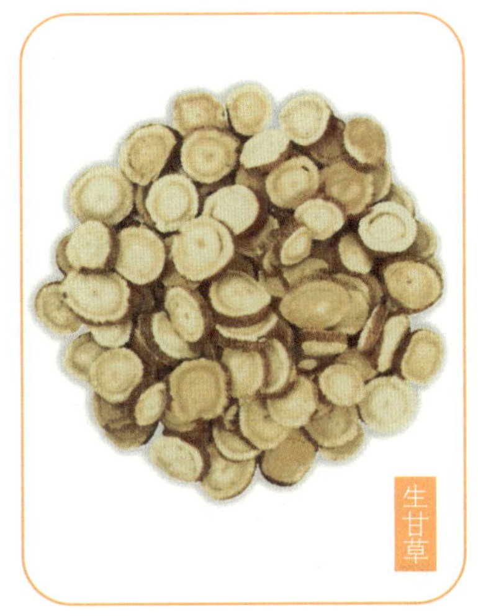

【组成】野菊花12克，绿豆衣12克，金银花20克，蒲公英15克，生甘草6克。

【用法】取上药加水500毫升同煎，先用武火煎沸后，改用文火续煎30分钟，每剂服2次。每日1剂。

【功效】清暑解毒。

【主治】疖属暑湿蕴结者，症见皮肤小疖，范围局限，红热灼痛。

验方2 绿豆鲫鱼汤

【组成】绿豆100克，鲫鱼100～150克。

【用法】取上药加水500毫升同煎，先用武火煎沸后，改用文火续煎30分钟，煮熟喝汤吃豆。每剂煎服1次，每日1剂。

【功效】养阴清暑，解毒散结。

【主治】疖病属阴虚内热者，症见疖肿较大，散发全身各处，或此处未愈、它处又起，伴口渴唇燥。

急性肠梗阻

急性肠梗阻是指不同原因所引起的肠道内容物通过障碍，是一种常见的急腹症，临床上主要以痛、胀、呕、闭为特征。初起如治疗得当，一般病情多能得到迅速缓解，如处理不当，易致肠麻痹、坏死、穿孔以及弥漫性腹膜炎，甚则因中毒性休克而危及生命。临床血液常规化验可显示血红蛋白和血细胞比容升高，主要是因脱水而引起血液浓缩所致。如血白细胞计数在 15×10^9/L 以下，一般多为单纯性肠梗阻；绞窄性肠梗阻白细胞计数一般多在 15×10^9/L 以上，并有中性粒细胞计数升高。血钾、钠、氯离子及二氧化碳结合力测定，可反映血电解质、酸碱平衡紊乱等情况。X线检查：在梗阻4～6小时后即可出现变化，腹部平片可见梗阻以上部位肠腔内有大小不等的阶梯状气液平面。本病的形成可因机械因素而使肠腔狭窄，甚至完全闭塞引起肠内容物通过障碍；也可因神经抑制或毒素刺激，致肠管的收缩与舒张功能紊乱而引起肠内容物通过障碍；另外肠系膜血管血栓形成或栓子栓塞，引起肠管血液循环障碍，导致肠麻痹，使内容物通过障碍，也是肠梗阻的原因之一。因而预防本病应饮食有节，避免饭后剧烈运动；腹外疝应及时治疗；纠正便秘，预防和及时治疗肠道蛔虫病；腹腔手术前以水洗尽手套外的滑石粉，不使异物带入腹腔；手术时止血应彻底，避免脏器暴露过久；手术后应早期下床活动，并积极治疗腹腔内炎症，以预防粘连引起的肠梗阻。

中医称本病为“关格”，又称“肠结”“腹胀”等。临床可分为气滞、瘀结、疽结三个证型。

1. 气滞型（相当于单纯性机械性肠梗阻）：症见腹痛阵作，痛时自觉气体窜行，伴肠鸣音亢进，或腹部可见肠型和蠕动波。或持续胀痛，腹部稍膨胀，伴有恶心呕吐，无排便及排气，腹软，无腹膜刺激征，舌淡、苔薄白或薄腻，脉弦。治宜理气通腑。

2. 瘀结型（相当于早期绞窄性肠梗阻）：症见腹痛剧烈，腹部中度膨胀，可见明显肠型，并有固定压痛，反跳痛和轻度肌紧张，腹部常可扪到痛性包块（肠襻），肠鸣音亢进，有气过水声或金属音，伴胸闷、呕吐、发热，无排气排便，舌质红甚至绛紫、苔黄腻，脉弦数或洪数。治宜清热通腑，泻下瘀血。

3. 疽结型（相当于晚期绞窄性肠梗阻，以及中毒性肠麻痹等）：症见腹部胀痛持续不止，腹胀如鼓，全腹压痛，反跳痛和腹肌紧张，肠鸣音减弱或消失，呕吐剧烈，呕出或自肛门排出血性液体，伴有发热、烦躁、自汗、口干，甚至四肢厥冷、冷汗淋漓，舌红、苔黄腻，脉沉细而数。根据“急则治标”原则，若无手术禁忌证应立即行急诊手术。

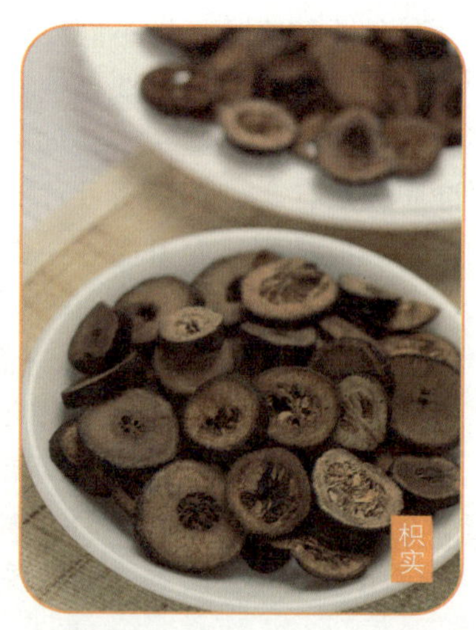

验方1 厚朴三物气滞汤

【组成】厚朴35克，枳实30克，生大黄20克，莱菔子30克。

【用法】取上药加水500毫升同煎，先用武火煎沸后，改用文火续煎30分钟，煎成200毫升，分2次服；为防呕吐，一次量在1小时内分次口服，成人日服2～3剂。高位肠梗阻，呕吐频繁者，可置胃管抽空内容物，然后将药液由胃管注入。

【功效】理气通腑。

【主治】机械性肠梗阻属气滞者，症见腹痛阵作，痛时自觉气体窜行，伴肠鸣音亢进，腹部可见肠型和蠕动波，或持续胀痛，腹部稍膨胀。并有恶心呕吐，无排便及排气，腹软，无腹膜刺激征。

验方2　芒硝莱菔子汤

【组成】芒硝 30 克，莱菔子 100 克。

【用法】将莱菔子砸碎，加水 300 毫升，文火煎至 100 毫升，滤除药渣后加入芒硝拌匀备用。插入胃管抽尽胃液，注入药液，胃管夹闭 30 分钟再松开，持续胃液减压，观察 6 小时后，无肛门排气或排便者可重复用药 1 次，但每天用药不得超过 2 剂，治疗期间需禁食及静脉补液。

【功效】行气、消胀、通便。

【主治】粘连性肠梗阻属气滞者，症见腹部手术后，腹痛阵作，痛时自觉气体窜行，伴肠鸣音亢进。或腹部可见肠型和蠕动波，或持续胀痛，腹部稍膨胀。并有恶心呕吐，无排便及排气，腹软，无腹膜刺激征。

验方3　乌黄姜蜜饮

【组成】乌梅、大黄各 30 克，干姜 20 克，蜂蜜 100 克。

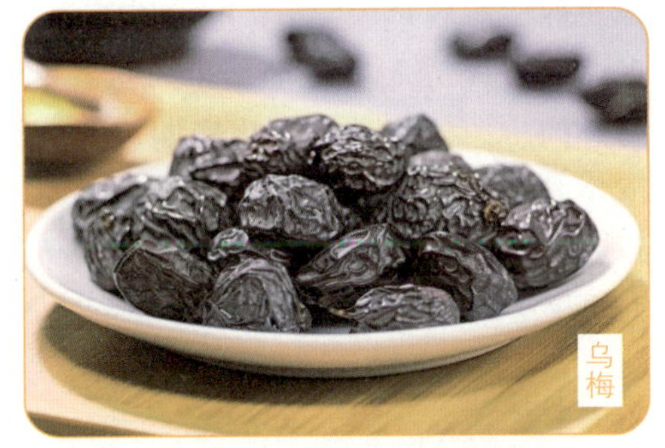
乌梅

【用法】先将干姜、乌梅用清水 300 毫升煎 10 分钟，再将大黄、蜂蜜入煎 3 分钟即可。将药汁少量频频口服。如 6 小时后，未见好转，可将药液由肛门灌肠。

【功效】润燥滑肠，解毒排虫。

【主治】蛔虫性肠梗阻属气滞者，症见腹痛阵作，腹部稍膨胀，扪诊可摸到能移动的条状肿物，并可随肠管收缩而变硬，有时可以看见此肿物。并有恶心，呕吐，无排便及排气，腹软，无腹膜刺激征。

破伤风

破伤风是由破伤风杆菌侵入人体伤口，并在伤口内繁殖、产生毒素，所引起的一种急性特异性感染。以全身或局部肌肉持续性强直和阵发性痉挛为特征。细菌侵入伤口后潜伏期为1～54天，通常为5～15天，平均为7～8天，潜伏期越短，症状越严重，死亡率越高。初起病人有乏力、头晕头痛，烦躁不安，打呵欠，伤口处肌肉紧张抽搐，受伤感染肢体反射加强，咀嚼肌和颈项部肌紧张或疼痛。自觉张口不利，咀嚼无力，苦笑面容，颈项强直，头略向后仰，角弓反张。肢体可出现屈膝、弯肘、半握拳等姿势，膀胱括约肌痉挛可引起尿潴留。持续性呼吸肌痉挛和膈肌痉挛可造成呼吸停止而窒息。严重的病人可出现阵发性、不协调的全身肌肉痉挛和抽搐，发作时可延续数秒钟至数分钟。发作时多由于外界刺激，如冷风、噪声、光线、饮水等引起。本病的形成与机体受损伤、破伤风杆菌侵入伤口、机体抵抗力下降、细菌产生外毒素等密切相关。因而预防本病必须彻底清洗伤口，同时注射破伤风抗毒素。

中医称本病亦为“破伤风”，外伤所致者，称为“金创痉”；产后发生者，称“产后痉”；新生儿断脐所致者，称“脐风撮口”。临床上可分为风毒在表，风毒入里二证。①风毒在表型：症见轻度吞咽困难和牙关紧闭，周身拘急，抽搐较轻，痉挛期短，间歇期较长，苔薄白，脉数。治宜祛风镇痉。②风毒入里型：症见角弓反张，频繁而间歇期短的全身肌肉痉挛，高热，面色青紫，呼吸急促，痰涎壅盛，胸腹满闷，腹壁板硬，时时汗出，大便秘结，小便不通，舌红、苔黄糙，脉弦数。治宜祛风止痉，清热解毒。

验方1 玉真散加减

【组成】防风、白芷各5克，地龙4克，南星、天麻、羌活、白附子各3克。

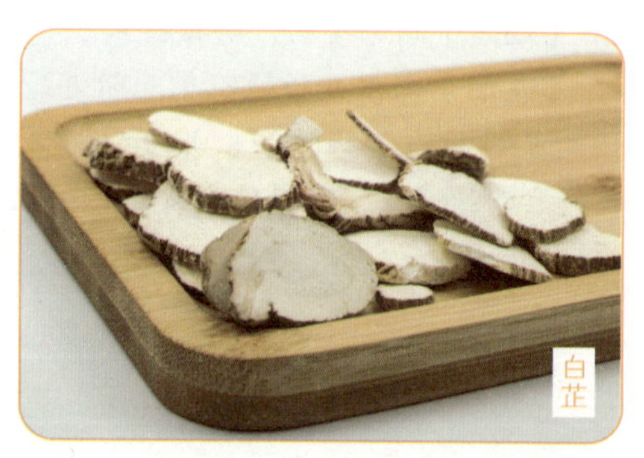

白芷

【用法】水煎服，每日1剂。

【功效】祛风散邪，疏经活络。

【主治】破伤风属风毒在表者，症见喷嚏多啼，烦躁不安，张口不利，吮乳口松，轻度吞咽困难，牙关紧闭，周身拘急，抽搐较轻。无寒热，舌质淡红，苔薄白，指纹红。相当于本病的先兆期。

验方2　南星钩藤汤

【组成】生天南星、钩藤各 10 克，防风、蝉蜕、僵蚕、天麻各 6 克，全蝎 3 克。

【用法】水煎 3 次，取药液 100 毫升，加黄酒 2 毫升，不拘时喂服。

【功效】祛风止痉。

【主治】破伤风属风毒在表者，症见轻度吞咽困难，牙关紧闭，周身拘急，痉挛期短，间歇期长。

第五章　骨科常见病

颈椎病

颈椎病是指颈椎间盘变性、颈椎骨质增生等病理改变，导致颈部软组织、神经根、脊髓、椎动脉和交感神经等受到刺激或压迫，从而产生一系列临床症状和体征。因而又称颈椎综合征。颈椎病多发生于中、老年人，其发病以内因为主。颈椎活动频繁，易过劳而磨损；肝肾不足，筋骨懈惰，颈椎间盘发生退变，椎体上下缘软骨面的骨质增生，压迫或刺激了邻近的颈神经根、脊髓和血管等，逐渐出现颈椎病的各种症状。颈部受冷刺激，可以引起颈部肌肉和血管的痉挛，导致椎管内压增高，可以诱发和加重颈椎病的症状。多数患者无外伤史。本病发病缓慢，初期仅感颈部酸痛不适，疲劳后症状加重，随着时间的推延，逐渐出现一侧上肢疼痛、麻木、肌力减退、持物无力等。有些患者会出现头昏、头痛、眩晕、耳鸣、心慌、心悸、自汗、恶心、呕吐，当颈部活动时，上述症状明显加重，个别患者会猝倒。检查时牵拉试验及压头试验阳性。X 线片检查可出现颈椎生理弧度平直或呈反弓，第 3～7 颈椎骨质增生，椎间隙变窄，项韧带钙化等。CT 片可出现颈椎间盘突出，侧隐窝狭窄，或神经根、硬膜囊受压等。核磁共振片可出现颈椎某节段脊髓有压迹现象。个别患者可出现血压波动，心电图、脑血流图的改变。

颈椎病属于中医学的“痹证”范畴，称为“颈肩痛”。人到中年，气血渐亏，阳气渐衰，督脉空虚，阳气不用，卫外不固，风寒湿邪，乘虚而入，阻滞经脉；或因跌打损伤，经络受损，瘀血内停；或因积劳成疾，肝肾亏损，督阳不运，痰凝血瘀，而成颈椎病。颈椎病临床分为风寒湿阻、气滞血瘀、痰湿阻络、肝肾不足四型。①风寒湿阻型：症见颈、肩、上肢串痛麻木，以痛为主，头有沉重感、颈部僵硬，活动不利，恶寒畏风，舌淡红、苔薄白，脉弦紧。治宜祛风除湿、温经通络。②气滞血瘀型：症见颈肩部、上肢刺痛、痛处固定，伴有肢体麻木，舌质暗，脉弦。治宜行气活血、化瘀通络。③痰湿阻络型：症见头晕目眩、头重如裹、四肢麻木不仁、纳呆，舌暗红、苔厚腻，脉弦滑。治宜除湿化痰，蠲痹通络。④肝肾不足型：症见眩晕头痛、耳鸣耳聋、失眠多梦、肢体麻木、面红目赤、舌红少津，脉弦。治宜补益肝肾、活血通络。颈椎病的预防保健，必须重视保持颈部良好的姿势，防止颈部外伤，避免颈部过度疲劳，并防止颈部受凉。

验方1 芍葛汤

【组成】白芍 30 克，葛根 20 克，灵仙 20 克，白芷 12 克，秦艽 12 克，当归 12 克，川芎 9 克，细辛 3 克。

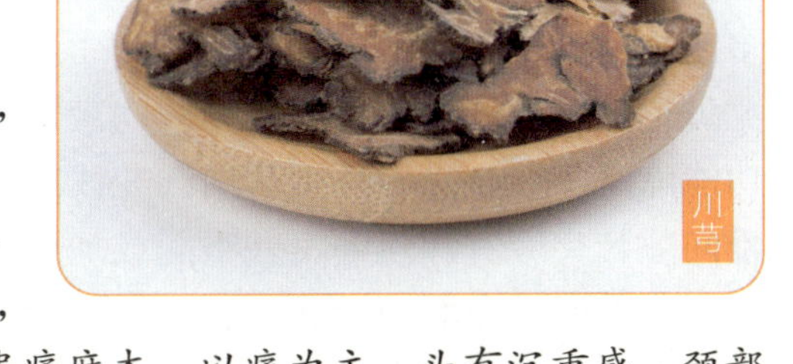
川芎

【用法】水煎服，每日 1 剂，日服 2 次。

【功效】祛风散寒，活血通络。

【主治】颈椎病属风寒湿阻，兼有血滞者，症见颈、肩、上肢串痛麻木，以痛为主，头有沉重感、颈部僵硬，活动不利，恶寒畏风，舌暗红、有瘀斑、瘀点，苔薄白，脉弦紧。

验方2 芍葛汤加味

【组成】白芍 30 克，葛根 20 克，灵仙 20 克，丹参 15 克，米仁 15 克，秦艽 12 克，白芷 12 克，当归尾 12 克，桂枝 9 克，细辛 3 克。

【用法】水煎服，每日 1 剂。

【功效】散寒祛湿，活血通络。

【主治】颈椎病属寒湿兼血滞者，症见颈、肩、上肢串痛麻木，以痛为主，头有沉重感、颈部僵硬，活动不利，恶寒畏风，舌暗红、有瘀斑、瘀点，苔薄白，脉弦紧。

腰椎间盘突出症

腰椎间盘突出症是指由于某些原因造成纤维环破裂，髓核突出，压迫或刺激到神经根或硬膜囊产生的以腰痛及下肢放射痛为主要症状的病症。本病是临床上常见的腰腿痛疾患，好发于20～50的岁青壮年，男性多于女性。大多数腰椎间盘突出发生在腰4到腰5或腰5到骶1之间，在腰3到腰4之间者较少。随着年龄的增长，椎间盘中髓核失去弹性，或急慢性损伤导致纤维环破裂而造成髓核突出。有些患者于受凉后发病，无明显外伤史，多由腰背肌肉痉挛所致。腰背痛可出现在腿痛之前、之后，或同时出现，多有坐骨神经痛。多为逐渐发生，开始疼痛为钝痛，逐渐加重，疼痛多呈放射痛，由臀部、大腿后外侧、小腿外侧至足跟部或足背。严重者可见跛行、下肢肌肉萎缩、肌力减弱。部分患者有会阴部痛觉消失，大小便功能障碍。检查见脊柱生理前凸变浅或变平甚至后凸。还可出现侧弯。腰椎间隙棘突旁有深压痛，并引起或加剧下肢放射痛。腰4到腰5椎间盘突出可致伸肌力及胫前肌腓骨长短肌肌力减退；小腿前外侧及足背皮肤痛觉减退；髌腱反射减退。腰5到骶1椎间盘突出，踝关节跖屈和立位单腿跷提足跟力量减弱；小腿后侧及足底小趾部痛觉减退；跟腱反射减退或消失，直腿抬高试验阳性。加强试验阳性。X线片示腰椎椎间隙变窄，前窄后宽与左右不等宽。腰椎管造影可较清楚地显示受压部位。腰椎CT可以看到腰椎与硬膜囊及神经根的横断面图像，因此对诊断有直接意义。本病治疗期间应注意保暖，避免重体力劳动，一般预后较好，但椎间盘突出较大，神经根压迫症状较重，病史较长者，可考虑手术治疗。

中医认为腰椎间盘突出症病位在腰，但病机要点在于经脉瘀，治疗则以蠲痹通络为根本。临床前分为瘀血内阻、寒湿痹阻、湿热内蕴、肝肾亏虚四型。①瘀血内阻型：症见腰腿痛如刺，痛有定处，日轻夜重，腿部板硬，俯仰旋转受限，痛处拒按，舌质暗紫，或有瘀斑，脉弦紧或涩。治宜活血化瘀，通络止痛。②寒湿痹阻型：症见腰腿冷痛重着，转侧不利，静卧痛不减，受寒及阴雨加重，肢体发凉，舌质淡，苔白或腻，脉沉紧或濡缓。治宜散寒祛湿，温经通络。③湿热内蕴型：症见腰部疼痛，腿软无力，痛处伴有热感，遇热或雨天痛增，活动后痛减，恶热口渴，小便短赤，苔黄腻，脉濡数或弦数。治宜清热利湿、通络止痛。④肝肾亏虚型：症见腰酸痛，腿膝乏力，劳累更甚，卧则减轻。偏阳虚者面色晄，手足不温，少气懒言，腰腿发凉，或有阳痿、早泄，妇女带下清稀，舌质淡，脉沉细；偏阴虚者，咽干口渴，面色潮红、倦怠乏力、心烦失眠、多梦或有遗精、妇女带下色黄味臭，舌红、苔少，脉弦细数。治宜补益肝肾，蠲痹通络。

验方1　蝎蛇散

【组成】蕲蛇或乌梢蛇10克，蜈蚣10克，全蝎10克。

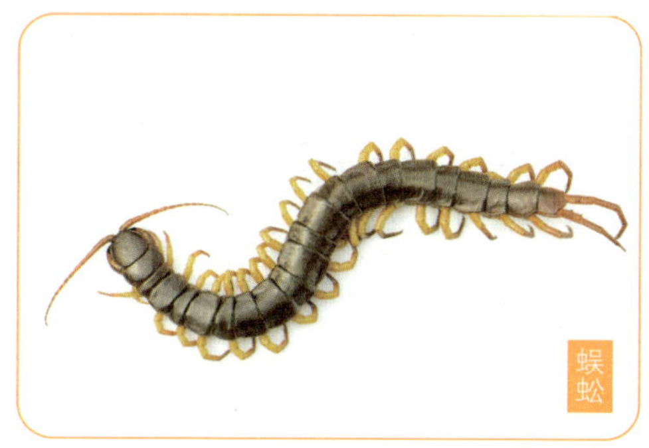
蜈蚣

【用法】烙干后研成粉，等分成8包。首日上下午各服1包，以后每日上午服1包，7日为1疗程。两疗程隔3～5天。

【功效】活血化瘀，通络止痛。

【主治】坐骨神经痛属瘀血内阻者，症见腰腿痛如刺，痛有定处，日轻夜重，腰部板硬，俯仰旋转受限，痛处拒按，舌质暗紫或有瘀斑，脉弦紧或涩。

验方2　麻苡参甘汤

【组成】麻黄10～15克，薏苡仁20～50克，党参15克，木通10～15克，甘草15克。

【用法】取上药加水800毫升同煎，先用武火煎沸后，改用文火续煎30分钟。每剂煎服2次，每日1剂。

【功效】祛风散寒，渗湿止痛。

【主治】坐骨神经痛属风寒痹阻型，症见腰腿冷痛，转侧不利，疼痛走移不定，恶风怕冷，阴雨加重，肢体不温，舌质淡、苔薄白，脉弦。

腰部劳损

腰部劳损通常是腰肌劳损、棘上和棘间韧带劳损、腰骶关节炎、骶髂关节炎、腰背肌筋膜炎等疾病的统称，是伤科常见病。本病多见于青壮年，病因较多，腰部外伤，伤后久延未愈，或长期劳累以及腰部先天畸形，如腰椎骶化、骶椎腰化、隐裂、游离棘突等，均可导致。临床症见腰部隐痛或酸痛，反复发作，遇劳易作，休息后减轻；或腰痛晨起俯仰欠利，稍行活动减轻；或喜暖畏寒，腰痛如折，有时疼痛可放射至臀部或大腿后外侧。脊柱一般无畸形，活动正常。腰肌劳损或腰背肌筋膜炎者，压痛点多在骶棘肌、倍髂嵴后部或骶骨后面腰背肌止点处；棘上或棘间韧带劳损时，压痛多在棘上或棘间。患者除抗“O”或血沉有时升高外，X线片可见腰椎及椎间盘退变，或骶髂关节退变、隐裂，或骶椎腰化及腰椎骶化等。本病多迁延难愈，严重者影响患者生活和工作。

中医认为本病多由劳逸不当，或急性外伤之后失于调治，引起腰背筋膜肌肉劳损；若汗出当风卧露寒凉，可致寒湿与劳损并病；若年老体弱，肝肾不足，筋骨失养，骨骼发育异常，则遇劳易损。临床可见寒湿痹阻、湿热内蕴、肝肾亏虚、瘀血蓄积四型。

1. 寒湿痹阻型：症见腰部冷痛重着，转侧不利，静卧不减，阴雨天加重，舌苔白腻，脉沉。治宜散寒祛湿，通络止痛。

2. 湿热内蕴型：症见痛而有热感，炎热或阴雨天气疼痛加重，活动后减轻，尿赤，舌苔黄腻，脉濡数。治宜清热利湿，通络止痛。

3. 肝肾亏虚型：症见腰部酸痛乏力，喜按喜揉，足膝无力，遇劳更甚，卧则减轻，常反复发作。偏阳虚者面色㿠白，手足不温，少气懒言，腰腿发凉，舌质淡，沉细；偏阴虚者心烦失眠，咽干口渴，面色潮红，倦怠乏力，舌红、苔少，脉弦细数。治宜补肾壮筋，活血止痛。

4. 瘀血蓄积型：症见腰痛如刺，痛有定处，轻则俯仰不便，重则因痛剧不能转侧，拒按，舌质紫暗，脉弦。治宜活血散瘀，通络止痛。

验方1 红花乌梢蛇酒

【组成】红花 15 克，乌梢蛇 1 条，白酒 1000 克。

【用法】乌梢蛇活杀，去内脏，置瓶中，加红花、白酒，密封 2 月，分次食用，每日 2 次，每次 15～20 克。

【功效】祛风寒，活血止痛。

【主治】腰痛属风寒湿痹阻者，

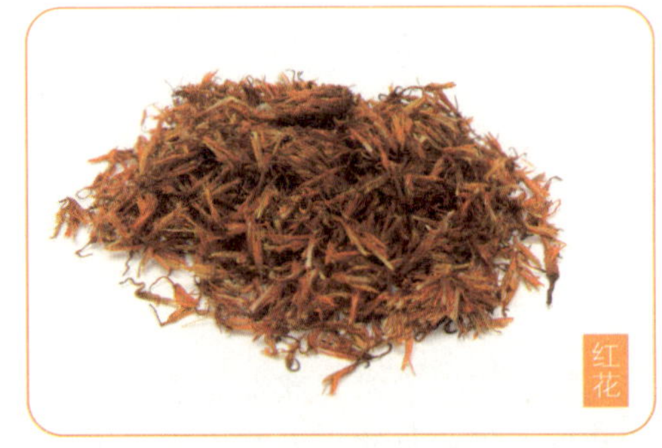
红花

症见腰部冷痛重着，转侧不利，静卧不减，阴雨天加重，舌苔白腻，脉沉。

验方2　大黄白芷汤

【组成】熟大黄10克，白芷10克，肉桂10克。

【用法】用白酒500毫升泡1天，1次服10毫升，1日2次。

【功效】清热利湿，活血化瘀。

【主治】损伤后腰痛属湿热内蕴者，症见腰痛而有热感，炎热或阴雨天气疼痛加重，活动后减轻，尿赤，舌苔黄腻，脉濡数。